イラスト 応用栄養学

〈第3版〉

藤木　理代・天本　理恵・熊原　秀晃
田村　　明・三田有紀子・大和　孝子　著

東京教学社

――著者紹介――

田 村　　明（修文大学教授・名古屋学芸大学名誉教授・薬学博士）

天 本 理 恵（西南女学院大学准教授・博士（医学））

熊 原 秀 晃（中村学園大学教授・博士（教育学））

藤 木 理 代（名古屋学芸大学教授・博士（医学））

三 田 有紀子（椙山女学園大学講師・博士（人間生活科学））

大 和 孝 子（中村学園大学教授・博士（学術））

イラスト：田中　　聡

はじめに

　内閣府の高齢社会白書（2014年版）によると，2013年10月1日現在の我が国の総人口は1億2,730万人で，高齢者（65歳以上）の割合は25.1%である．1995年に14.6%であった高齢者の割合は今後も増え続け，2035年には33.4%で，国民3人に1人が65歳以上と推計されている．ちなみに，2011年度の社会保障給付費の総額は107兆4,950億円であり，その内の67.2%は高齢者が占めているとのことである．

　このような社会状況を鑑み，「健康日本21」は，"平均寿命"より"健康寿命"の延伸をめざし，人生の質（QOL）を高め，豊かな高齢期を過ごす事を目標としている．この目標達成への道のりは険しいが，栄養士・管理栄養士の活躍が大きく期待されている．なぜならば，肥満，高血圧，糖尿病あるいは悪性新生物などの生活習慣病予防，すなわち一次予防のための食事指導に携わるのが栄養士・管理栄養士だからである．

　「応用栄養学」で学ぶ範囲はとてつもなく広い．人間が誕生してから死に至るまでのさまざまなステージ（胎児期から高齢期，妊娠期，授乳期）に加え，スポーツ時や特殊環境下における人体の生理的特徴を理解するとともに，各ステージの身体状況や栄養状態に応じた栄養マネジメント（栄養管理）や，栄養アセスメント・栄養ケアのあり方を習得することを，目的としているからである．

　本書の編集に際し，栄養士・管理栄養士を目指す学生が，広範囲の「応用栄養学」を学習しやすいように，イラストや図表を多く用い，できるだけ平易な文章表現にした．管理栄養士国家試験出題基準（ガイドライン）に準拠しつつ，それぞれのライフステージにおける生理的・精神的特徴と栄養アセスメント・栄養ケアの記載に力を注いだ．また，「日本人の食事摂取基準2015年版」の基礎的理解に加え，スポーツ選手や特殊環境下における栄養管理についても詳細に記載した．

　本書が，栄養学を学ぶ方々にとって少しでも貢献できれば望外の喜びである．

　本書の企画・出版に終始励ましをいただいた（株）東京教学社社長鳥飼正樹氏，およびイラスト等の編集にご尽力をいただいた神谷純平氏に深謝する．

2015年4月　著者一同

目　次

第3章　成長，発達，加齢

第4章　妊娠期・授乳期

I. 妊娠期

第 5 章　新生児期・乳児期

第6章　成長期（幼児期，学童期，思春期）

第1章

栄養ケア・マネジメント

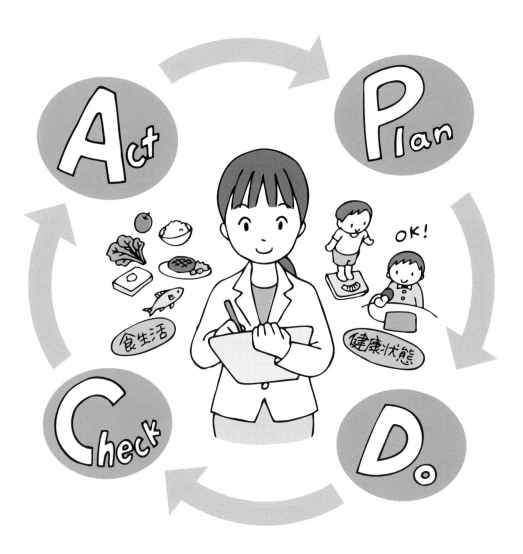

　栄養が過不足なく摂取できているかを知るためには，どのような食生活を送っているかの調査（栄養スクリーニング）に加え，身体計測や血液検査などによって健康状態も調べなければなりません（栄養アセスメント）．それらの結果をもとにして，その人に合った食生活や生活活動を計画（Plan）し，実際の行動（Do）に移ります．いつまでも同じ状態が続くことはあり得ませんので，時には再評価（Check）をしなければなりません．その結果に基づき計画の練り直し（Act）が行われます．これの繰り返しをPDCAサイクルと呼び，栄養ケア・マネジメントの基本です．
　この章では，栄養管理をいかに行うか，特に再評価項目などを詳細に学びます．

1.1 栄養ケア・マネジメントの概念

　栄養ケア・マネジメント（栄養管理）とは，ある個人や集団が栄養状態や健康状態を改善していくために，適切な栄養ケアを効率的に行うためのシステムのことである．栄養ケア・マネジメントの最終目標は，対象者の栄養状態や健康状態を改善し，日常生活動作（activities of daily living：ADL）や生活の質（quality of life：QOL）を向上させることである．

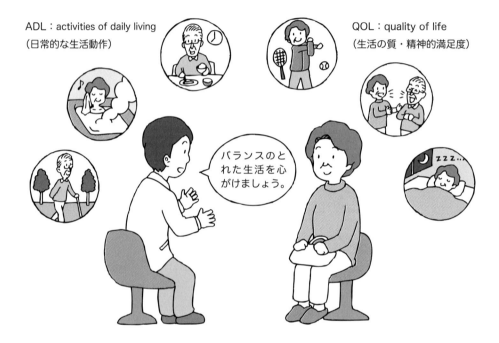

1）栄養ケア・マネジメントの定義

　栄養ケア・マネジメントは，栄養状態に問題を抱えている人だけでなく，健康な人や今後栄養状態の悪化が懸念される人などすべての人を対象とする．対象者に対しては，今の栄養状態を客観的に評価・判定し，その人に応じた栄養補給や栄養教育の実施，食生活の支援などを行っていく．栄養ケア・マネジメントの目標は，対象者あるいは対象集団の健康状態を改善して，ADL や QOL の向上につながるように支援することである．

2）栄養ケア・マネジメントの過程

　栄養ケア・マネジメントは，図1-1に示すような過程で行われる．これらの過程を効果的かつ合理的に繰り返して実施することにより，対象者の栄養状態を客観的に評価することができ，最終的な目標達成に向けての栄養ケアが可能となる．このような目的から，実施する手順として PDCA サイクル（Plan・Do・Check・Act サイクル）が活用されている．

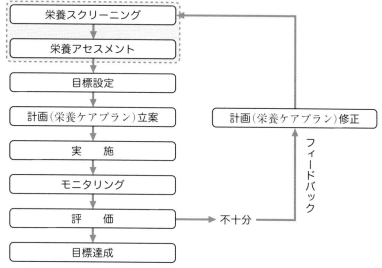

図1-1　栄養ケア・マネジメント

3）PDCA サイクル

栄養ケア・マネジメントにおける PDCA サイクルでは，対象者が個人または集団のどちらにおいても計画（Plan），実施（Do），評価（Check），改善（Act）の順で実施する．このサイクルは，対象者の栄養状態が改善して問題が解決するまで繰り返し実施される．まず，栄養スクリーニングで問題がありそうな対象者を抽出し，栄養アセスメントにより対象者の詳細な栄養状態を客観的に判定する．その結果を受けて，対象者の栄養状態を改善するための計画（Plan）を立案する．この計画に基づいて栄養補給，栄養教育，栄養支援を実施（Do）する．実施後，この計画の過程と結果について評価（Check）する．評価の結果，計画に問題点などが出てきた場合，その要因を分析して目標や計画の改善（Act）を行う．また，改善後の結果を次の計画にフィードバックしながら，よりよい栄養ケア計画としていくことが重要となる．

1.2　栄養スクリーニング

栄養スクリーニングの目的は，数多い対象者の中から栄養不良などが懸念される者（栄養リスク者）を抽出することである．したがって，対象者の抽出には，大まかな評価・判定が適しており，迅速かつ簡便で侵襲性が少なく妥当性の高い方法が用いられる．

1.3 栄養アセスメント

1) 栄養アセスメントの意義と目的

栄養アセスメントの目的は，栄養スクリーニングで抽出された栄養リスク者の，リスクの程度を総合的・客観的に評価・判定して，健康状態および栄養状態の改善の指標を得ることである．栄養状態を把握する情報として，①問診，観察，②身体計測，③臨床検査，④栄養・食事調査がある．これらの結果から対象者の栄養状態の問題点とその関連要因を明らかにして，栄養ケア計画を作成する上で必要となる科学的根拠を得る．

2) 静的栄養アセスメントと動的栄養アセスメント

(1) 静的栄養アセスメント

静的栄養アセスメントは，個人または集団の「現時点における栄養状態」を評価することをいう．短期間の栄養状態の変化をみるのではなく，対象者の全般的な栄養状態をみるため，栄養スクリーニングや栄養アセスメントにしばしば用いられる．指標としては，身体計測値や代謝回転の比較的遅い（血中半減期が比較的長い）臨床検査値，免疫能などが用いられる．身体計測値の身長，体重から体格指数（body mass index：BMI）が算出され，この値からは長期間のエネルギー出納状態が妥当であったか否かが推測できる．代謝回転の遅い臨床検査値の代表とされる血清アルブミンは，半減期が14〜21日と比較的長く急激な変動がみられないため，低栄養状態の指標として有用である．免疫能の検査には，総リンパ球数や遅延型皮膚過敏反応などがあり，いずれも低栄養状態か否かの指標となる．

静的栄養アセスメント＝現時点における栄養状態の評価

(2) 動的栄養アセスメント

動的栄養アセスメントは，栄養ケアを実施した後の栄養状態の変化を評価するもので，栄養状態を経時的に把握できるため，短期間における栄養ケアの効果を評価する時に用いられる．指標は代謝動態を鋭敏に反映するものでなければならず，食事摂取量や体重変化率，窒素平衡，エネルギー消費量などがある．臨床検査値としては，血中半減期が短い，すなわち合成・分解の代謝速度が速いたんぱく質（rapid turnover protein：RTP）であるトランスサイレチンやレチノール結合たんぱく質などが用いられる．ただし，これらの指標は感染や肝機能，腎機能の低下による影響を受けやすいため，判断・評価の際には注意が必要である．

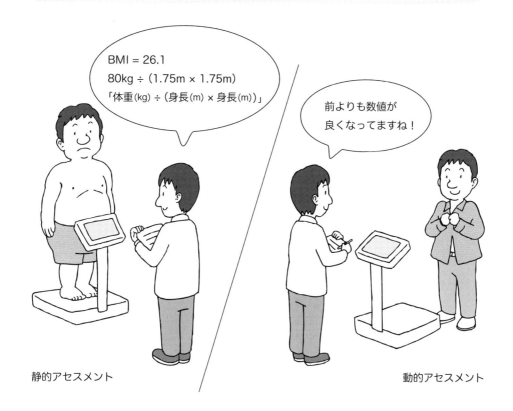

動的栄養アセスメント＝短期間の栄養状態の変化から栄養補給の妥当性を評価

BMI = 26.1
80kg ÷ (1.75m × 1.75m)
「体重(kg) ÷ (身長(m) × 身長(m))」

前よりも数値が
良くなってますね！

静的アセスメント　　　　　　　　　　　　　　　　動的アセスメント

3）問診，観察

　対象者と直接面談して，栄養状態を判定するのに必要な情報を聞き取ったり身体状況を観察したりすることで，その人の栄養状態を評価する．

　問診では，対象者の主訴，現病歴，家族歴，既往歴，アレルギー，栄養歴，生活状況，生活環境，生活習慣などを聴取する．観察では，身体状況について，栄養障害に伴う症状（欠乏症，過剰症）や代表的な疾患の有無を主に視覚的観察を行う．

4）身体計測

　身体測定値からは体格指数や体組成が算出できる．計測項目は，身長，体重，体周囲長などで非侵襲的に迅速かつ簡便に測定できるため，栄養スクリーニングや栄養アセスメントだけでなく，モニタリングでも用いられる．ただし，体重は食事や排泄による影響を受けやすいため，空腹時で，かつ排尿後に測定することが望ましい．

（1）身長と体重

　身長と体重は最も簡便に測定できる指標であり，栄養状態の評価においても重要な意義

を持つ．身長と体重より体格指数などが算出され，これらより対象の年齢や性別に応じて栄養状態や肥満の判定を行う．

① 体格指数

体格指数（BMI）は，身長と体重より，表1-1に示す計算式で算出される．「日本人の食事摂取基準」においても栄養摂取量の評価にBMIを使うことが推奨されている．BMIが18.5以上25.0未満の「普通体重」である場合，エネルギー摂取量は適切であるが，BMI 18.5未満ならば不足，BMI 25以上ならば過剰と評価する．また，疫学調査の結果より，最も有病率が低いのはBMI 22.0であったことから，このときの体重を標準体重としている．標準体重からは，肥満度が算出される．体格指数は第3章以降に示すように，ライフステージによって用いる指数が異なる．

$$標準体重 = \{身長(m)\}^2 \times 22$$

表1-1 成人に用いられる体格指数

体格指数	算出法	判定基準
BMI	$\dfrac{体重(kg)}{\{身長(m)\}^2}$	18.5未満：やせ 25.0以上：肥満
肥満度（%）	$\dfrac{\{実測体重(kg)-標準体重(kg)\}}{標準体重(kg)} \times 100$	-16未満：やせ $+14$以上：肥満
ブローカ指数	$\dfrac{体重(kg)}{\{身長(cm)-100\}} \times 100$	90以下：やせ 120以上：肥満
ブローカ指数 （桂の変法）	$\dfrac{体重(kg)}{\{身長(cm)-100\} \times 0.9} \times 100$	80以下：やせ 120以上：肥満

② 体重減少率

体重の経時的変化を知ることは栄養状態の評価・判定に極めて有効である．体重減少率は平常時の体重から減少した体重の割合であり，体重減少率の増加は低栄養状態が続いていることを示唆する．

$$体重減少率(\%) = \frac{(平常時体重-測定体重)}{平常時体重} \times 100$$

(2) 体脂肪量

体脂肪は生体内のエネルギー貯蔵器官であり，内臓脂肪と皮下脂肪に分けられる．体脂肪を正確に測定するためには，腹部CT（computed tomography）や磁気共鳴イメージン

グ（magnetic resonance imaging：MRI），二重エネルギー X 線吸収測定法（dual-energy X-ray absorptiometry：DEXA）などの画像診断が必要となる．間接的な測定方法から体脂肪を推測することも可能であり，皮下脂肪厚の測定や生体電気インピーダンス法が一般的に行われている．近年，内臓脂肪と生活習慣病の関連性が注目されているが，簡便に体脂肪分布を推測する方法としてウエスト周囲長の測定などがある．

① 皮下脂肪厚

皮下脂肪厚の測定は，上腕三頭筋部や肩甲骨下部が測定しやすく，皮脂厚計（キャリパー）を用いて行う．上腕三頭筋部皮下脂肪厚（triceps skinfold thickness：TSF）は利き腕と反対側の肩峰から尺骨肘頭までの距離の中央部を測定する（図 1-2，1-3）．

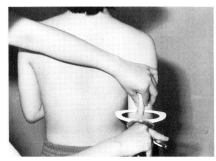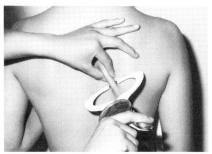

図 1-2 キャリパーによる皮下脂肪厚の測定

上腕背側（上腕三頭筋部）は，腕を下垂し，肩峰と尺骨肘頭突起の中点で（左図），肩甲骨下部は，肩甲骨下端直下で外側下部に 45 度の傾きで測定する（右図）．いずれも，親指と人差し指で測定部位の中枢 1cm の皮膚をつまみ，つまんだ皮膚の 2 分の 1 の高さをキャリパーではさみ，約 4 秒後に測定する．

② 生体電気インピーダンス法

脂肪組織は電気伝導率が低く電気抵抗（インピーダンス）が大きい．一方，筋肉などの除脂肪組織は電気抵抗が小さい．生体電気インピーダンス法は，この性質を使って微弱な電流を生体に流し，その電気抵抗の差から体脂肪量を推測する簡便な方法である．微弱な電流は水分の影響を受けやすいため，測定は安静の維持や水分摂取など測定時の条件を厳しくコントロールする必要がある．たとえば，測定前の運動や飲食，脱水，入浴などにより測定値にばらつきが見られるので注意を要する．

③ ウエスト周囲長

ウエスト周囲長はメタボリックシンドロームのリスク判定に用いられ，その診断基準にもなっている（成人期　表 7-9　参照）．ウエスト周囲長の測定では，立位，軽呼気で臍周囲を測定するが，脂肪蓄積が著明であり臍が下方に偏位している場合は，肋骨下縁と前上腸骨棘の中点の高さで測定する．

(3) 骨格筋量

　体内のたんぱく質貯蔵量を反映する指標である．一般的に骨格筋量を間接的に測定する指標としては，上腕周囲長，上腕筋囲，上腕筋面積，下腿周囲長がある．上腕周囲長（arm circumference：AC）は，上腕三頭筋部皮下脂肪厚の測定部位の周囲を測定する．上腕筋囲（arm muscle circumference：AMC）と上腕筋面積（arm muscle area：AMA）は以下の計算式で算出できる．

$$AMC(cm) = AC(cm) - \pi \times TSF(mm) \div 10$$
$$AMA(cm^2) = [AMC(cm)]^2 \div 4\pi$$
$$TSF：上腕三頭筋部皮下脂肪厚，\pi：3.14$$

　算出した上腕筋囲（AMC）や上腕筋面積（AMA）を，日本人の新身体計測基準値（JARD2001）（巻末付表13）と比較したり，同一対象者が経時的に測定した結果と比較したりすることで，体脂肪量や骨格筋量の変化，体たんぱく質貯蔵量の動態などが推測できる．

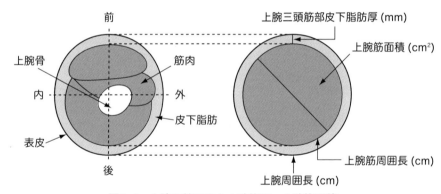

図1-3　上腕の輪切りと上腕筋囲，上腕筋面積

5）臨床検査

　対象者から血液，尿，その他の体液などを採取し，生化学的，免疫学的手法により分析し，その結果から対象者の栄養状態を客観的かつ正確に判定する．

(1) たんぱく質代謝に対する血清中の指標

　たんぱく質代謝の指標となる血液検査項目を表1-2に示す．

表1-2　たんぱく質代謝の指標となる血液検査項目と基準値

項目名		略称	たんぱく質の特徴と半減期	基準値
総たんぱく質		TP	血清中に含まれるたんぱく質の総称.	6.5〜8.2 g/dL
アルブミン		Alb	血清中に最も多く含まれるたんぱく質. 半減期：14〜21 日	3.9〜4.9 g/dL
急速代謝回転たんぱく質（RTP）	トランスフェリン	Tf	血清中で鉄を運搬するたんぱく質. 半減期：7〜10 日	190〜320 mg/dL
	トランスサイレチン（プレアルブミン）	TTR（PA）	チロキシンの一部輸送とRBPと結合するたんぱく質.　半減期：2〜3 日	22〜40 mg/dL
	レチノール結合たんぱく質	RBP	レチノール輸送たんぱく質. 半減期：12〜16 時間	2.4〜7.0 mg/dL

① 総たんぱく質（total protein：TP）

血清中には100種類以上のたんぱく質が含まれており，血清総たんぱく質はその総称である．血清中たんぱく質の主な成分はアルブミン（A）とグロブリン（G）であり，A/G比は栄養指標として用いられる．アルブミンは血清総たんぱく質の約60%を占める．グロブリンにはα1，α2，β，γがある．γ-グロブリンは免疫グロブリンともいわれ，血清総たんぱく質の約20%を占める．栄養状態の悪化により血清総たんぱく質は減少するが，肝機能障害などの多くの要因によっても変動するため，一般的には血清アルブミン濃度を栄養指標に用いることが多い．

② アルブミン（albumin：Alb）

血清中に最も多く含まれるたんぱく質であり，食事摂取由来のたんぱく質の状態を反映する．肝臓中で合成され，その血中半減期は14〜21日と比較的長い．そのため，比較的長期のたんぱく質栄養状態を評価することに適している．ただし，肝機能や腎機能の低下，甲状腺機能亢進などでもアルブミン値の低下が認められるため，栄養状態の判定・評価には注意する必要がある．

③ 急速代謝回転たんぱく質（rapid turnover protein：RTP）

肝臓で合成されるたんぱく質のうち，血中半減期の短いものをRTPと呼ぶ．このたんぱく質はその性質から，短期間の栄養状態やたんぱく質の合成を評価・判定するのに用いられる．

ⅰ）トランスフェリン（transferrin：Tf）

血清鉄を運搬するたんぱく質で，血中半減期が7〜10日である．鉄代謝に関与し，血中トランスフェリン濃度は，鉄欠乏または鉄過剰によって変化する．したがって，鉄欠乏性貧血などが症状として見られる場合，トランスフェリンはたんぱく質栄養状態の評価には

適さない．

ⅱ）トランスサイレチン（プレアルブミン）（transthyretin：TTR）（prealbumin：PA）

　血中で一部のチロキシンと結合してチロキシンを輸送したり，血中ビタミン A 輸送た
んぱく質の RBP と結合して機能を発揮したりしている．血中半減期は 2〜3 日であり，他
の RTP と比べて，鉄や亜鉛，ビタミン A など，たんぱく質以外の栄養素濃度の影響を受
けにくい．

ⅲ）レチノール結合たんぱく質（retinol-binding protein：RBP）

　ビタミン A（レチノール）を輸送するたんぱく質であり，血中半減期は 12〜16 時間と
短く，たんぱく質の栄養状態を最も鋭敏に反映する指標である．

④　窒素出納

　摂取した窒素量と排泄した窒素量の差を指し，生体におけるたんぱく質の同化と異化の
状態をあらわす．窒素出納が正の場合は同化，負の場合は異化状態ということになる．

⑤　尿中クレアチニン

　クレアチニンは筋肉中のクレアチンの一部が不可逆的に分解された代謝産物であり，腎
臓の再吸収を受けず尿中に排泄される．したがって，尿中クレアチニン排泄量は内因性ク
レアチニン量を示し，その量は骨格筋量に比例する．このことから，クレアチニン身長係
数（creatinine high index：CHI）は筋肉量の指標となり，以下の式で算出される．

$$CHI = \frac{24\ 時間尿中クレアチニン排泄量（mg/日）}{標準体重あたりの尿中クレアチニン排泄量（mg/日）} \times 100$$

※標準体重あたりの尿中クレアチニン排泄量
男性：標準体重(kg)×23(mg/kg/日)　　女性：標準体重(kg)×18(mg/kg/日)

　尿中クレアチニン排泄量は食事性たんぱく質の影響を受けないが，糸球体濾過量の影響
を受けるため，腎機能の低下によって低値を示す．したがって，栄養状態の評価・判定に
は注意する必要がある．

⑥　尿中 3-メチルヒスチジン（3-MH）

　筋たんぱく質に特異的に含まれるアミノ酸誘導体である．筋たんぱく質の異化により生
成するが，他のアミノ酸と異なり，再利用されることなく尿中に排泄される．したがって
尿中への排泄量は，筋肉量や筋たんぱく質の分解を反映することになる．3-MH の尿中排
泄量は低栄養状態で低値となるが，筋肉量の少ない女性や高齢者においても低値になる．
また筋たんぱく質の異化が亢進すると高値となるが，食事性たんぱく質，特に肉類の摂取

によっても高値となる．さらに 3-MH の尿中排泄は腎機能の影響も受けることから，結果の解釈には注意が必要である．

（2）糖質代謝に対する指標

糖質代謝の指標となる血液検査項目を表 1-3 に示す．

表 1-3　糖質代謝の指標となる血液検査項目と基準値

項目名	略称	特　徴	基準値
血糖	BS	糖尿病の判定基準として，空腹時や糖負荷試験が用いられる．	70～109 mg/dL（空腹時）
ヘモグロビン A1c	HbA1c	過去 1～2 か月の平均血糖値を反映	4.3～5.8%（JDS 値）
グリコアルブミン	GA	過去 1～2 週間の平均血糖値を反映	11～16%

①　血糖値

血中グルコース濃度を指し，健常者では空腹時 70～109 mg/dL に保たれている．糖尿病の診断では，空腹時血糖値のほか，食後血糖値や 75 g 経口糖負荷試験（oral glucose tolerance test：OGTT）などが用いられる．

②　ヘモグロビン A1c

赤血球中のヘモグロビンにグルコースが結合した糖化ヘモグロビンのひとつである．赤血球の平均寿命が約 120 日であることから，HbA1c は過去 1～2 か月の血糖値コントロール状態を示し，糖尿病診断基準のひとつとなっている．

③　グリコアルブミン

アルブミンにグルコースが結合したものであり，その結合の割合から血糖値のコントロール状態が推測できる．アルブミンの半減期と関連があるため，過去 1～2 週間程度の血糖値コントロールの状態を示す．

④　尿中ケトン体

ケトン体はアセト酢酸，β-ヒドロキシ酪酸，アセトンの総称である．飢餓状態や糖質摂取不足の際，体内では体脂肪をエネルギー源とするが，過剰に脂肪の分解が生じた場合，分解産物のアセチル CoA からケトン体が生成される．血中のケトン体濃度が著しく上昇した場合，ケトン体の一部は尿中に排泄されてしまう．したがって，尿中ケトン体が高値である場合は栄養摂取状態を検討する必要がある．

（3）脂質代謝に対する指標

脂質代謝の指標となる血液検査項目を表 1-4 に示す.

表 1-4　脂質代謝の指標となる血液検査項目と基準値

項目名	略称	特　徴	基準値
総コレステロール	TC	食事に影響されず，低栄養で低値となる.	120〜220 mg/dL
LDL-コレステロール	LDL-C	高値で動脈硬化や冠動脈疾患の危険因子となる.	70〜140 mg/dL
HDL-コレステロール	HDL-C	低値で冠動脈疾患の危険因子となる.	男：40〜70 mg/dL 女：45〜75 mg/dL
トリグリセリド	TG	高値で脂質代謝異常と判定される.	30〜150 mg/dL
遊離脂肪酸	FFA	末梢組織のエネルギー源. 糖尿病で高値となる.	0.10〜0.85 μEq/L

① 　血清総コレステロール（TC），LDL-コレステロール（LDL-C），HDL-コレステロール（HDL-C）

血清総コレステロールは食事による影響を受けにくく，ほとんどが体内で合成されるため，低栄養状態では低値となる. 血中コレステロールのほとんどは，低比重リポたんぱく質（low density lipoprotein：LDL）と高比重リポたんぱく質（high density lipoprotein：HDL）に存在する. LDL は肝臓から末梢組織へコレステロールを輸送するため，動脈硬化の危険因子となる. 一方，HDL は末梢組織から肝臓へコレステロールを輸送するため，動脈硬化の抑制効果を持つ. 脂質異常症の診断には，総コレステロールではなく，LDL-や HDL-コレステロールが用いられている.

② 　トリグリセリド（中性脂肪，TG）

血清トリグリセリドは脂質代謝異常の判定に用いられる指標である. 低栄養状態では総コレステロールと同様に低値となるが，食事の影響を受けやすいため，早朝空腹時の採血が原則とされる.

（4）貧血に対する指標

貧血の指標となる血液検査項目を表 1-5 に示す.

表 1-5　貧血の指標となる血液検査項目と基準値

項目名	略称	特　徴	基準値
赤血球数	RBC	酸素運搬能に関与し，ヘモグロビンを含む．	男性：410〜530×10⁴/μL 女性：380〜480×10⁴/μL
ヘモグロビン	Hb	赤血球中に含まれる血色素	男性：14〜18 g/dL 女性：12〜16 g/dL
ヘマトクリット	Ht	血液中に占める赤血球の容積率	男：40〜52% 女：35〜47%
平均赤血球容積	MCV	$Ht(\%)/RBC(10^6/\mu L)\times10$ で算出される．	80 fL 以下：小球性 81〜100 fL：正球性 101 fL 以上：大球性
平均赤血球ヘモグロビン量	MCH	$Hb(g/dL)/RBC(10^6/\mu L)\times10$ で算出される．	
平均赤血球ヘモグロビン濃度	MCHC	$Hb(g/dL)/Ht(\%)\times100$ で算出される．	30% 以下：低色素性 31〜36%：正色素性

① **赤血球数，血色素量（ヘモグロビン），ヘマトクリット値**

　赤血球数，ヘモグロビン，ヘマトクリット値は貧血の判別に用いられる指標である．赤血球は酸素運搬機能を持つヘモグロビンを含むため，赤血球数の減少は酸素運搬能の低下を招き，末梢組織まで酸素が行き届かなくなる．ヘマトクリット値は血液中に占める赤血球の容積率であり，貧血の程度が判定される．

② **赤血球指数**

　赤血球数，ヘモグロビン，ヘマトクリットの数値を用いて平均赤血球容積（mean corpuscular volume：MCV），平均赤血球ヘモグロビン量（mean corpuscular hemoglobin：MCH），平均赤血球ヘモグロビン濃度（mean corpuscular hemoglobin concentration：MCHC）が算出され，これらの値から貧血の種類が判別できる．

　MCV の低値は 1 個 1 個の赤血球が小さいことを示し（小球性），逆に高値の場合は大きいことを示す（大球性）．MCH は 1 個の赤血球に含まれるヘモグロビン量を示し，低値の場合は低色素性と呼ぶ．最も多く見られる鉄欠乏性貧血の場合は小球性で低色素性になる．アスリートに多く見られるスポーツ性貧血の場合は，正球性，正色素性貧血が多い．したがって，ヘモグロビン濃度が低いから貧血というだけでなく，どのタイプの貧血かを見分ける指標として赤血球指数が用いられている．

③ **血清鉄，血清フェリチン，血清トランスフェリン，血清ビタミン B₁₂，血清葉酸**

　鉄欠乏性貧血では血清鉄や血清フェリチン，血清トランスフェリンの値も指標となる．血清鉄は血清に含まれる鉄であり，血清トランスフェリンは鉄を輸送するたんぱく質である．これらから総鉄結合能（total iron binding capacity：TIBC）や不飽和鉄結合能

(unsaturated iron binding capacity：UIBC）が算出され，貧血状態ではいずれも高値となる．フェリチンは肝臓や脾臓などに蓄積されている貯蔵鉄であり，鉄欠乏性貧血では低値を示す．

　また赤血球指数を求めた結果，MCV が上昇し（大球性），MCHC が正常（正色素性）の場合は巨赤芽球性貧血と判別される．巨赤芽球性貧血はビタミン B_{12} や葉酸の欠乏によって出現する．

(5) 腎機能，肝機能に対する指標
① 血中尿素窒素，血中クレアチニン

　腎機能の低下を示す指標として，血中尿素窒素（blood urea nitrogen：BUN）と血中クレアチニンがある．尿素は肝臓で合成されるが，腎機能が低下すると排泄量が減少して血中濃度が高くなる．血中クレアチニンも BUN と同様に腎機能の低下により上昇する．

② アスパラギン酸アミノトランスフェラーゼ(AST)，アラニンアミノトランスフェラーゼ(ALT)，γ-グルタミントランスペプチダーゼ(γ-GTP)

　血中 AST や ALT の活性上昇は，まず肝細胞障害を疑う．しかし，これらの酵素は肝臓以外にも心筋，骨格筋，腎臓などのさまざまな臓器に分布していることから，肝機能障害以外でも高値となる例がある．

　γ-GTP は肝臓での解毒作用にかかわる酵素である．アルコールの多飲などにより，肝障害が起こっている場合，血液中に放出され高値となる．

(6) 免疫能に対する指標

　低栄養状態の比較的早期の段階から免疫能に対する影響がみられ，総リンパ球数が低下する．遅延型皮膚過敏反応も総体的な栄養状態を反映する指標であり，一般的にはツベルクリン反応（PPD）として知られている．しかし，総リンパ球数やツベルクリン反応は感染症によって変動するため，数値の判定には配慮が必要である．

6) 栄養・食事調査

　対象者の食事摂取状況を調査することにより，摂取食品の種類や量，エネルギーおよび栄養素摂取量などを算出するとともに，食生活や食習慣などを推定するために実施する．食事調査の方法には，24 時間思い出し法，食事記録法，食物摂取頻度調査，陰膳法などがあるが，いずれの方法にも長所，短所があるため，調査の目的や対象者，期間などに配慮し，最も適切な方法を選択する必要がある（表1-6）．

表 1-6　各種食事調査法の特徴

名称	方法と特徴	メリット	デメリット
24 時間思い出し法	面接者が対象者に調査前日（24 時間）に飲食した内容をすべて思い出させる方法.	・実施時間が短い. ・調査期間が明確. ・対象者の負担が少ない.	・対象者の記憶に依存. ・面接者に訓練が必要. ・摂取量が正確ではない. ・1 日の調査では, 習慣的摂取量を推定できない.
食事記録法	対象者自身が毎回の食事内容（料理名, 食品名, 量など）をすべて記録する方法で, 24 時間思い出し法と比べて誤差が少なく, 精度が高い方法. 秤量の有無により秤量記録法と目安量記録法に分けられる. 目安量記録法は秤量記録法に比べて対象者の負担が少ない.	・対象者の記憶を当てにしない. ・記入漏れが少ない. ・調査期間が明確. ・集団の場合, 平均値や中央値が計算できる. ・複数日の調査（不連続な 2 日間など）で, 習慣的な摂取量を推定できる.	・対象者の負担が大きい. ・習慣的な食事のパターンが変化または影響を受ける可能性がある. ・1 日の調査では, 個人の習慣的摂取量を推定できない. ・多人数, 多数日の調査は困難.
食物摂取頻度調査	対象者の長期にわたる食物の摂取状況から, 食物や栄養素等の習慣的な摂取量を把握するために開発された方法で, 疫学調査や保健現場などで広く行われている.	・個人の習慣的な摂取量が評価できる. ・簡便. ・費用が安い. ・対象者の負担が少ない. ・面接者の必要がない.	・対象者の記憶に依存. ・食事摂取に関する詳細な情報は得られない. ・目安量や季節による変動がある. ・食品リストが多くなるほど過大評価される.
食事歴法	対象者の食習慣の特徴を経時的に調査する方法.	・日常の食事様式と詳細な食物摂取状況を把握. ・調理損失などが考慮でき, より正確な栄養素摂取量が推定できる. ・食品間の相互効果の分析も可能.	・対象者の負担が大きい. ・面接者に訓練が必要. ・推定栄養素摂取量は相対的なものである. ・聞き取りが必要な場合は集団への適用が困難.
陰膳法（分析法, 直接分析法）	対象者の摂取した食事と全く同じものを 1 膳準備して, 秤量及び化学分析により栄養素摂取量を把握する方法.	・対象者の栄養素摂取量を正確に把握できる. ・食品成分表未掲載の食品中の栄養素量も反映.	・時間と手間がかかる. ・費用が高い. ・長期調査には向かない.
マーケットバスケット法	食品喫食量に基づいて食品を購入し, 必要に応じて調理・加工した後に分析して, 平均的な摂取量を推定する方法.	・特定集団の平均的な摂取量を推定できる.	・時間と手間がかかる. ・費用が高い. ・食品喫食量が不明または特殊な場合は適応できない.

7）健康・栄養問題（課題）の抽出と決定

　栄養アセスメントによって得られた対象者の情報から, 総合的に栄養状態を評価・判定し, 健康・栄養問題を抽出する. 抽出した問題から対象者の栄養状態改善のための到達目標が設定され, その目標を達成するための具体的な栄養ケア計画が作成され, 実施されることになる.

1.4　栄養ケア計画の実施，モニタリング，評価，フィードバック

1）栄養ケア計画の実施

（1）栄養補給

　対象者の摂食機能や咀嚼・嚥下機能，消化・吸収機能などを考慮して適正なエネルギーおよび栄養素の補給量を決定する．補給方法には，経口栄養法，経腸（経管）栄養法，経静脈栄養法がある．

　経口栄養法は，対象者に咀嚼・嚥下の機能や消化・吸収機能の低下がみられず，口からの摂取が可能な場合に用いられる方法で，日常的な食事や保健機能食品，特別用途食品などから栄養を摂取する．経口栄養法は最も自然であり，対象者の心理的負担が少ない．

　経腸栄養法は，カテーテルを用いて経鼻または胃瘻から経腸栄養食品や経腸栄養剤を消化管へ直接挿入する方法である．

　経静脈栄養法は，末梢あるいは中心静脈を経由して直接血液中に栄養補給する方法である．末梢静脈からは水分，糖質，電解質，中心静脈からはこれらに加えてアミノ酸，ビタミンなどほぼすべての栄養素が投与できる．

（2）栄養教育

　栄養教育では，行動科学理論に基づく多くの方法や栄養カウンセリングを介して対象者

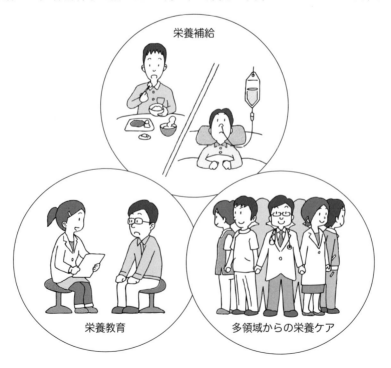

の栄養状態の改善を図る．この支援を通して，対象者自身に自ら生活習慣や食習慣をどのように変容させ，自己管理能力を向上させるには，支援者と対象者のお互いが信頼関係を築き，双方が理解し合える関係を形成することが重要である．

（3）多領域からの栄養ケア

栄養状態には対象者のさまざまな要因が関連している．栄養ケア計画を達成するためには，管理栄養士や栄養士（食事面）だけでなく，医師，歯科医師，薬剤師，看護師，保健師，介護福祉士，ケアマネージャー，健康運動指導士，理学療法士，作業療法士，臨床心理士など多くの専門職種が連携し（多職種協働），対象者に対する多方面からのケアと情報交換が重要となる．

2）栄養ケア計画の目標

栄養ケア計画は，栄養アセスメントで明らかになった栄養状態の問題点とその要因を分析し，解決すべき問題点に優先順位をつけて設定しなければならない．栄養ケア計画の目標は達成可能なものでなければならず，そのために具体的に数字や状況を示す必要がある．目標の設定では，まず総括的目標（最終目標，長期目標）を立て，それを実現するために現実的な計画（中期目標）を，さらに具体的かつ達成可能な目標を短期目標としてそれぞれ設定する．栄養ケア計画での目標は，最終的に対象者自身が自己管理できる内容とし，ケア実施後の評価が定量化でき，対象者や計画にかかわるすべての人がわかるように文章化することも必要である．それぞれの目標は以下のとおりである．

（1）最終目標（長期目標）

対象者の食習慣や生活習慣が改善し，健康上の問題点が改善されることを目標として設定する．期間は，1年から数年を目途とし，最終的にQOL向上を目指した目標とする．

（2）中期目標

最終目標を達成するための目標として設定する．短期目標を5～6か月間継続した時に到達する目標といえる．設定期間は長くても6か月以内とし，その期間で結果が得られるものとする．

（3）短期目標

対象者が達成しやすく，実現可能な食習慣や生活習慣の改善を目的として設定する．数週間から1か月，長くても3か月以内に効果が得られるものにする．

3）評価とフィードバック

（1）評価

　栄養ケア計画を実施後，その計画の目標に到達したかどうかを評価する．また，その計画の内容や実施中においても評価し，計画の有効性や効果，効率を明らかにする．評価の種類は，過程（経過）評価，影響評価，結果評価，総合評価，経済評価，モニタリング・評価に分類される（表 1-7）．

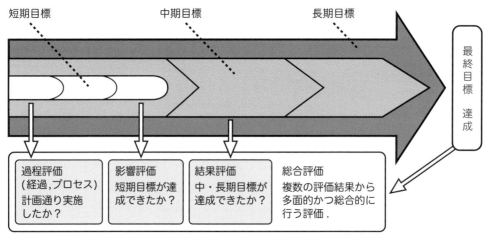

短期目標　　　中期目標　　　長期目標

最終目標達成

過程評価（経過, プロセス）計画通り実施したか？

影響評価短期目標が達成できたか？

結果評価中・長期目標が達成できたか？

総合評価複数の評価結果から多面的かつ総合的に行う評価．

図 1-4　栄養ケア・マネジメント

（2）フィードバック

①　栄養アセスメント，計画，実施へのフィードバック

　栄養ケア計画を実施する過程では，栄養アセスメントや目標，計画，実施の各段階で不都合が生じていないか評価する必要がある．評価結果を適切な段階へフィードバックさせ，必要に応じて修正することで目標の達成に導くことが重要である．

②　栄養ケア・栄養プログラムの標準化

　栄養ケア・栄養プログラムの標準化とは，より効率的なプログラムとしてシステム化することであり，科学的根拠に基づいて対象者または集団に対して誰が実施しても同じように評価可能なマニュアル作成を指す．

③　栄養ケア・マネジメントの記録

　栄養ケア・マネジメントを適切かつスムーズに実施するためには，データや結果を栄養ケア計画の実施にかかわったチーム内で共有する必要がある．経過報告書は，直接的で単純な形式で文章化し，誰でも理解できるような形で作成されることが望ましい．

表1-7　評価の種類

種　類	概　要
過程（経過）評価	対象者の栄養ケア計画が，うまく目標達成に向けて実施されているかその過程（プロセス）を評価するもの．方法や媒体，指導者の反応・能力，組織の協力体制などの進捗状況を評価する．評価は，計画実施後1時間から1週間の時間変化や1週間から約6か月の継続的な変化をみる．
影響評価	短期目標に対する評価．栄養ケア計画を実施したことで，健康状態や栄養状態に影響を及ぼすような活動や行動の変容，環境状況の変化を評価，観察する．評価は目標の達成度による計画の変更も検討しながら，数か月から1年ほど経過した時点で行う．
結果評価	中期・長期目標に対する評価．活動や行動の適用により，健康状態や栄養状態が最終目標と対比して，どの程度達成されたかその有効性を評価する．評価は1年から数年にわたる期間を観察する必要がある．
総合評価	栄養ケア計画の実施により，目標がどの程度達成されたか総合的に判断し，最終的な成果の評価を行う（行動変容ができ，QOLがどの程度変化したか）．投入された人的・物的・経済的資源の妥当性も含めて評価する．
経済評価 　①費用効果 　②費用便益	投資した保健資源（在院日数，再入院，医薬品利用数など）に対してどの程度効果が認められたか，費用に対する効果や便益を評価する． 実施した栄養ケア計画の効果に対して実際にかかった全費用を算出し，客観的数値で評価する． 便益からかかる費用を差し引き，残りは栄養教育にかかった費用とその効果として，金額で評価する．
モニタリング・評価	栄養ケア計画の実施上，問題点（対象者の非同意，合併症，栄養補給法の不適応，非協力者など）がなかったか評価・判定する．モニタリングの期間は，アセスメント項目の変化の速さで対処する．

江澤郁子，津田弘子編著「三訂応用栄養学」建帛社，2011年，p.21より引用

練 習 問 題

以下の記述について，正しいものには○，誤っているものには×を付けなさい．

1. 栄養ケア・マネジメントの目的は，食を通じて個人または集団の健康の維持・増進と疾病の予防・治療を行ってQOLの向上を支援することである．
2. 栄養スクリーニングは，栄養リスク者を抽出する過程を指す．
3. 栄養アセスメントは，栄養ケア・マネジメントの中で始めに実施する過程である．
4. 静的栄養アセスメントでは，栄養状態の変化について判定する．
5. 体重減少率は，動的栄養アセスメントで用いる指標の1つである．
6. BMIは「日本人の食事摂取基準（2020年版）」において栄養摂取量の評価に用いられている．
7. 二重エネルギーX線吸収測定法では，おおよその体脂肪量が測定できる．
8. 上腕周囲長の測定で骨格筋量が推測できる．
9. 血清アルブミンの血中半減期は，約10日である．
10. ヘモグロビンA1cは過去1〜2週間の血糖値コントロールを反映する．
11. 鉄欠乏性貧血では，血清フェリチンが減少する．
12. 秤量を用いた食事記録法では，1日調査するだけで習慣的な食事摂取量が把握できる．
13. 栄養ケア計画は，管理栄養士・栄養士が独自で実施できるものが望ましい．
14. 栄養ケア計画での目標は，短期目標，中期目標を立ててから長期目標・最終目標を設定する．
15. 栄養ケア計画の評価において，中・長期目標の評価を影響評価と呼ぶ．

第2章 食事摂取基準の基礎的理解

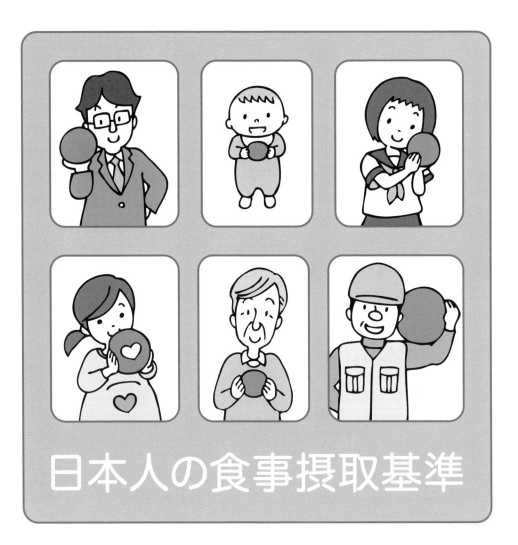

日本人の食事摂取基準

　私たちが健康な体を維持・増進するために，どれくらいのエネルギーや栄養素を摂取したら良いのでしょうか．同じ年齢でも，毎日パソコンを操作している男性と土木作業に従事している男性では消費エネルギー量が異なります．また，同じ作業員でも，激しい作業を行っている日と休日では消費エネルギー量が異なります．したがって，各々の人に必要な栄養量を正確に求めることは不可能です．そこで，国内外の膨大な研究結果を参考にして，「このような人にはこれくらいの量が適切であろう」と定めたものが，「日本人の食事摂取基準」です．赤ちゃんからお年寄りまで，さらに妊婦さんなどいろいろな人の食事摂取基準が策定されています．

　この章では，エネルギー量やたんぱく質，脂質，糖質をはじめ，13種類のビタミン，ミネラルの食事摂取基準について学びます．

2.1　食事摂取基準の意義

1）食事摂取基準の策定方針

　食事摂取基準（dietary reference intakes：DRIs）は，健康増進法に基づき厚生労働大臣が定めるものとされ，国民の健康の保持・増進，生活習慣病の予防のために参照するエネルギーと栄養素の摂取量の基準を示したものである．日本人の食事摂取基準（2020年版）では，さらなる高齢化の進展や糖尿病等有病者数の増加等を踏まえ，栄養に関連した身体・代謝機能の低下の回避の観点から，健康の保持・増進，生活習慣病の発症予防及び重症化予防に加え，高齢者の低栄養予防やフレイル予防も視野に入れて策定されている（図2-1）．したがって，摂取基準の対象は，健康な個人並びに健康な人が中心として構成されている集団とし，生活習慣病等に関する危険因子を有していたり，高齢者においてはフレイルに関する危険因子を有していたりしても，おおむね自立した日常生活を営んでいる者を含み，保健指導レベルにある者までを含むものとする．このため，関連する各種疾患ガイドラインとも調和を図っていくこととした．

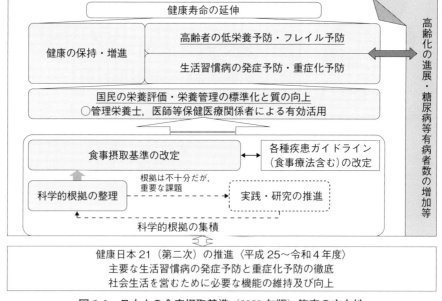

図2-1　日本人の食事摂取基準（2020年版）策定の方向性

（「日本人の食事摂取基準（2020年版）」）

2）科学的根拠に基づいた策定

　エネルギーおよび栄養素の「真の*」望ましい摂取量は，各個人で異なり，また個人内でも変動する．したがって，「真の」望ましい摂取量は測定や算定ができないため，確率論的な考え方に基づいて摂取量が策定されている．

 *例えば，同性，同年齢であっても，土木作業に従事している男性とデスクワークをしている男性では必要なエネルギーや栄養素量は異なる．また，同一人物であっても，健康のために1駅分を歩いた日と電車を利用した日では必要なエネルギーや栄養素は異なる．したがって，それぞれで必要な栄養素量（これを「真の」望ましい摂取量と呼ぶ）は異なるが，この必要量を測定するのは困難である．

　食事摂取基準は，可能な限り科学的根拠に基づいたシステマティック・レビューの手法で算定されている．システマティック・レビューとは，国内外の学術論文や入手可能な学術資料を系統的・網羅的に収集して，その内容を統合して結論を導く方法である．ただし，他の医療分野と異なり，エビデンスレベル（科学的根拠の信頼度）を判断して明示する方法は，人間栄養学，公衆栄養学，予防栄養学では十分に確立していない．そのため，

表 2-1　目標量の算定に付したエビデンスレベル[1, 2]

エビデンスレベル	数値の算定に用いられた根拠	栄養素
D1	介入研究又はコホート研究のメタ・アナリシス，並びにその他の介入研究又はコホート研究に基づく．	たんぱく質，飽和脂肪酸，食物繊維，ナトリウム（食塩相当量），カリウム
D2	複数の介入研究又はコホート研究に基づく．	―
D3	日本人の摂取量等分布に関する観察研究（記述疫学研究）に基づく．	脂質
D4	他の国・団体の食事摂取基準又はそれに類似する基準に基づく．	―
D5	その他	炭水化物[3]

1　複数のエビデンスレベルが該当する場合は上位のレベルとする．
2　目標量は食事摂取基準として十分な科学的根拠がある栄養素について策定するものであり，エビデンスレベルはあくまでも参考情報である点に留意すべきである．
3　炭水化物の目標量は，総エネルギー摂取量（100% エネルギー）のうち，たんぱく質及び脂質が占めるべき割合を差し引いた値である．

（「日本人の食事摂取基準（2020年版）」）

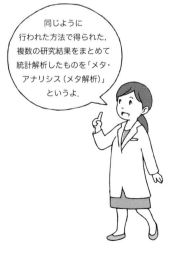

同じように行われた方法で得られた，複数の研究結果をまとめて統計解析したものを「メタ・アナリシス（メタ解析）」というよ．

メタ・アナリシスなど情報の統合が定量的に行われている場合は，基本的にそれを優先的に参考にすることとしたが，実際には，それぞれの研究内容を詳細に検討してもっとも信頼度の高い情報を用いるように留意されている．さらに，食事摂取基準のような「量」の算定を目的とするガイドラインでは，量・反応関係メタ・アナリシス（dose-response meta-analysis）から得られる情報の利用価値が高く，今回目標量に限って，表2-1のような基準でエビデンスレベルを付記している．

2.2　食事摂取基準策定の基本的事項

1）エネルギーの指標

エネルギーは，エネルギー摂取の過不足の回避を目的としてその摂取量および消費量のバランス（エネルギー収支バランス）の維持を示す指標として，BMI を採用することとし，目標とする BMI の範囲を提示した．

なお，エネルギー必要量については，性・年齢階級・身体活動レベル別に単一の値として示すのは困難であるが，参考資料として推定エネルギー必要量（estimated energy requirement：EER）を参考として示されている．

2）栄養素の指標

（1）栄養素の摂取不足からの回避を目的とした指標の特徴

栄養素摂取不足からの回避を目的とした指標には，「推定平均必要量」「推奨量」「目安量」がある．

① **推定平均必要量（estimated average requirement：EAR）**

栄養素摂取不足の有無や程度を判断するための指標であり，基本となる指標である．ある対象集団において測定された必要量の分布に基づき，母集団における必要量の平均値の推定値を示すものである．つまり，その集団の 50% の人が必要量を満たす，同時に 50% の人が必要量を満たさないと推定される量である．また，個人では不足の確率が 50% と推定される摂取量である．

② **推奨量（recommended dietary allowance：RDA）**

活用の面からみると推定平均必要量だけでは十分でないことから，これを補助する目的で設定された指標である．ある対象集団において測定された必要量の分布に基づき，母集団に属するほとんどの人（97〜98%）が充足している量として定義する．個人では，不足の確率がほとんどない（97〜98%）摂取量である．理論的に推奨量は，（推定必要量の平均値＋2×推定必要量の標準偏差）として算出できる．しかし，実際には推定必要量の標

表 2-2　推定平均必要量から推奨量を算出するために用いられる変動係数と推奨量算定係数

変動係数	推奨量算定係数	栄養素
10%	1.2	ビタミン B₁, ビタミン B₂, ナイアシン, ビタミン B₆, ビタミン B₁₂, 葉酸, ビタミン C, カルシウム, マグネシウム, 鉄（16 歳以上）, 亜鉛, 銅, セレン
12.5%	1.25	たんぱく質
15%	1.3	モリブデン
20%	1.4	ビタミン A, 鉄（6 か月〜5 歳）, ヨウ素

（「日本人の食事摂取基準（2020 年版）」）

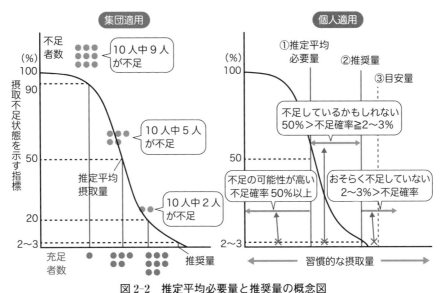

図 2-2　推定平均必要量と推奨量の概念図

「日本人の食事摂取基準（2010 年版）の実践・運用」第一出版より引用

準偏差を正確に把握することが難しいため，栄養素ごとに変動係数と推奨量算定係数が設定されている（表 2-2）.

推奨量＝推定平均必要量×（1＋2×変動係数）＝推定平均必要量×推奨量算定係数

③　目安量（adequate intake：AI）

　十分な科学的根拠が得られず推定平均必要量と推奨量が設定できない栄養素については，目安量が設定されている．これは，特定集団における，ある一定の栄養状態を維持するのに十分な量と定義されている（図 2-3）．基本的には，健康な多数の人を対象として栄養素摂取量を観察した疫学的研究によって得られる．目安量は以下の 3 つの概念に基づく値であるが，栄養素や性および年齢階級によってその概念は異なる.

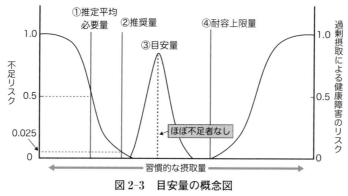

図 2-3　目安量の概念図

「日本人の食事摂取基準（2010 年版）の実践・運用」第一出版より引用

ⅰ）特定の集団において，生体指標などによる健康状態の確認と当該栄養素摂取量の調
　　査を同時に行い，その結果から不足状態を示す者がほとんど存在しない摂取量を推測
　　し，その値を用いる場合．
　　→　栄養素摂取量の中央値（集団の 50 パーセントタイル値）を目安量とする．
ⅱ）生体指標等では健康状態の確認ができないが，日本人の代表的な栄養素の摂取分布
　　が得られる場合．
　　→　栄養素摂取量の中央値を目安量とする．
ⅲ）母乳で保育されている健康な乳児の摂取量に基づく場合．
　　→　母乳中の栄養素濃度と哺乳量との積を目安量とする．

(2) 栄養素の過剰摂取からの回避を目的とした指標の特徴

　栄養素の過剰摂取によって生じる健康障害（過剰症）をもたらすリスクがないとみなさ
れる，習慣的な摂取量の上限量，すなわちこれを超えて摂取すると潜在的な健康障害のリ
スクが高まる量として耐容上限量（tolerable upper intake level：UL）が設定されてい
る．理論的には，「耐容上限量」は，「健康障害が発現しないことが知られている習慣的な
摂取量」の最大値（健康障害非発現量，no observed adverse effect level：NOAEL）と
「健康障害が発現したことが知られている習慣的な摂取量」の最小値（最低健康障害発現
量，lowest observed adverse effect level：LOAEL）との間に存在する．しかし，それら
についての研究は非常に少なく，特殊な集団を対象としているものに限られていること，
動物実験や *in vitro* など人工的に構成された条件下で行われた実験で得られた結果に基づ
かねばならない場合もある．そのため安全性を考慮して，NOAEL または LOAEL を不確
実性因子（uncertain factor：UF）で除した値を耐容上限量としている（表 2-3）．具体的
には，基本的に次のようにして耐容上限量を算定した．
　・ヒトを対象として通常の食品を摂取した報告に基づく場合：
　　　UL＝NOAEL÷UF　（UF には 1 から 5 の範囲で適当な値を用いた）

表2-3 耐容上限量が策定された栄養素で，その算定のために用いられた不確実性因子

不確実性因子（UF）	栄養素
1	ビタミンE，マグネシウム[1]，マンガン，ヨウ素（成人）[2]
1.2	カルシウム，リン
1.5	亜鉛，銅，ヨウ素（小児）
1.8	ビタミンD（乳児）
2	鉄（成人），セレン，クロム[1]，モリブデン
2.5	ビタミンD（成人）
3	ヨウ素（乳児）
5	ビタミンA（成人），ナイアシン，ビタミンB6，葉酸[1]
10	ビタミンA（乳児），ヨウ素（成人）[3]
30	鉄（小児）

1 通常の食品以外からの摂取について設定.
2 健康障害非発現量を用いた場合.
3 最低健康障害発現量を用いた場合.

（「日本人の食事摂取基準（2020 年版)」)

・ヒトを対象としてサプリメントを摂取した報告に基づく場合，または，動物実験や *in vitro* の実験に基づく場合：

UL＝LOAEL÷UF　（UF には 10 を用いた）

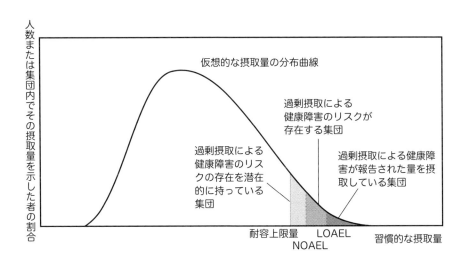

曲線はある集団における仮想的な摂取量の分布を示す．縦軸は，人数または集団内でその摂取量を示した者の割合を示す.
耐容上限量以上を習慣的に摂取している者は過剰摂取による健康障害のリスクを潜在的にもっている．LOAEL 以上を習慣的に摂取している者は，過剰摂取による健康障害が生じる事実が確認されている量以上を摂取している.
NOAEL-健康障害非発現量，LOAEL-最低健康障害発現量

図 2-4　過剰摂取による健康障害リスクをもっている集団を理解するための概念図

（「日本人の食事摂取基準（2010 年版)」)

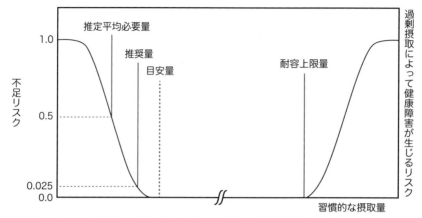

図2-5 食事摂取基準の各指標（推定平均必要量，推奨量，目安量，耐容上限量）の概念図

（「日本人の食事摂取基準（2020年版）」）

(3) 生活習慣病の予防を目的とした指標の特徴

生活習慣病の発症予防を目的とした指標で，現在の日本人が当面の目標とすべき摂取量が目標量（tentative dietary goal for preventing life-style related diseases：DG）である．目標量は，特定の集団において，その疾患のリスクや，その疾患の指標となる生体指標の値が低くなると考えられる栄養摂取量として算定されている．疫学研究によって得られた知見を中心として，実験栄養学的な研究による知見を加味して策定されている．しかし，栄養摂取量と生活習慣病のリスクとの関連は連続的であり，閾値が存在しない場合が多い（図2-6）．このような場合には，好ましい摂取量として提示することは困難であることから，諸外国の食事摂取基準や疾病予防ガイドライン，現在の日本人の摂取量，食品構成，

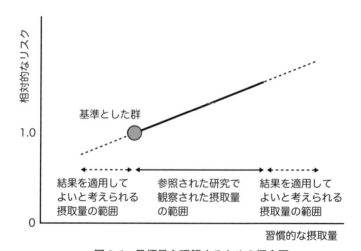

図2-6 目標量を理解するための概念図

栄養素摂取量と生活習慣病のリスクとの関連は連続的であり，かつ，閾値が存在しない場合が多い．関連が直線的で閾値のない典型的な例を図に示した．実際には，不明瞭ながら閾値が存在すると考えられるものや関連が曲線的なものも存在する．

（「日本人の食事摂取基準（2020年版）」）

嗜好などを考慮し，実行可能性を重視して設定されている．また，生活習慣病の重症化予防及びフレイル予防を目的とした量を設定できる場合は，発症予防を目的とした目標量とは区別して示すこととした．

　各栄養素の特徴を考慮して次の3種類の算定方法を用いた．なお，次の算定方法に該当しない場合でも，目標量の設定の重要性を認める場合は基準を策定することとした．

- ・望ましいと考えられる摂取量よりも現在の日本人の摂取量が少ない場合：範囲の下の値だけを算定する．
- ・望ましいと考えられる摂取量よりも現在の日本人の摂取量が多い場合：範囲の上の値だけを算定する．
- ・生活習慣病の予防を目的とした複合的な指標：構成比率を算定する．

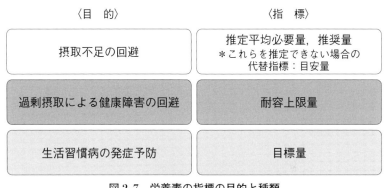

図 2-7　栄養素の指標の目的と種類

※十分な科学的根拠がある栄養素については，上記の指標とは別に，生活習慣病の重症化予防及びフレイル予防を目的とした量を設定．

（「日本人の食事摂取基準（2020 年版）」）

3）策定の留意事項

（1）年齢区分

　年齢区分は巻末付表1-1に示したものを用いている．乳児は「出生後6か月未満（0〜5か月）」と「6か月以上1歳未満（6〜11か月）」の2区分であるが，成長に合わせてより詳細な区分設定が必要と考えられる場合には「出生後6か月未満（0〜5か月）」，「6か月以上9か月未満（6〜8か月）」，「9か月以上1歳未満（9〜11か月）」の3区分で設定された．また，1〜17歳を小児，18歳以上を成人とし，高齢者については65歳以上とし，65〜74歳，75歳以上の2つの区分とした．妊婦，授乳婦については付加量で示された．妊娠期間を細分化して考える必要がある場合は，妊娠初期（〜13週6日），妊娠中期（14週0日〜27週6日），妊娠後期（28週0日〜）に分割した．授乳期には，哺乳量（0.78 L/日）を泌乳量として用いることとした．

表2-4　栄養素の指標の概念と特徴のまとめ

		推定平均必要量（EAR）推奨量（RDA）※これらを推定できない場合の代替指標：目安量（AI）	耐容上限量（UL）	目標量（DG）
値の算定根拠となる特徴	値の算定根拠となる主な研究方法	実験研究，疫学研究（介入研究を含む）	症例報告	疫学研究（介入研究を含む）
	対象とする健康障害に関する今までの報告数	極めて少ない〜多い	極めて少ない〜少ない	多い
値を考慮するポイント	算定された値を考慮する必要性	可能な限り考慮する（回避したい程度によって異なる）	必ず考慮する	関連するさまざまな要因を検討して考慮する
	対象とする健康障害における特定の栄養素の重要度	重要	重要	他に関連する環境要因がたくさんあるため一定ではない
	健康障害が生じるまでの典型的な摂取期間	数か月間	数か月間	数年〜数十年間
	算定された値を考慮した場合に対象とする健康障害が生じる可能性	推奨量付近，目安量付近であれば，可能性は低い	耐容上限量未満であれば，可能性はほとんどないが，完全に否定できない	ある（他の関連要因によっても生じるため）

（「日本人の食事摂取基準（2020年版）」）

（2）参照体位

　食事摂取基準の策定における参照体位（参照身長・参照体重）は，性および年齢に応じ，日本人として平均的な体位を持った人を想定し，健全な発育およびに健康の保持・増進，生活習慣病の予防を考える上での参照値として提示された．乳児・小児については，0〜5歳は，平成12年乳幼児身体発育調査のデータを基に，身長および体重パーセンタイル曲線の当該月齢階級の中央時点における中央値，6〜17歳は，平成12年学校保健統計調査のデータを基に，身長および体重パーセンタイル曲線の当該年齢階級の中央時点における中央値を引用した．また，成人（18歳以上）は平成28年国民健康・栄養調査における当該の性・年齢階級における中央値とし，「参照体位（参照身長，参照体重）」（巻末付表1-1）とした．

（3）摂取源

　食事として経口摂取するものに含まれるエネルギーと栄養素を対象とする．この中には，健康食品やサプリメントなど，疾病の治療を目的とせず健康増進を目的として摂取する食品も含まれる．

（4）摂取期間

　食事摂取基準は習慣的な摂取量の基準である．単位は「1 日当たり」としているが，短期間の食事摂取の基準を示すものではない．栄養素摂取量は日間変動が大きいことから，食事摂取基準で扱っている健康障害は，習慣的な摂取量の過不足によって発生するものと位置付けている．

　栄養素の不足や過剰摂取に伴う健康障害を招くまで，あるいは改善するまでの期間は，栄養素の種類や健康障害の種類によって大きく異なる．また，栄養素摂取量の日間変動の点からも習慣的な摂取の期間を具体的に示すのは困難である．そこで，ある程度の測定誤差，個人間の差を容認し，日間変動の非常に大きな一部の栄養素を除き，習慣的な摂取の把握，または管理に要する期間はおおむね「1 か月程度」と考えられる．

（5）外挿方法

　食事摂取基準で用いられた栄養素の指標（推定平均必要量，推奨量，目安量，耐容上限量，目標量）は，ある限られた性および年齢層において観察された結果を基にして数値を算定している．これに対してエビデンスの少ない場合の食事摂取基準は，既知の値，すなわち参照値から外挿を行って数値が設定されている．

2.3　食事摂取基準活用の基本的事項

　健康な個人または集団を対象として，健康の保持・増進，生活習慣病の予防のための食

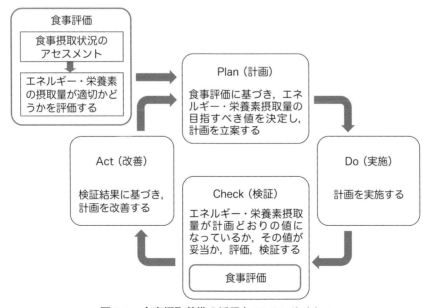

図 2-8　食事摂取基準の活用と PDCA サイクル

（「日本人の食事摂取基準（2020 年版）」）

事改善に食事摂取基準を活用する場合は，食事摂取状況のアセスメントにより，エネルギーおよび栄養素の摂取量が適切かどうかを評価するところから始まる PDCA サイクルに基づく活用を基本とする（図2-8）.

1）食事摂取状況のアセスメントの方法と留意点

　エネルギーや栄養素の摂取状況のアセスメントは，食事調査によって得られる摂取量と食事摂取基準の各指標で示されている値を比較することで評価できる（ただし，エネルギー摂取量の過不足の評価には，BMI または体重変化量を用いる）. しかし，食事調査には必ず測定誤差が伴うことから，調査方法の標準化や精度管理に配慮するとともに，食事調査の測定誤差の種類とその特徴，程度を知ることが必要である.

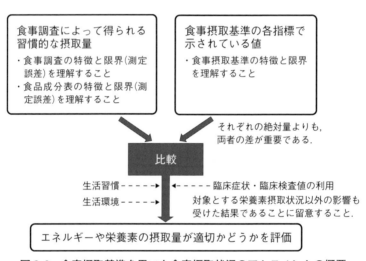

図2-9　食事摂取基準を用いた食事摂取状況のアセスメントの概要
（「日本人の食事摂取基準（2020年版）」）

（1）食事調査の測定誤差
①　過小申告・過大申告

　食事調査は自己申告に基づいて情報収集をするものであるが，その場合申告誤差は避けることができない. 最も重要な申告誤差は過小申告・過大申告であり，特に過小申告は出現頻度が高い. 申告誤差の中で特に留意が必要なのはエネルギーであり，若年成人男女と中年女性，肥満傾向の中年男性で過小申告の傾向が認められている. また，過小申告・過大申告の程度は肥満度の影響を強く受けることが知られており，BMI の低い群で過大申告傾向，BMI の高い群で過小申告傾向であることが報告されている. 活用の観点から，申告誤差は食事調査の解釈に無視できないため，十分に留意する必要がある.

②　日間変動

　食事摂取基準が対象とする期間は「習慣」であるため，日間変動を考慮し，その影響を

除去した情報が必要となる．日間変動の程度は個人や集団，栄養素によって異なり，さらにビタミンCのように季節間変動のある栄養素の存在も留意しなければならない．

③ エネルギー調整

エネルギー摂取量と栄養素摂取量との間には強い正の相関がみられることが多い．そのため，各栄養素の摂取量を評価するには，エネルギー摂取量の過小・過大申告及び③で挙げる日間変動による影響を可能な限り小さくすることが重要である．そのための計算方法をエネルギー調整といい，その一つとして密度法が知られている．

(2) 身体状況調査

身体状況の中でも，体重と体格指数（BMI）はエネルギー管理の観点から最も重要であり，積極的に用いる指標である．

食事改善の結果を評価する場合には，BMIの変化より体重の変化の方が鋭敏な指標である．体重の増減をめざす場合，おおむね4週間ごとに体重を継続的に計測・記録し，16週間以上のフォローがすすめられる．

(3) 臨床症状・臨床検査の利用

栄養素摂取量の過不足は，臨床症状や臨床検査が指標になることがある．ただし，これらは栄養素の摂取量だけでなく，それ以外の影響も受けた結果であるため，慎重な解釈と利用が望まれる．

(4) 食品成分表の利用

食事調査からエネルギーおよび栄養素の摂取量や供給量を推定する際には，食品成分表を用いて栄養価計算を行う．現在，日本食品標準成分表2015年版（七訂）が広く用いら

表2-5　食事摂取基準と日本食品標準成分表2015年版（七訂）および日本食品標準成分表2015年版（七訂）追補2017年版で定義が異なる栄養素とその内容

栄養素	定義		食事摂取基準の活用に際して日本食品成分表を用いる時
	食事摂取基準	日本食品標準成分表	
ビタミンE	α-トコフェロールだけを用いている．	α-, β-, γ-およびδ-トコフェロールをそれぞれ報告している．	α-トコフェロールだけを用いる．
ナイアシン	ナイアシン当量（ナイアシン（mg）＋1/60トリプトファン（mg））（mgNE）を用いている．	ナイアシンとナイアシン当量をそれぞれ報告している．	ナイアシン当量だけ用いる．

（「日本人の食事摂取基準（2020年版）」）

れているが，食事摂取基準と栄養素の定義が異なっている．留意を要する栄養素は表2-5
に示した．ただし，食品成分表の栄養素量と，実際の摂取量や，供給量を推定しようとす
る食品の栄養素量は必ずしも等しくなく，このような誤差の存在を十分理解して対応する
必要がある．また，食事摂取基準で示されている数値は摂取時を想定したものであるた
め，調理中に生じる栄養素量の変化にも考慮しなければならない．現時点ではこのような
ことが容易ではないため，食事摂取基準と比較する場合には慎重に対応することが望まし
い．

2）指標別に見た活用上の留意点

（1）エネルギー収支バランス

エネルギーは，その摂取量および消費量のバランス（エネルギー収支バランス）の維持
を示す指標としてBMIを用い，実際にはエネルギー摂取の過不足を体重の変化で評価す
る．生活習慣病の発症予防の観点からは，個人の特性を重視して対応することが望まれ，
重症化予防の観点からは，体重の減少率と健康状態の改善状況を評価しつつ，調整するこ
とが望まれる．

（2）推定平均必要量，推奨量

推定平均必要量は，個人では不足の確率が50%，集団では半数の不足が生じると推定
される量であるため，この値を下回って摂取する，あるいはこの値を下回っている対象者
が多くいる場合は緊急の対応が望まれる．

一方，推奨量は，個人では不足の確率がほとんどなく，集団では不足が生じると推定さ
れる対象者がほとんど存在しない量であるため，この値の付近かそれ以上摂取している場
合は不足のリスクがほとんどないと考えられる．

（3）目安量

目安量は，十分な科学的根拠が得られないため，推定平均必要量が算定できない場合に
設定される指標であるため，目安量以上を摂取していれば不足の可能性は非常に低い．こ
の定義から，推奨量よりも理論的に高値を示すと考えられる指標であり，目安量未満であ
っても不足の有無やそのリスクを示すことはできない．

（4）耐容上限量

耐容上限量は，この値を超えて摂取した場合，過剰摂取による健康障害が発生するリス
クが0より大きいことを示す値であるが，通常の食品を摂取している限りほとんどあり得
ない．また，健康の保持・増進，生活習慣病の発症予防を目的として設けられた指標では
ないため，この点を十分留意して活用する必要がある．

(5) 目標量

目標量は生活習慣病の発症予防を目的として算定された指標であるが，生活習慣病の原因は多数あり食事はその一部である．したがって，目標量を厳密に守ることは生活習慣病予防の観点からは正しいことではない．また，栄養素の摂取不足や過剰摂取による健康障害と比べて，生活習慣病は長期間にわたる食習慣を含めた生活習慣の結果として発症することから，長期間を見据えた管理が重要である．

(6) 指標の特性などを総合的に考慮

食事摂取基準の活用のねらいは，エネルギー摂取の過不足と栄養素の摂取不足を防ぐことを基本として，生活習慣病の発症・重症化予防を目指すことである．

栄養素の摂取不足の回避には，推定平均必要量と推奨量，十分な科学的根拠が得られていない場合は目安量が設定されており，設定された指標によって数値の信頼度が異なる．また，同一の指標であっても策定の根拠がさまざまであり，その根拠により示された数値の信頼度が異なることに留意する．

目標量は生活習慣病の発症予防に資することを目的として設定されているが，生活習慣病の発症には多数の要因が関わっている．このことから，活用の際には，関連する因子の存在とその程度を明らかにして総合的に考慮する必要がある．

3) 目的に応じた活用上の留意点

(1) 個人の食事改善を目的とした活用

個人の食事改善を目的とした食事摂取基準の活用の基本的概念を図 2-10 に示す．

食事摂取基準を活用し，食事摂取状況のアセスメントを行い，個人の摂取量から摂取不足や過剰摂取の可能性などを推定する．その結果に基づいて，食事摂取基準を活用し，摂取不足や過剰摂取を防ぎ，生活習慣病の発症予防のための適切なエネルギーや栄養素の摂取量について目標とする値を提案し，食事改善の計画，実施につなげる．

個人の食事改善を目的として食事摂取基準を活用した食事摂取状況のアセスメントの概要について，図 2-11 に示した．

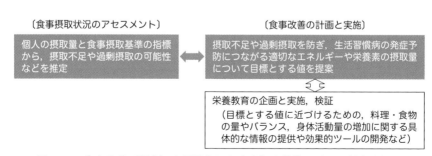

図 2-10　食事改善（個人）を目的とした食事摂取基準の活用の基本的概念

（「日本人の食事摂取基準（2020 年版）」）

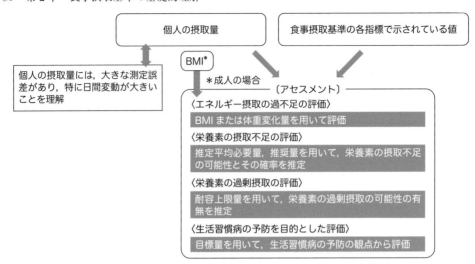

図 2-11　食事改善（個人）を目的とした食事摂取基準の活用による食事摂取状況のアセスメント
（「日本人の食事摂取基準（2020 年版）」）

　アセスメントには食事調査による個人の摂取量を用いる．しかし，個人の摂取量は日間変動などの大きな測定誤差が含まれた値であり，個人の真の摂取量ではないことを理解し，その上でアセスメント行う．

　上記の個人の食事改善を目的とした食事摂取状況のアセスメント結果に基づき，食事摂取基準を活用した食事改善の計画と実施の概要を図 2-12 に示した．食事改善の計画と実施は，食事摂取状況の評価を行いその結果に基づいて行うことを基本とし，その結果を参考に食事改善計画を立案，実施する．そのためには，対象とする個人の性別，年齢，身体活動レベル，その他の主要な生活環境や生活習慣や目的に応じて臨床症状や臨床検査値などを十分に把握することが重要である．これらの作成にあたっては，個人を対象とした食

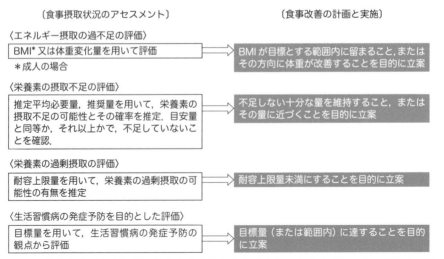

図 2-12　食事改善（個人）を目的とした食事摂取基準の活用による食事改善の計画と実施
（「日本人の食事摂取基準（2020 年版）」）

表 2-6 個人の食事改善を目的として食事摂取基準を活用する場合の基本的事項

目的	用いる指標	食事摂取状態の評価	食事改善の計画と実施
エネルギー摂取の過不足の評価	体重変化量BMI	○体重変化量を測定 ○測定されたBMIが目標とするBMIの範囲を下回っていれば「不足」，上回っていれば「過剰」の恐れがないか，他の要因も含め，総合的に判断	○BMIが目標とする範囲内に留まること，またはその方向に体重が改善することを目的として立案 （留意点）おおむね4週間ごとに計測・記録し，16週間以上フォローを行う
栄養素の摂取不足の評価	推定平均必要量 推奨量 目安量	○測定された摂取量と推定平均必要量ならびに推奨量から不足の可能性とその確率を推定 ○目安量を用いる場合は，測定された摂取量と目安量を比較し，不足していないことを確認	○推奨量よりも摂取量が少ない場合は，推奨量を目指す計画を立案 ○摂取量が目安量付近かそれ以上であれば，その量を維持する計画を立案 （留意点）測定された摂取量が目安量を下回っている場合は，不足の有無やその程度を判断できない
栄養素の過剰摂取の評価	耐容上限量	○測定された摂取量と耐容上限量から過剰摂取の可能性の有無を推定	○耐容上限量を超えて摂取している場合は耐容上限量未満になるための計画を立案 （留意点）耐容上限量を超えた摂取は避けるべきであり，それを超えて摂取していることが明らかになった場合は，問題を解決するために速やかに計画を修正，実施
生活習慣病の発症予防を目的とした評価	目標量	○測定された摂取量と目標量を比較．ただし，予防を目的としている生活習慣病が関連する他の栄養関連因子ならびに非栄養性の関連因子の存在とその程度も測定し，これらを総合的に考慮したうえで評価	○摂取量が目標量の範囲内に入ることを目的とした計画を立案 （留意点）発症予防を目的としている生活習慣病が関連する他の栄養関連因子および非栄養性の関連因子の存在と程度を明らかにし，これらを総合的に考慮した上で，対象とする栄養素の摂取量の改善の程度を判断．また，生活習慣病の特徴から考えて，長い年月にわたって実施可能な改善計画の立案と実施が望ましい

（「日本人の食事摂取基準（2020年版）」）

事改善を目的として，食事摂取基準を用いる場合の基本的事項を表2-6に示した．

(2) 集団の食事改善を目的とした活用

集団の食事改善を目的として食事摂取基準の活用の基本的概念を図2-13に示す．

食事摂取基準を適用し，食事摂取状況のアセスメント（図2-14）を行い，集団の摂取量の分布から，摂取不足や過剰摂取の可能性がある人の割合などを推定する．その結果に基づいて，食事摂取基準を適用し，摂取不足や過剰摂取を防ぎ，生活習慣病の発症予防のための適切なエネルギーや栄養素の摂取量について目標とする値を提案し，食事改善を計画・実施につなげる（図2-15）．以上の作成にあたっては，食事摂取基準の活用事例を考慮し，その基本事項を表2-7に示した．

〔食事摂取状況のアセスメント〕
集団の摂取量やBMIの分布と食事摂取基準の指標から，摂取不足や過剰摂取の可能性がある者の割合などを推定
〔食事改善の計画と実施〕
摂取不足の者の割合をできるだけ少なくし，過剰摂取の者の割合をなくし，生活習慣病の発症予防につながる適切なエネルギーや栄養素の摂取量について目標とする値を提案
公衆栄養計画の企画と実施，検証
（目標とする値に近づけるための食行動・食生活に関する改善目標の設定やそのモニタリング，改善のための効果的な各種事業の企画・実施など）

図2-13　集団の食事改善を目的とした食事摂取基準の活用の基本的概念

（「日本人の食事摂取基準（2020年版）引用」）

摂取量と必要量との相関関係，必要量の分布が正規分布であるか，摂取量の分散と必要量の分散のどちらが大きいか，その特徴を理解
摂取量がどういう分布かを考慮することの重要性を理解
集団の摂取量の分布
食事摂取基準の各指標で示されている値
測定誤差があることを理解
BMI* の分布
＊成人の場合
統計学的手法（確率法・カットポイント法）を理解
〔アセスメント〕
〈エネルギー摂取の過不足の評価〉
BMIの分布が目標とする範囲外にある者の割合を算出
〈栄養素の摂取不足の評価〉
摂取量の分布から，推定平均必要量を下回る者の割合を算出，摂取量の中央値と目安量を比較
〈栄養素の過剰摂取の評価〉
摂取量の分布から，耐容上限量を上回る者の割合を算出
〈生活習慣病の予防を目的とした評価〉
摂取量の分布から，目標量の範囲を逸脱する者の割合を算出

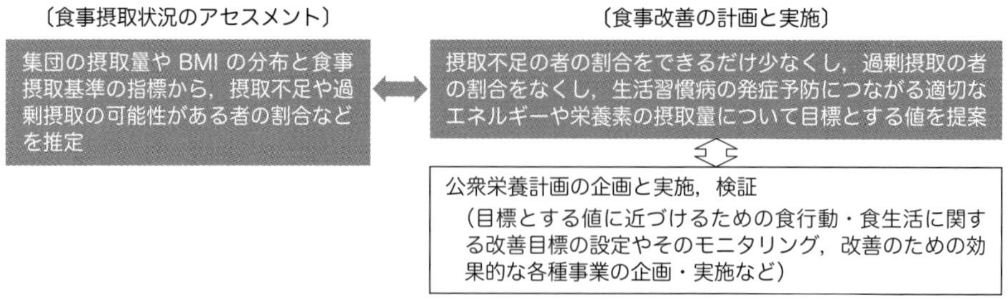

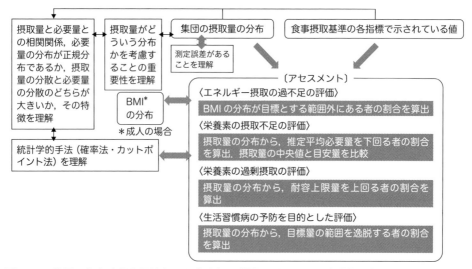

図2-14　集団の食事改善を目的とした食事摂取基準の活用による食事摂取状況のアセスメント

（「日本人の食事摂取基準（2020年版）」）

〔食事摂取状況のアセスメント〕
〔食事改善の計画と実施〕
〈エネルギー摂取の過不足の評価〉
BMI* の分布から，目標とする範囲外にある者の割合を算出
BMIが目標とする範囲内に留まる者の割合を増やすことを目的に立案
＊成人の場合
〈栄養素の摂取不足の評価〉
摂取量の分布から，推定平均必要量を下回る者の割合を算出．摂取量の中央値と目安量を比較することで不足していないことを確認
推定平均必要量を下回って摂取している者の割合をできるだけ少なくすること，目安量付近かそれ以上であれば，その摂取量を維持することを目的に立案
〈栄養素の過剰摂取の評価〉
摂取量の分布から，耐容上限量を上回る者の割合を算出
集団内のすべての者の摂取量が耐容上限量を超えないことを目的に立案
〈生活習慣病の予防を目的とした評価〉
摂取量の分布から，目標量を用いて，目標量の範囲を逸脱する者の割合を算出
目標量（または範囲）を逸脱して摂取している者の割合を少なくすることを目的に立案

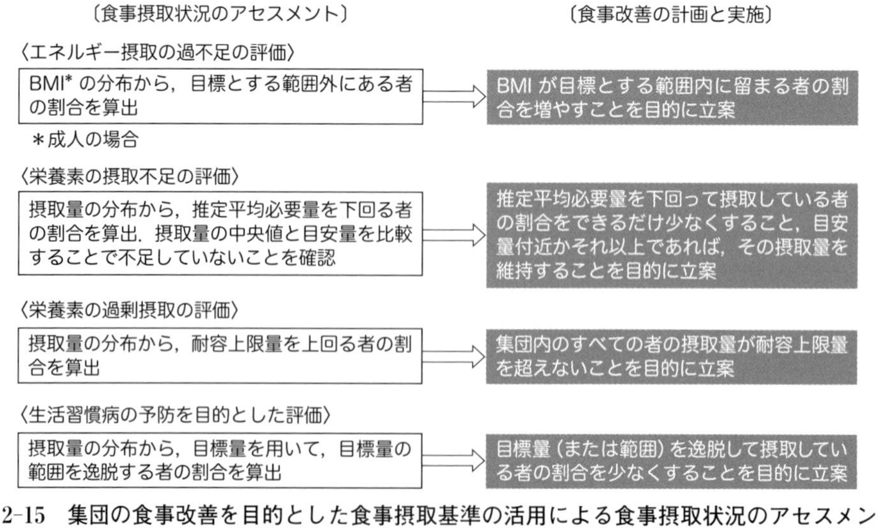

図2-15　集団の食事改善を目的とした食事摂取基準の活用による食事摂取状況のアセスメント

（「日本人の食事摂取基準（2020年版）」）

表2-7 集団の食事改善を目的として食事摂取基準を用いる場合の基本的事項

目的	用いる指標	食事摂取状態の評価	食事改善の計画と実施
エネルギー摂取の過不足の評価	体重変化量 BMI	○体重変化量を測定 ○測定されたBMIの分布から，BMIが目標とするBMIの範囲を下回っている，あるいは上回っている者の割合を算出	○BMIが目標とする範囲内に留まっている者の割合を増やすことを目的として計画を立案 （留意点）一定期間において2回以上の評価を行い，その結果に基づいて計画を変更し，実施
栄養素の摂取不足の評価	推定平均必要量 目安量	○測定された摂取量の分布と推定平均必要量から，推定平均必要量を下回る者の割合を算出 ○目安量を用いる場合は，摂取量の中央値と目安量を比較し，不足していないことを確認	○推定平均必要量では，推定平均必要量を下回って摂取している者の集団内における割合をできるだけ少なくするための計画を立案 ○目安量では，摂取量の中央値が目安量付近かそれ以上であれば，その量を維持するための計画を立案 （留意点）摂取量の中央値が目安量を下回っている場合，不足状態にあるかどうかは判断できない
栄養素の過剰摂取の評価	耐容上限量	○測定された摂取量の分布と耐容上限量から，過剰摂取の可能性を有する者の割合を算出	○集団全員の摂取量が耐容上限量未満になるための計画を立案 （留意点）耐容上限量を超えた摂取は避けるべきであり，超えて摂取している者がいることが明らかになった場合は，問題を解決するために速やかに計画を修正，実施
生活習慣病の発症予防を目的とした評価	目標量	○測定された摂取量の分布と目標量から，目標量の範囲を逸脱する者の割合を算出する．ただし，発症予防を目的としている生活習慣病が関連する他の栄養関連因子ならびに非栄養性の関連因子の存在と程度も測定し，これらを総合的に考慮した上で評価	○摂取量が目標量の範囲に入る者または近づく者の割合を増やすことを目的とした計画を立案 （留意点）発症予防を目的としている生活習慣病が関連する他の栄養関連因子および非栄養性の関連因子の存在とその程度を明らかにし，これらを総合的に考慮した上で，対象とする栄養素の摂取量の改善の程度を判断．また，生活習慣病の特徴から考え，長い年月にわたって実施可能な改善計画の立案と実施が望ましい

（「日本人の食事摂取基準（2020年版）」）

2.4　エネルギー・栄養素別食事摂取基準

1）エネルギー

　エネルギー出納バランスは，エネルギー摂取量－エネルギー消費量で定義され（図2-16），その結果として成人では体重の変化や体格（body mass index：BMI）に現れる．エネルギー摂取量がエネルギー消費量を上回る状態，すなわち，正のエネルギー出納バランスが続くと体重は増加し，反対に負のエネルギー出納バランスが続くと体重は減少する．したがって，短期的なエネルギー出納のアンバランスは体重変化で評価し，長期的にはエネルギー摂取量，エネルギー消費量，体重が互いに連動して変化し調整される．また，多くの成人では，健康な者だけでなく，肥満者や低栄養の者でも長期間にわたって体重・体組成は比較的一定でエネルギー出納バランスがほぼゼロに保たれた状態にあることから，健康の保持・増進，生活習慣病予防の観点からは望ましいBMIを維持するエネルギー摂取量（＝エネルギー消費量）であることが重要となる．

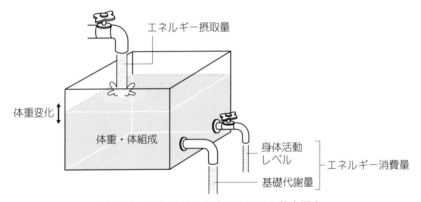

図2-16　エネルギー出納バランスの基本概念

体重とエネルギー出納の関係は，水槽に水が貯まったモデルで理解される．エネルギー摂取量とエネルギー消費量が等しいとき，体重の変化はなく，体格（BMI）は一定に保たれる．エネルギー摂取量がエネルギー消費量を上回ると体重は増加し，肥満につながる．エネルギー消費量がエネルギー摂取量を上回ると体重が減少し，やせにつながる．しかし，長期的には，体重変化によりエネルギー消費量やエネルギー摂取量が変化し，エネルギー出納はゼロとなり，体重が安定する．肥満者もやせの者も体重に変化がなければ，エネルギー摂取量とエネルギー消費量は等しい．

（「日本人の食事摂取基準（2020年版）」）

　エネルギー必要量を推定するためには，体重が一定条件下で，①その摂取量を推定する方法と，②その消費量を測定する方法に大別される．摂取量を推定する方法には各種食事アセスメント法があるが，いずれの方法でも測定誤差が大きいため，そこからエネルギー必要量を推定するのは困難である．一方，エネルギー消費量を測定する方法には，二重標識水法（Doubly labeled water method：DLW法）と基礎代謝量，身体活動レベル（Physical activity level：PAL）の測定値に性，年齢，身長，体重を用いて推定する方法があり，二

重標識水法ではエネルギー消費量が直接測定できる．したがって，エネルギー必要量の推定にはエネルギー消費量から接近する方法が多く用いられており，体重の変化やBMIを把握できればエネルギーの収支の概要を知ることができる（図2-17）．

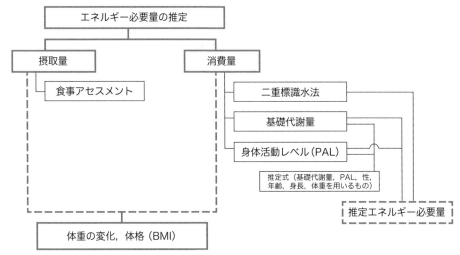

図2-17　エネルギー必要量を推定するための測定法と体重変化，体格（BMI），推定エネルギー必要量との関連

（「日本人の食事摂取基準（2020年版）」）

そこで，観察疫学研究の結果と日本人のBMIの実態に配慮し総合的に判断した結果，当面目標とする18歳以上のBMIの範囲を表2-8のとおりとした．

表2-8　目標とするBMIの範囲（18歳以上）[1,2]

年齢（歳）	目標とするBMI（kg/m²）
18〜49	18.5〜24.9
50〜64	20.0〜24.9
65〜74[3]	21.5〜24.9
75以上[3]	21.5〜24.9

1 男女共通．あくまでも参考として使用すべきである．
2 観察疫学研究において報告された総死亡率が最も低かったBMIを基に，疾患別の発症率とBMIの関連，死因とBMIとの関連，喫煙や疾患の合併によるBMIや死亡リスクへの影響，日本人のBMIの実態に配慮し，総合的に判断し目標とする範囲を設定．
3 高齢者では，フレイルの予防および生活習慣病の発症予防の両者に配慮する必要があることも踏まえ，当面目標とするBMIの範囲を21.5〜24.9 kg/m²とした．

（日本人の食事摂取基準（2020年版））

また，エネルギー消費量を算出する方法である身長，体重などから推定式を用いて推定する方法では，主な5要因（性，年齢または年齢階級，体重，身長，身体活動レベル）が個人のエネルギー必要量に関連している．これをふまえて，推定エネルギー必要量

（EER）は，総エネルギー消費量（基礎代謝量に身体活動レベルを乗じた値）にエネルギー蓄積量あるいは付加量を加えて求める．

$$\text{EER}＝基礎代謝量×身体活動レベル（＋エネルギー蓄積量＋付加量）$$

（1）基礎代謝基準値

基礎代謝量は，早朝空腹時に快適な室内で安静仰臥位・覚醒状態で測定され，体重1kg当たりの基礎代謝量の代表値として基礎代謝基準値（kcal/kg 体重/日）が求められ，これと参照体重（kg）の積で算出される（巻末付表1-2）．ただし，基礎代謝基準値は参照体重から大きく外れた体位では測定誤差が大きくなる．そのため，基礎代謝量が肥満者の場合では過大評価に，痩身者では過小評価となり，推定されるエネルギー必要量に差が生じるので注意が必要となる．

（2）身体活動レベル（PAL）

身体活動量の指標であり，二重標識水法（Doubly labeled water method：DLW法）で測定された総エネルギー消費量を基礎代謝量で除した数値である（巻末付表2-1）．身体活動レベルを推定するためには，メッツ値（Metabolic equivalent：座位安静時代謝量の倍数として表した各身体活動の強度の指標，巻末付表14）が用いられており，推定に必要な各身体活動の強度を示す指標とされている．

（3）エネルギー蓄積量

成長期（1〜17歳）の時期に要する組織増加分のエネルギー量を指す．参照体重から1日当たりの体重増加量を算出し，これと組織増加分のエネルギー密度との積として求められている（巻末付表2-4）．

（4）付加量

妊娠期，授乳期に設けられており，妊娠期では，妊娠中に適切な栄養状態を維持し正常な分娩をするために，妊娠前と比べて余分に摂取すべき量が付加量として示されている．授乳期では，母乳のエネルギー量から体重減少分のエネルギー量を減じた値を付加量として示されている（巻末付表2）．

2）たんぱく質

（1）推定平均必要量，推奨量，目安量

たんぱく質必要量は，エネルギーや他の栄養素の摂取量が十分であるという条件下で，窒素出納実験により得られた良質たんぱく質の窒素平衡維持量（0.66 g/kg 体重/日）を

もとに，日常食混合たんぱく質の消化率（90％）で補正して1歳以上の全ての年齢区分に対して男女ともに，推定平均必要量が算定されている．また，推奨量の算出は推奨量算定係数を用いている．

$$推定平均必要量（g/kg 体重/日）＝窒素平衡維持量（g/kg 体重/日）÷消化率$$
$$＝0.66÷0.90＝0.73$$
$$推定平均必要量 （g/日）＝推定平均必要量（g/kg 体重 /日）×参照体重（kg）$$
$$推奨量（g/日）＝推定平均必要量（g/日）×推奨量算定係数$$

　小児では，たんぱく質維持必要量と成長に伴い蓄積されるたんぱく質蓄積量から要因加算法によって算出されている．成長に伴うたんぱく質蓄積量は，各年齢における参照体重の増加量と参照体重に対する体たんぱく質の割合から算出されている．

　妊娠期の体たんぱく質蓄積量は体カリウム増加量より間接的に算定できる．この値を体重増加量に対して補正を加えて妊娠各期における1日当たりの体たんぱく質蓄積量を算出し，そこから付加量を求められている．授乳期では，たんぱく質付加量が泌乳に対するもののみとなり，食事性たんぱく質から母乳たんぱく質への変換効率により算出されている．

　一方，乳児では，成人のように窒素出納法から求められないため，健康な乳児が摂取する母乳や離乳食に含まれるたんぱく質量から目安量が求められている．なお，離乳期では，乳児の栄養状態が大きく変化するため，生後0〜5か月，6〜8か月，9〜11か月に分けて策定されている．

(2) 目標量

　たんぱく質摂取量は低すぎても高すぎても他のエネルギー賛成栄養素とともに主に生活習慣病の発症及び重症化に関連する．これを踏まえ，目標量の下限は1〜64歳では推奨量以上で設定された．しかし，高齢者では特にフレイル及びサルコペニアの発症予防を考慮した値であることが望まれることから，摂取量の実態とたんぱく質の栄養素としても重要性を鑑みてこれらの数値をそのまま用いるのではなく，これらよりも多めの値とするのが適当と考えられる．一方，目標量の上限は十分な科学的根拠が得られていないが，1歳以上の全年齢区分において20％エネルギーとすることとした．

3) 脂質

　脂質全体（図 2-18）について，食事摂取基準の設定の観点から検討した結果，脂質，飽和脂肪酸，n-6系脂肪酸，n-3系脂肪酸について基準を設定した．

　総脂質と飽和脂肪酸の目標摂取量は，健康の維持増進を考慮し，総エネルギー摂取量に

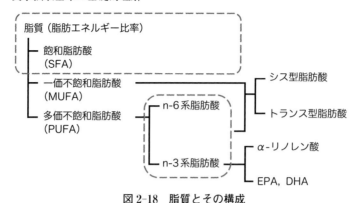

図 2-18　脂質とその構成
点線で囲んだ 4 項目について基準を策定した.
(「日本人の食事摂取基準 (2020 年版)」)

占める割合 (エネルギー比率) で示されている. 一方, 必須脂肪酸である n-6 系脂肪酸と n-3 系脂肪酸の目安量は絶対量 (g/日) で示されている.

(1) 脂質 (脂肪エネルギー比率)

目標量の下限は, 低脂質で高炭水化物食は食後の血糖値と空腹時中性脂肪値を増加させること, 血中 HDL コレステロール値を減少させること, 脂溶性ビタミンの吸収を悪くすること, たんぱく質やエネルギーの摂取不足になりやすいことなどを考慮して, 総エネルギーの 20% 以上としている.

一方, 目標量の上限値は, 摂取量が多いとエネルギー摂取量が過剰となり, 肥満になりやすくなることなどから, 30% 未満としている.

(2) 飽和脂肪酸

飽和脂肪酸は重要なエネルギー源であるが, 摂取する脂肪酸の比率を良好なものにする必要がある. また, 摂取量が少ない人は, 心筋梗塞罹患のリスクを小さくできることが示唆されていることから, 目標量を総摂取エネルギーの 7.0% 未満と策定された.

(3) n-6 系脂肪酸

n-6 系脂肪酸には必須脂肪酸であるリノール酸が含まれており, 欠乏症も報告されている. しかし, 日常生活を営んでいる健康な日本人には欠乏症が認められないため, 国民健康・栄養調査の中央値を目安量とした..

(4) n-3 系脂肪酸

n-3 系脂肪酸には, α-リノレン酸, 魚介由来のエイコサペンタエン酸 (EPA), ドコサヘキサエン酸 (DHA) などがある. これらの脂肪酸が, 欠乏すると皮膚炎などが生じる

ことから，n-3系脂肪酸の国民健康・栄養調査の中央値を1歳以上の目安量として設定された.

(5) その他の脂質

一価不飽和脂肪酸は，飽和脂肪酸と比べて相対的に循環器疾患の予防に寄与する可能性はあるが，主な生活習慣病への量的影響が明らかでなく，必須脂肪酸でもないため，目標量は策定されていない.

トランス脂肪酸は不飽和脂肪酸であり，冠動脈疾患の明らかな危険因子の一つであるが，その摂取量及びその健康への影響が飽和脂肪酸に比べてかなり小さいことなどを勘案して目標量の設定がされていない．しかし，健康の保持・増進を図る上で積極的な摂取は勧められないため，その摂取量は1%エネルギー未満に留め，できるだけ低く留めることが望ましい.

食事性コレステロールは，脂質異常症を有する者及びそのハイリスク者においては，そのリスクをできるだけ軽減する必要がある．また，脂質異常症の重症化予防の目的からは，200mg/日未満に留めることが望ましい.

4) 炭水化物

炭水化物の栄養学的役割は，脳，神経組織や赤血球など，通常グルコースしかエネルギー源として利用できない組織にグルコースを供給することである．脳のエネルギー消費量は総基礎代謝量の約20%といわれているが，脳以外にもグルコースを必要とすることから，少なくともグルコースの必要量は100g/日と推定されている.

以上のように，炭水化物は，エネルギー源として重要であるため，アルコールを含む合計量として，たんぱく質と脂質のエネルギー量を差し引いた分を目標量（上限と下限）としている.

食物繊維は摂取不足により生活習慣病を発症することが数多く報告されているため，目標量が示されている．アメリカ・カナダの食事摂取基準では，成人で理想的には24g/日以上，できれば14g/1,000kcal以上を目標としているが，現在日本人が摂取している食物繊維量の中央値はかなり少ないため，これらの数値の中間値をもって目標値を算出するための参照値とした.

炭水化物の食事摂取基準（%エネルギー）および食物繊維の食事摂取基準（g/日）は巻末付表5を参照のこと.

5) エネルギー産生栄養素バランス

エネルギー産生栄養素バランスとは，「エネルギーを産生する栄養素（たんぱく質，脂質，炭水化物）とその構成成分が総エネルギー摂取量に占めるべき割合（%エネルギ

ー）」とし，その構成比率を指標とする．これらの栄養バランスは，各栄養素の摂取不足を防ぐとともに，生活習慣病の発症予防および重症化予防を目的としており，このためその指標は目標量で示されている（巻末付表6）．

　エネルギー産生栄養素バランスを定めるためには，初めに必要量のあるたんぱく質の目標範囲を算定した．続いて脂質の目標量は，まず飽和脂肪酸の目標量（上限）を算定してこれを参照して上限を，次いで必須脂肪酸であるn-6系脂肪酸及びn-3系脂肪酸の目安量を参照して下限を算定した．これらの合計摂取量の残余から炭水化物の目標量（範囲）を算定した．

6）ビタミン

（1）脂溶性ビタミン

各種脂溶性ビタミンの食事摂取基準は巻末付表7を参照のこと．

①　ビタミンA

　体内でビタミンA活性を有するレチノール，β-カロテン，α-カロテン，β-クリプトキサンチン，その他のプロビタミンAカロテノイドをレチノール活性相当量として換算し，レチノール活性当量（retinol activity equivalents：RAE）として策定されている．

$$
\begin{aligned}
\text{レチノール活性当量}(\mu g\,RAE) = {} & \text{レチノール}(\mu g) + \beta\text{-カロテン}(\mu g) \times 1/12 + \alpha\text{-カロテン}(\mu g) \\
& \times 1/24 + \beta\text{-クリプトキサンチン}(\mu g) \times 1/24 \\
& + \text{その他のプロビタミンAカロテノイド}(\mu g) \times 1/24
\end{aligned}
$$

　ビタミンAの欠乏症状として角膜乾燥症や夜盲症が知られているが，摂取が不足していても肝臓内ビタミンA貯蔵量が$20\,\mu g/g$以下に低下するまでビタミンA欠乏症状を呈しない．したがって，この$20\,\mu g/g$は肝臓貯蔵量の最低値と考えられ，この量を維持するために必要なビタミンA摂取量が推定平均必要量として算定された．

　ビタミンAの過剰摂取では，妊婦で胎児奇形，乳児では頭蓋内圧亢進，成人で肝障害といった報告がみられ，これをもとにそれぞれ耐容上限量が算定されている．

②　ビタミンD

　我が国においては，血中25-ヒドロキシビタミンD濃度とビタミンD摂取量を同時に評価した報告が乏しいため，骨折リスクを上昇させないビタミンDの必要量に基づき目安量を設定した．すなわち，成人では，アメリカ・カナダの食事摂取基準で示されているビタミンD推奨量（$15\,\mu g/$日）から日照により皮膚で産生されると考えられるビタミンDを差し引き，摂取実態を踏まえて設定された．また，乳児では，母乳中のビタミンD及

びビタミン D 完成を有する代謝物の濃度が様々な要因で変動するため，くる病防止の観点から策定された．

多量のビタミン D を摂取し続けると，健康障害として高カルシウム血症がみられる．これを指標にして，耐容上限量が算出された．

③　ビタミン E

血液および組織中に存在するビタミン E 同族体の大部分が α-トコフェロールであることから，これのみを指標として策定されている．策定には，過酸化水素による溶血反応が防止できる血中 α-トコフェロール濃度を指標とし，国民健康・栄養調査の中央値をもって目安量とした．

④　ビタミン K

ビタミン K 欠乏症として認められるのは血液凝固遅延であるが，我が国においては症状が認められることはまれである．これは，日本人で納豆摂取の影響が大きいことと考えられるが，納豆非摂取者においても明らかな健康障害が認められないことから，これに基づいて目安量が策定された．ビタミン K が胎盤を通過しにくいこと，母乳中のビタミン K 濃度が低いこと，さらに腸内細菌によるビタミン K 産生・供給量が少ないことから，母乳栄養児，特に新生児は，ビタミン K 欠乏に陥りやすい．出生後数日で起こる新生児メレナ（消化管出血）や約 1 か月後に起こる特発性乳児ビタミン K 欠乏症（頭蓋内出血）はビタミン K の不足によっておこることが知られており，現在は出生後ただちにビタミン K の経口摂取が行われている．したがって，乳児ではこれを前提として母乳から摂取する量を目安量としている．

(2)　水溶性ビタミン

各種水溶性ビタミンの食事摂取基準は巻末付表 8 を参照のこと．ただし，栄養素によっては，活用に当たって災害時などの避難所における食事提供の計画・評価のために，当面の目標とする栄養の参照量として留意が必要である．

①　ビタミン B_1

ビタミン B_1 の食事摂取基準はチアミン塩酸塩量で策定されている．ビタミン B_1 のほとんどは補酵素型のチアミン二リン酸として存在しており，エネルギー代謝に関与している．一般的に水溶性ビタミンは必要量以上を摂取すると，過剰分は尿中に排泄される．そこで，ビタミン B_1 はエネルギー摂取量当たりのビタミン B_1 摂取量と尿中へのビタミン B_1 排泄量との関係から推定平均必要量が算出された．

②　ビタミン B_2

ビタミン B_2 の食事摂取基準はリボフラビン量で策定されている．ビタミン B_2 もビタミン B_1 と同様，エネルギー代謝に関与する補酵素である．リボフラビン負荷試験時の尿中排泄量を指標として，エネルギー摂取量当たりの推定平均必要量が算出された．

③　ナイアシン

ナイアシン活性を持つ化合物には，ニコチン酸，ニコチンアミド，トリプトファンがある．食事摂取基準はニコチン酸量として示し，単位をナイアシン当量とした．ナイアシンもビタミン B_1，ビタミン B_2 と同様にエネルギー代謝に関与するビタミンであることから，推定平均必要量は摂取エネルギー当たりとし，ナイアシン欠乏症であるペラグラ発症の指標となる尿中の N^1-メチルニコチンアミド尿中排泄量を指標として算定された．

④　ビタミン B_6

ビタミン B_6 は活性を有するピリドキシン量で摂取基準が策定されている．ビタミン B_6 は，アミノ酸の異化や生理活性アミンの代謝に関わっており，血漿中に存在するビタミン B_6 由来の補酵素であるピリドキサールリン酸（PLP）は体内組織のビタミン B_6 貯蔵量を反映する．血漿中 PLP 濃度の低下により脳波パターンに異常がみられる報告があることから，血漿 PLP 濃度を欠乏症状が出ないレベルで維持できるビタミン B_6 摂取量を推定平均必要量とした．また，血漿 PLP 濃度はたんぱく質当たりのビタミン B_6 摂取量とよく相関することが知られていることから，たんぱく質摂取量当たりで策定されている．

一方，ピリドキシン大量摂取時には，感覚性ニューロパシーが観察されることから，これを指標として耐容上限量が策定されている．

⑤　ビタミン B_{12}

ビタミン B_{12} の策定には，欠乏症である悪性貧血患者の研究データを用いた．必要量は，悪性貧血患者にビタミン B_{12} を筋肉内注射して平均赤血球容積（MCV）が改善された量から推定された．ただし，悪性貧血患者では内因子を介したビタミン B_{12} の腸管吸収機構が機能していないため，その損失量を差し引き，健康な成人における必要量を算出して，これを吸収率で補正したものを推定平均必要量とした．

⑥　葉酸

体内の葉酸栄養状態を示す指標として，中・長期的な指標である赤血球中葉酸濃度を参考に推定平均必要量が策定されている．

また，妊娠を計画している女性または妊娠可能性のある女性および妊娠初期の妊婦は，胎児の神経管閉鎖障害のリスク低減のために，通常の食品以外に食品に含まれる葉酸（プ

テロイルモノグルタミン酸）を 400 μg/日摂取が望まれるとしている．

　耐容上限量では，プテロイルモノグルタミン酸に限り，アメリカ・カナダの食事摂取基準で用いられている根拠を基に設定されている．

⑦　パントテン酸・ビオチン

　パントテン酸およびビオチンは，欠乏症を実験的に再現できないため，推定平均必要量は設定できない．そこで，パントテン酸は国民健康・栄養調査の中央値を，ビオチンはトータルダイエット法（食品添加物や残留農薬，環境汚染物質を日常の食事を通して実際にどのくらい摂取しているか把握する調査方法）による値を用いて目安量が算定された．

⑧　ビタミン C

　食事摂取基準はアスコルビン酸量として策定されている．ビタミン C の欠乏症は壊血病であるが，食事摂取基準では心臓血管系の疾病予防効果と有効な抗酸化作用が期待できる値を推定平均必要量とした．

7）ミネラル

　各種ミネラルの食事摂取基準は巻末付表 9，10 を参照のこと．

（1）多量ミネラル

①　ナトリウム

　尿，糞，皮膚などに排泄されるナトリウムの不可避損失量を補う量を必要量とし，海外の報告などより 600 mg/日（食塩相当量 1.5 g/日）を成人の推定平均必要量とした．

　しかし，日本人の摂取量がこれを下回ることは考え難く，実際に活用される値は，高血圧やがんと食塩摂取との関連を検討した研究，日本人における食塩摂取の推移，国内外の食塩摂取目標値などを参考にして，今後 5 年間で達成したい摂取量を目標量として策定されている．

②　カリウム

　不可避損失量を補い平衡を維持するのに必要な量と，国民健康・栄養調査の結果から目安量が策定されている．また，高血圧を中心とした生活習慣病の一次予防の観点から，今後 5 年間における実現可能性を考慮して，現在の日本人の摂取量（中央値）と WHO のガイドラインの値の中間値を目標とすることが適当と考えられ，この値を目標量とした．

③　カルシウム

　1 歳以上については要因加算法を用いて推定平均必要量，推奨量を算定した．要因加算

法では，体内蓄積量，尿中排泄量，経皮的損失量，吸収率を用いて骨量を維持するために必要な量を推定し，これを推定平均必要量ならびに推奨量とした．骨量の維持・増加によって骨折の一次予防を期待できることから，これらの指標は目標量としての意味をあわせもっている．

　妊娠期では，母体のカルシウム代謝動態が変化し，腸管からのカルシウム吸収率は著しく増加する．その結果，通常より多く吸収されたカルシウムは胎児側への蓄積と母親側の尿中排泄量を増加させるため，付加量は必要ないと判断された．授乳中においても，カルシウム吸収率は軽度に増加し，母親の尿中カルシウム排泄量は減少するため，付加量は設定されていない．

　カルシウムの過剰摂取では，ミルクアルカリ症候群（カルシウムアルカリ症候群）の症例報告に基づいて耐容上限量が設定されている．

④　マグネシウム

　出納試験によって得られた結果を根拠として，推定平均必要量と推奨量が算出された．妊娠期においても，同様に策定し付加量が算定されているが，授乳期では，非授乳期と尿中マグネシウム濃度が同じであるため，付加量は設定されていない．また，マグネシウム耐容上限量は，通常の食品以外からの摂取量が算定されている．

⑤　リン

　平衡維持に関するデータが限定されており，日本人に関する成績がほとんど見あたらないため，1歳以上についてアメリカ・カナダの食事摂取基準を参考に，国民健康・栄養調査の中央値を目安量とした．

　リンの過剰摂取は腸管におけるカルシウム吸収を抑制するとともに，急激な血清無機リン濃度の上昇により，血清カルシウムイオンの減少を引き起こし，血清副甲状腺ホルモン濃度を上昇させることが知られている．これが骨密度の低下を引き起こすかは明らかにされていないが，リンとカルシウムの摂取量の比が，性および年齢によっては骨量を減少させる可能性が示唆されている．以上のことから，血清無機リンの上昇を指標として上限となる摂取量を耐容上限量とした．

(2)　微量ミネラル
①　鉄

　鉄は要因加算法により推定平均必要量が算定されている．要因加算法に用いた数値は，基本的鉄損失，成長に伴う鉄蓄積，月経血による鉄損失，鉄の吸収率である．女性においては，月経血による鉄損失は鉄欠乏性貧血の発生と強く関連している．そのため，策定された数値は月経の有無で異なる算定値になっている．ただし，過多月経（80 mL/日以上）

の場合は除外している．

　妊娠期に必要となる鉄は，基本的鉄損失に加えて，胎児の成長に伴う鉄貯蔵，臍帯・胎盤中への鉄貯蔵，および循環血液量の増加に伴う赤血球量の増加による鉄需要の増加があり，それぞれ妊娠初期，中期，末期によって異なる．特に循環血液量の増加に伴う鉄需要の増加は中期と末期に集中しており，両期間に差はないと考えられている．また，鉄の吸収率は，妊娠初期で非妊娠時と同じ 15%，中期と後期で 40% となる．付加量は，これに伴う鉄の必要量と吸収率を考慮して算定され，月経がない場合の推定平均必要量および推奨量に付加する値である．

　15 歳以上に対しては，バンツー鉄沈着症を指標に耐容上限量が算定されている．

② 亜鉛

　日本人における亜鉛代謝に関する研究報告がないため，アメリカ・カナダの食事摂取基準を参考にして要因加算法にて算定されている．

　また，耐容上限量は亜鉛サプリメントの継続投与の研究結果に基づき策定されている．

③ 銅

　銅の食事摂取基準は欧米人を対象に行われた研究に基づき，銅の平衡維持量と血漿・血清銅濃度を銅の栄養状態の指標にして推定平均必要量および推奨量が算定された．

　耐容上限量はサプリメントからの大量摂取の報告をもとに算定されている．

④ マンガン

　出納試験によってマンガンの推定平均必要量を算定しようとする試みは国内外で行われているが，吸収率が低く，大半が糞便中に排泄されることから，出納試験から平衡維持量を求めるのは困難である．食事摂取基準では，マンガンの平衡維持量を大幅に上回っていると考えられる日本人のマンガン摂取量より目安量が算定された．

　日本人においてはマンガンの過剰摂取の報告はないものの，アメリカ人などの報告を参考にして耐容上限量が策定されている．

⑤ ヨウ素

　日本人において推定平均必要量の算定に有用と考えられる報告がないため，欧米で行われた 1 日当たりのヨウ素蓄積量の研究結果に基づいて推定平均必要量と推奨量が算定されている．

　ヨウ素は過剰摂取により甲状腺ホルモン合成量が低下し，軽度では甲状腺機能低下，重度になると甲状腺腫が発生する．日本人の場合，間欠的な海藻類の多食による高ヨウ素摂取がみられるが，おそらく脱出現象が成立しており甲状腺へのヨウ素輸送が低下している

可能性があるため，日本人を対象とした研究を参考にして耐容上限量が策定された．

⑥　セレン

克山病のような欠乏症の予防という観点から，推定平均必要量と推奨量が策定されている．セレン摂取量は血漿中グルタチオンペルオキシダーゼ活性と関係があり，これを指標として算定された．

慢性セレン中毒では，毛髪と爪の脆弱化・脱落がみられる．サプリメントの過剰摂取によって，このような症状が現れる危険性があることから，耐容上限量が算定されている．

⑦　クロム

日本人のクロム摂取量に関しては，化学分析による実測値と食品成分表を用いた算出値との間に大きな乖離があるが，栄養素の摂取量推定などで食品成分表が活用されているため，摂取量として食品成分表を用いて算出した報告に基づき目安量を策定している．

また，耐容上限量は，サプリメントの不適切な使用が過剰摂取を招く可能性があることから策定された．

⑧　モリブデン

モリブデンの推定平均必要量および推奨量はアメリカ人を対象とした出納試験の結果をもとに外挿して算定された．小児の推定平均必要量及び推奨量はアメリカ・カナダの食事摂取基準と同様に外挿することによって算出された．

耐容上限量は，諸外国の研究結果を総合的に判断して参照値から算出されている．

練 習 問 題

以下の記述について，正しいものには○，誤っているものには×を付けなさい．

1. 食事摂取基準の対象者には，自立した生活を営む高血圧，脂質異常，高血糖，腎機能低下に関するリスクを有する者は含まれない．
2. エネルギー消費量より摂取量が多くなると，体重増加の確率が高くなる．
3. 推定平均必要量は栄養素の摂取不足からの回避を目的として策定されている．
4. 推奨量はある集団において，50% の人が必要量を満たすと推定される摂取量である．
5. 目安量は，推奨量に似た数値である．
6. 耐容上限量は過剰摂取による健康障害をもたらすリスクがないとみなされる習慣的な摂取量の上限である．
7. 目標量は，生活習慣病を治すための摂取量である．
8. 個人の食事改善を目的とした場合，エネルギー摂取の過不足の評価には BMI が用いられる．
9. 集団を対象とした栄養改善では，推定平均必要量を指標とする．
10. たんぱく質の推定平均必要量は，窒素出納法が策定の根拠となっている．
11. ビタミン A は，β-カロテン相当量で策定されている．
12. ビタミン B_1，B_2，ナイアシンの推定平均必要量は，エネルギー 100 kcal あたりで表されている．
13. ビタミン C の推定平均必要量とは，欠乏症である壊血病を発症しない摂取量である．
14. 鉄の食事摂取基準は，要因加算法で策定されている．

第3章　成長，発達，加齢

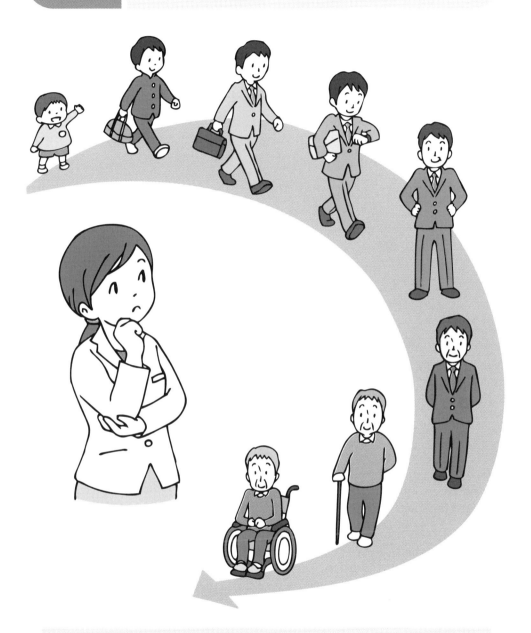

　人の一生を仮に80年とすれば，生れてからのおよそ20年間に想像を絶する成長・発達を遂げます（乳児期・幼児期・学童期・思春期）．その後の40年間は成熟した身体を使って活動し（成人期），最後の20年間は不可逆的な老化として徐々に各臓器の機能を低下させ（高齢期），やがて死に至ります．当然ですが，それぞれのライフステージで必要とされる栄養量は異なります．

　この章では，生まれてから死に至るまでの身体的・精神的変化と，それぞれのステージにおける食生活を簡単に学びます．

3.1　成長，発達，加齢の概念

　人間の一生は胎児期から死に至るまでの期間で，成長・成熟・老化の過程をたどる．

　身体組成や機能，精神状態は，成長・加齢とともに変化していく．また，対象者を取り巻く生活環境も変化していく．したがって，時間軸を主体にした「ライフサイクル」と，生活環境を主体にした「ライフスタイル」の両者を考慮し，個人の心身の状況変化に応じた栄養ケアを実践することが必要である．

1）成長

　胎児期から青年期にいたる期間を成長期とよぶ．スキャモン（Scammon）の報告に示されるように，身体の発育時期は臓器により異なる（図3-1）．

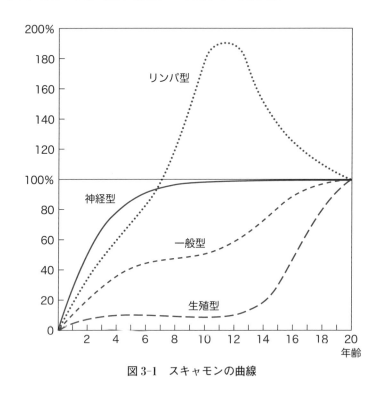

図3-1　スキャモンの曲線

　身体の形態的成長は一般型に分類され，全身の外形計測値（頭径以外），呼吸器，消化器，腎臓，心臓，大動脈，脾臓，筋肉全体，骨全体，血液量がこれに含まれる．一般型は，乳児期から幼児期にかけて，および第二次性徴が出現し始める思春期に急激に発達する．

2）発達

　身体の各機能の発育・発達速度は臓器により異なる．脳を中枢とする神経系の発達は乳幼児期に著しく，6歳までに成人の機能の90％近くにまで達する（図3-1，図3-2）．

　一方，免疫力に関連するリンパ系器官の発達は，学童期に成人の能力に達し，12歳前後にピークをむかえる．生殖器系は思春期に急激に発達する（図3-1）．

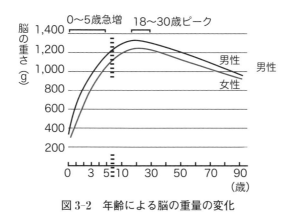

図3-2　年齢による脳の重量の変化

3）加齢

　老化は一般的に不可逆的な変化で，加齢とともにほとんどの臓器，組織の実質細胞数は減少する．特に免疫力を担う胸腺や脾臓の重量減少は著しい．しかし，生命維持に重要な役割を持つ臓器（心臓，肺，脳など）の重量減少は比較的穏やかである．また，消化管の運動低下，消化酵素の分泌低下，肺換気能の低下，腎機能の低下など，各臓器の機能低下がみられる．感覚器官の機能低下により，視覚，聴覚，味覚が衰える．また加齢による細胞内水分量の減少，可溶性コラーゲンの減少，不溶性コラーゲンの増加，細胞内老廃物リポフスチンの蓄積などにより，形態的にも老化が顕著になる．

3.2　成長，発達，加齢に伴う身体的・精神的変化と栄養

1）身長，体重，体組成

（1）身長，体重

　出生時の平均身長は50cmであり，生後1年で約1.5倍になる．体重は，生後3ヶ月で出生時の約2倍，生後1年で約3倍になる．幼児期から学童期にかけて身長と体重の増加は穏やかになり，思春期に再び急激に増加する．

　身長増加率のピークは，男子では12～13歳頃，女子では10～11歳頃である．その後は穏やかに成長し，20歳を迎える頃までに停止する．成長期には，胎内での栄養状態も含め，成長に必要な栄養素について特段の配慮を払う必要がある．

　成人期以降の体重増加は，体組成に占める体脂肪率の増加によるところが大きい．男性

では，30歳代から肥満者の割合が増え，生活習慣病のリスクを上げる要因となっている．女性においては男性ほど多くはないが，やはり加齢とともに肥満者の割合が増える（図3-3）．

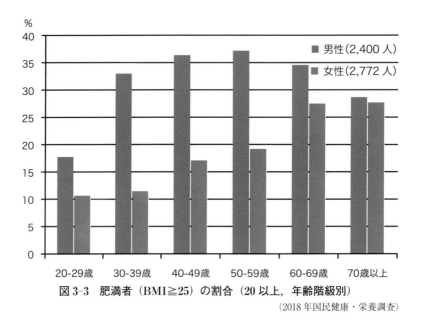

図 3-3　肥満者（BMI≧25）の割合（20以上，年齢階級別）

（2018年国民健康・栄養調査）

　一方で，女性においては思春期や20歳代のやせの者の割合が多いことも問題である．出産というライフステージをむかえる時期において，やせ過ぎは母体のみならず胎児の成長にも悪影響を及ぼす．生涯適正体重を維持することは，健康を維持増進する上で大切である．

（2）体組成

　人体の構成成分のうち最も多いのは水分で，新生児では約80％，乳幼児では約70％，成人では約60％，高齢期では約50％を占める．体内の水分の局在は，細胞内液と細胞外液に分けられる．体重に占める水分量は年齢とともに低下するが，成人期までは細胞外液の減少が著しく，成人期以降は細胞内液の減少が顕著になる．成人に対し乳児の体重あたりの水分必要量は成人の3倍，幼児では2倍，学童では1.6倍である．また，高齢期では口渇中枢の衰えにより，のどの渇きを感じにくくなる．脱水に配慮した水分補給が必要である．

　骨内にあるカルシウム量は，成長期に急増し，20〜30歳代でピークをむかえ，その後徐々に減少する（図3-4）．高齢期の骨粗鬆症を予防するためには，成長期に十分なカルシウムを摂取し，適度な運動により最大骨量を高め，成人期以降もこの骨量を維持するように心がけることが大切である．

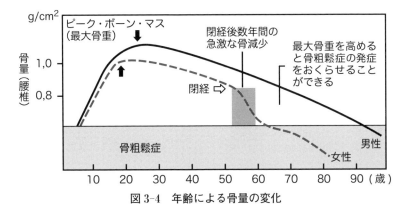

図 3-4　年齢による骨量の変化

2）消化，吸収

　アミラーゼやリパーゼなどの消化酵素の分泌量や活性は新生児期には低いが，徐々に増大する．胃の形状も筒状から鈎針状（かぎばり）に変化してくる．乳歯は生後 6〜7 ヶ月前後に前歯（乳中切歯）から生えはじめ，2〜3 歳頃までに奥歯（第 2 乳臼歯）まで 20 本生え揃い（図 3-5），歯の発育にともなって咀嚼力が増す．離乳期，幼児期，学童期のステージに応

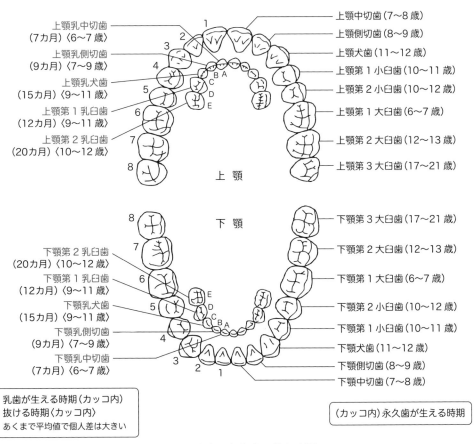

図 3-5　乳歯・永久歯の萌出時期

じて，消化器の発達や咀嚼力の発達（変化）に合った食品の選択と調理法の考慮が必要である．

　一方，老化に伴う消化機能への影響としては，咀嚼・嚥下機能の低下，消化酵素活性や分泌量の低下，消化管運動の低下などがあげられる．対象者の身体機能に応じた調理形態の工夫が必要である．

3) 代謝

　成長期には，身体活動に必要なエネルギーに加え，成長に必要なエネルギーを蓄積するため，基礎代謝基準値（kcal/kg 体重 /日）は低年齢児ほど高く，体重あたりのエネルギー必要量も高い（巻末付表2-1）．

　成人期以降は，筋肉量の低下に伴い，基礎代謝量が減少し，肥満になりやすくなる．

4) 運動，知能，言語，精神，社会性

　乳幼児期には，神経系の発達，骨格・筋肉の成長に伴い，運動機能が発達し，生活習慣における行動も変化する（表3-1）．例えば，7ヵ月頃にはコップを使って飲み物を飲めるようになる．10ヵ月頃にはスプーンが使えるようになる．3歳頃からは箸が使えるようになる．成長に応じた，食具の選択やしつけを行う．

　幼児・学童期には，言語能力，精神性，社会性が発達し，コミュニケーション能力が高まる．それによって家族や仲間と食事を楽しむことができるようになる．食事中のマナーを守り，楽しい食生活を送るとともに，食事の準備や後片付けを手伝うなど，食を通して家族や仲間とコミュニケーションをとることが大切である．

表 3-1　生活習慣行動の発達

7ヶ月ごろ
　歯が生え始め，離乳食は1日2回になる．コップで飲めるようになる．

9ヶ月
　離乳食が1日3回になる．
　スプーンを持たせると持つ．

10ヶ月〜1歳
　離乳が完了し，幼児食に移行する．
　コップで飲む．スプーンで少しすくう．
　手づかみで食べる，食事中に食べ歩く．

1〜2歳 茶わんを両手でつかんでいたのが，一方の手でつかみ，スプーンやストローを使える．	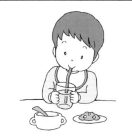
2〜3歳 コップ，スプーンを上手に使うことができる． 食べ物の好き嫌いが出てくる． 簡単な食事の手伝いに関心を持つ．	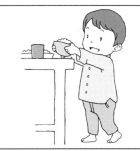

3〜5歳 箸を使うことができる． 噛む力が発達する． 食事の用意を自分でしたがる． 食べ方が速くなる．集中する．	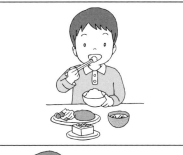
5〜7歳 友だちや家族とおしゃべりをしながらも，中断せずに食べられる． 食事のマナーには困難なことがある． 食事の前と後にあいさつができる． 食事の前に手洗いができる．食事の後に口腔内をブクブクうがいができる．	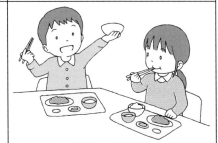

5）食生活，栄養状態

　乳児期から高齢期まで，食生活は大きく変化していく．生後5ヶ月頃までは乳汁から栄養を摂取する．母乳栄養児の場合，母親の食生活が乳児の栄養状態に影響するため，母子両者の栄養に配慮しなければならない．

　生後5〜6ヶ月になると，乳汁だけでは栄養が不足するため離乳食を開始する．離乳食は，なめらかにすりつぶした形状の食品から，徐々に固形の食品へ移行していく．食品の種類や形態は，乳児の消化吸収能力や咀嚼能力に配慮する．

　幼児期は体験を通して学習する時期であるため，バリエーション豊かな食生活を体験させる．規則正しい食生活を送らせることも大切である．

　学童期は，自己管理能力が身につく時期である．学童期の生活習慣は成人期以降の生活習慣に大きく影響するため，適切な生活習慣を身に付けさせることが大切である．学童期の後半は，発育急進期をむかえ，生涯の中で最もエネルギーや各種栄養素を必要とする時期である．精神的に不安定になる時期でもある．肥満，やせ，孤食は子どもを取り巻く環境の要因が大きい．社会全体で取り組むべき問題である．

　成人期は身体が完成・成熟し，次の世代を育てる時期である．両親の生活習慣が子どもに与える影響は大きい．食生活の偏りや運動不足により，生活習慣病の罹患率が上昇している．家族みんなで正しい生活習慣を送ることが望ましく，正しい食生活，運動習慣を身に付けることが必要である．

　高齢期には，咀嚼・嚥下機能の低下，消化吸収能力の低下により，食生活は大きく変化する．残存する機能を維持させつつ，身体能力に応じた食生活になるよう配慮することが必要である．

練 習 問 題

以下の記述について，正しいものには○，誤っているものには×を付けなさい．

1. スキャモンの発育曲線において，外形計測値はリンパ系型に分類される．
2. 幼児期は乳児期に比べ発育速度が速い．
3. 身長は1歳児で新生児の約1.5倍になる．
4. 体重は1歳児で新生児の約2倍になる．
5. 老化は一般的に不可逆的な変化である．
6. 骨密度は70才代から減少していく．
7. 加齢に伴う組織重量の減少は，心臓，肺，脳で顕著である．
8. 加齢に伴い肺の残気量は増加する．
9. 加齢に伴い味覚閾値は上昇する．
10. 加齢に伴い基礎代謝基準値は上昇する．

第4章 妊娠期・授乳期

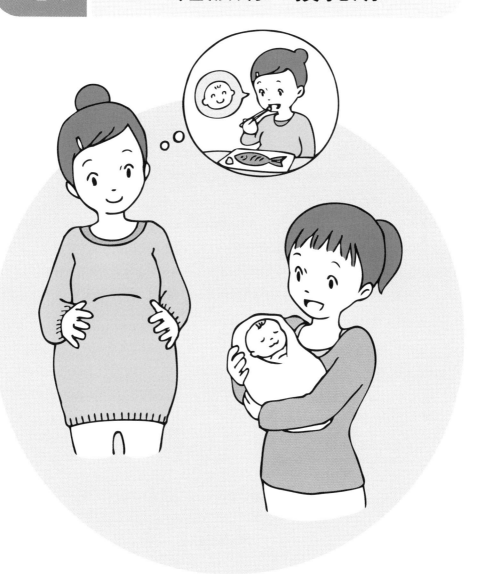

　妊娠・出産・授乳は女性にとって一大イベント．お腹に赤ちゃんがいるときは，妊娠していない時に比べて血液量がおよそ1.5倍に増えるのだそうです．その上，赤ちゃんの生育に必要な栄養素はすべて母体から供給されますので，自らの身を削って新たな生命を育むことになります．また，妊娠に伴って発症する可能性の高い妊娠糖尿病や高血圧症候群，鉄欠乏性貧血などなど．まさに母親は，命がけで生命を誕生させているのです．

　母乳には，赤ちゃんに必要な栄養素が過不足なく含まれています．中でも免疫に関与するIgAなど人工乳では摂取できないものが含まれており，母乳に勝る栄養源なしです．

　この章では，妊娠期と授乳期の生理的特徴と栄養マネジメントについて詳しく学びます．

I. 妊娠期

4.1　妊娠期の生理的特徴

1）妊娠の成立・維持

（1）女性の性周期

　女性の性周期は，視床下部―脳下垂体―卵巣系のホルモンのフィードバック機構により
起こる，約 28～30 日周期の卵巣と子宮にみられる性機能変化期間である（図 4-1）．この
周期は，卵胞刺激ホルモン（Follicle stimulating hormone：FSH）の作用で卵胞の成熟が
起こり，卵胞ホルモン（エストロゲン）の分泌が高まる卵胞期と，排卵を起こす排卵期，
および黄体化ホルモン（Lutenizing hormone：LH）の作用で成熟黄体を形成し，この成
熟黄体から黄体ホルモン（プロゲステロン）とエストロゲンが分泌される黄体期に分けら
れる．黄体期に受精がなければ FSH と LH の分泌は減少して，黄体は白体となり退縮
し，子宮では子宮内膜の離脱（月経）が起こる．

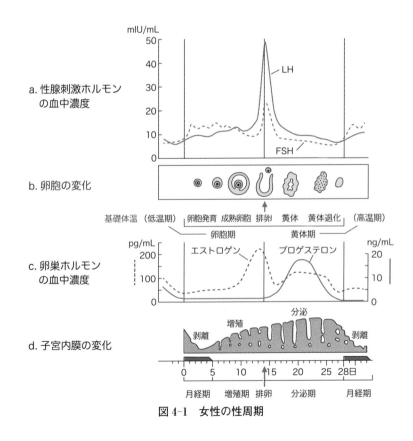

図 4-1　女性の性周期

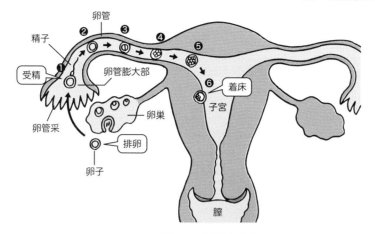

図 4-2　妊娠の成立

(2) 妊娠の成立

　妊娠の成立は，排卵された卵子と成熟精子が卵管膨大部で受精し（①），この受精卵が卵割を繰り返しながら子宮腔内へと運ばれ（②～⑤），そこで着床した時点（⑥）をさす（図 4-2）．分娩予定日は，最終月経日の初日を 0 日として，満 280 日（妊娠 40 週）として算出される．

(3) 妊娠期間

　妊娠期間は，妊娠初期（～13 週 6 日），妊娠中期（妊娠 14 週～27 週 6 日），妊娠後期（妊娠 28 週以降）と 3 期間に分けられることが多い（表 4-1）．妊娠初期は，分割した胚が子宮内膜に着床し原始器官が発生する時期であり，この時期には，胎児由来の絨毛組織（胎盤のもとになる組織）からヒト絨毛性ゴナドトロピンが大量に分泌される（表 4-2）．したがって，このホルモンが妊娠のマーカーとして使われることが多い．中期には母体と胎児の物質交換の場となる胎盤が完成し，胎児の原始器官の分化も進み，ヒトとしての基本構造や機能が整う．後期は身体の各器官が完全に整い，胎外の生活に適応するための機能を充実させる期間である．

2）胎児付属物

　胎児付属物には，胎盤，臍帯，羊水および卵膜がある（図 4-3）．これらは分娩時の胎児娩出後に排出される．

(1) 胎盤

　妊娠 14～16 週頃に完成し，後期には 500～800 g になる．機能としては，ガス交換，栄養素や老廃物などの物質交換ならびにホルモン産生である．

　胎盤が完成すると，ここから妊娠の維持に必要な数種のホルモンが分泌される（表 4-2）.

表 4-1　妊娠期間中の母体・胎児の変化

時期	初　期	中　期	後　期
月	第1月　第2月　第3月　第4月	第5月　第6月　第7月	第8月　第9月　第10月
週	0 1 2 3 4 5 6 7 8 9 10 11 12 13 14 15	16 17 18 19 20 21 22 23 24 25 26 27	28 29 30 31 32 33 34 35 36 37 38 39 40 41 42 43 44
	流　産	早　産	正期産　　過期産
	人工中絶の適用範囲（厚労省）	出産の限界（日産婦）	280日

- 最終月経 第1日目
- 体重500gに相当（WHO）
- 体重1,000gに相当（WHO）
- 分娩予定日（日産婦）満40週0日

胎児の発育

- 胎芽
- 胎児　心臓，肝臓が活動し始める．頭，胴，四肢が区別出来る
- 活発に動く　毛髪や毛が生える　心音が聞ける
- 脳が発達
- 羊水のなかで動きまわる．全身にうぶ毛が生えてくる
- 胎内での位置がほぼ定まる　手足の筋肉も発達
- 全身に皮下脂肪がつく
- 外形上の発育完了

母体の変化

- 基礎体温　高温続く
- つわり　血液量の増加
- 乳房が発達　流産しやすい
- 胎盤完成　安定期に入る
- 下腹がやや目立つ
- 体重が増加
- 胎動を感じる
- 脚に浮腫や静脈瘤が出やすい．貧血になりやすい
- 心臓や胃が圧迫され動悸がする
- 体重は約9〜10kg増　子宮の位置が下がり，おなかが前につきでる
- 分娩2〜3日目より乳房が張ってくる

胎児の状態と子宮底高

- ・第4月（12〜15週）　身長約16cm　体重約120g
- ・第7月（24〜27週）　身長37〜39cm　体重1.0kg　子宮底高（15〜21cm）
- ・第10月（36〜39週）　身長49〜51cm　体重2.9〜3.4kg　子宮底高（28〜38cm）

澤純子，森基子，玉川和子ほか著「応用栄養学第7版」医歯薬出版より作成

表 4-2　妊娠中のホルモンとその役割

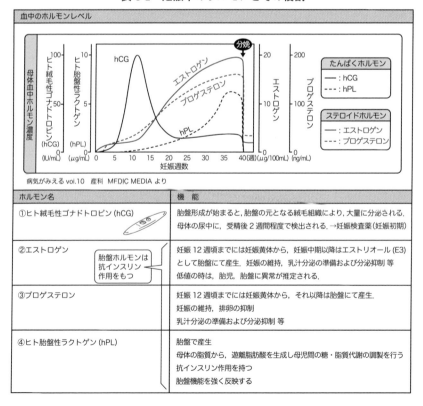

病気がみえる vol.10 産科　MEDIC MEDIA より

ホルモン名	機　能
①ヒト絨毛性ゴナドトロピン（hCG）	胎盤形成が始まると，胎盤の元となる絨毛組織により，大量に分泌される．母体の尿中に，受精後2週間程度で検出される．→妊娠検査薬（妊娠初期）
②エストロゲン　（胎盤ホルモンは抗インスリン作用をもつ）	妊娠12週頃までには妊娠黄体から，妊娠中期以降はエストリオール（E3）として胎盤にて産生．妊娠の維持，乳汁分泌の準備および分泌抑制 等　低値の時は，胎児，胎盤に異常が推定される．
③プロゲステロン	妊娠12週頃までには妊娠黄体から，それ以降は胎盤にて産生．妊娠の維持，排卵の抑制　乳汁分泌の準備および分泌抑制 等
④ヒト胎盤性ラクトゲン（hPL）	胎盤で産生　母体の脂質から，遊離脂肪酸を生成し母児間の糖・脂質代謝の調製を行う　抗インスリン作用を持つ　胎盤機能を強く反映する

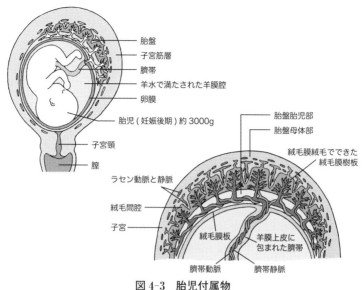

図 4-3　胎児付属物

(2) 臍帯

2 本の臍帯動脈と 1 本の太い臍帯静脈からなり，胎盤と胎児の物質交換の通路である．臍帯動脈は母体の静脈につながり，胎児側から母体へ二酸化炭素や老廃物を送る．一方，臍帯静脈は母体の動脈とつながっており，胎盤から胎児へ栄養素や酸素を送っている．

(3) 羊水

妊娠初期には絨毛膜と羊膜から分泌され，その後胎盤で吸収される液体である．胎児尿や母体血液からの浸出液も含まれる．胎児，胎盤などへの外部圧迫を軽減するとともに，胎児の自由な動きを維持させる．妊娠 32〜33 週になると 700〜800 mL（0.7〜0.8 kg）に達し，後期には少々低下する．羊水の pH は，7.0〜8.5 のアルカリ性である．

(4) 卵膜

胎児を包む膜であり，脱落膜（子宮内膜由来）と絨毛膜，羊膜（胎児由来）の 3 層からなる 1 枚の膜である．羊膜は羊水を満たし，胎児を保護する．

3) 胎児の成長

妊娠 10 週未満（受精から 8 週未満）の胎児を胎芽と呼ぶ．妊娠 10 週以降から出産までを胎児と呼ぶ（表 4-1）．胎芽期および胎児期初期は器官分化が著しい時期であり，薬物やウイルス感染，放射線などの催奇形性因子の影響を受けやすく，注意を要する．妊娠 16 週では体重が 100 g 程度となり，四肢の運動も活発になるため，母体は胎動を感じるようになる．この時期は超音波法による性別の判定も可能となる．妊娠 40 週頃には体重は約 3000 g，身長は約 50 cm となり，胎外生活に必要な生体の生理機能が完成している．

　胎児または母体に何らかの障害が見られる場合，子宮内での胎児の発育が停滞し，在胎期間に比して体重が軽い胎児発育不全（Fetal growth restriction：FGR）を起こすことがある．FGR児は，正期産児に比べ乳児死亡率が高く成人後も循環器疾患，高血圧，糖尿病を発症するリスクが高いといわれている．

4）母体の生理的変化

　妊娠とともに母体の血液量や細胞外液，皮下脂肪，乳腺が増加し，妊娠後期の体重は，非妊娠時に比べて9〜12 kg増加する（図4-4）．

　母体循環血液量は非妊娠時に比べて40〜50％増加する．血漿量や赤血球数も増加するが，血漿量に比べて赤血球の増加が少ないため，ヘモグロビンやヘマトクリット値は低下し，見かけ上，貧血となる．心拍出量も非妊娠時に比べて40％程度増加するが，胎盤からのホルモン（プロゲステロン）の影響で末梢血管抵抗が低下するため，血圧は上昇しない．妊娠中期以降は，白血球数は増加し，10,000を超す場合がある．分娩に備え，フィブリノーゲンが増加して出血時間の短縮が起こり，血液は凝固しやすくなる．妊娠後期になると基礎代謝が非妊娠時に比べて20〜30％亢進する．胎児・胎盤の発育，子宮の肥大，母体循環血流量の増加のため，たんぱく質代謝は亢進し，需要が高まる．そのため窒素出納は妊娠期間を通じて正である．血漿量の増加に比べてアルブミン合成量が少ないため，血清アルブミンは低値である．インスリン抵抗性が亢進し，正常妊娠であっても脂質異常症の状態となる．腎機能の亢進もみられ，腎血漿流量，糸球体濾過率（GFR），クレアチニンクリアランスの増加が観察される．一方で，尿素窒素（BUN）や血清，尿中クレアチニン値は低下する．さらに子宮の圧迫によって腎臓が物理的に圧迫を受けるため，腎疾患をもっている妊婦は，腎疾患が悪化しやすいので注意を要する．妊娠後期には子宮および胎児による膀胱，尿管圧迫により尿意が頻繁になる．さらに，肥大した子宮は下大静脈を圧迫するため下肢の浮腫をきたしやすく，下肢からの血流のうっ滞による静脈瘤や痔核をきたしやすい．また血液が下半身にうっ滞し，仰臥位で低血圧（仰臥位低血圧症候群）となる場合がある．呼吸機能も亢進するが，肥大した子宮によって横隔膜が上がり，肺活量が減少する．子宮肥大による消化器の圧迫，運動不足などで便秘になりやすく，感情が不安定になり，憂鬱傾向，全身倦怠感，不安，歯痛，頭痛などの痛みを訴えることがある．味覚，嗅覚，視覚の変化をみることもある（表4-3）．

　分娩は，陣痛の間隔が10分となった時点を開始とし，①第1期（陣痛の開始から子宮口全開大になるまで），②第2期（子宮口全開大から胎児娩出まで），③第3期（胎児娩出後，胎盤が娩出されるまで）とし，胎盤が娩出された時点を終了とする．分娩所要時間は初産婦が経産婦よりも一般的に長い．分娩が円滑に進むためには，母体の娩出力と，娩出物である胎児の生まれようとする力，およびそれに付属している胎児付属物，そして娩出物が通る産道の収縮性と滑らかさなど，一連の連携バランスが必要とされる．

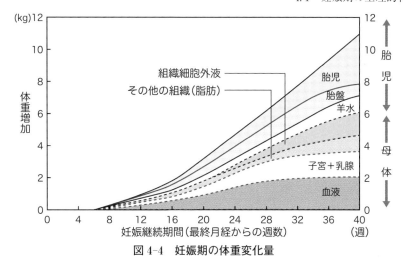

図 4-4　妊娠期の体重変化量

表 4-3　母体の生理学的変化

器官	機能の変化	妊娠による変化
循環器系	循環血流量↑ 降圧機構↑ 母親は自分の心臓と胎児の心臓の 2 つを抱えているんだ！	○循環血流量 ↑　…血漿量 約 40〜50％↑ 　　　　　　　　…赤血球 約 20％↑ 　　　　　　　　…赤血球，Hb，Ht は見かけ上↓ 　　　　　　　　　鉄欠乏性貧血になりやすくなる 　　　　　　　　　（赤血球の産生は亢進しているのだけど，追い付かない！） ○末梢血管抵抗 ↓　…血圧は変わらないまたは↓
血液系	凝固系↑	○白血球 ↑　　9000〜12000/UL ○血液凝固能 ↑　…血小板は変わらない 　　　　　　　　…フィブリノゲン・凝固因子 30〜50％↑，赤沈↑ 　　　　　　　　（分娩にそなえ，血液は凝固しやすくなる！）
呼吸器系	亢進	○腹式呼吸→胸式呼吸へ（肩を動かして呼吸するようになる） ○呼吸数↑，残気量↓
腎・泌尿器系	亢進	○腎血漿流量 ↑　…腎肥大，糸球体濾過率 GFR↑ ○糸球体濾過率 GFR（腎クリアランス） ↑ 　　　　　　　…BUN，血清クレアチニン値，血清尿酸値↓ ○子宮による膀胱圧迫　…尿意頻数 （腎疾患のある妊婦さんには注意が必要）
代謝系	亢進	○糖代謝　　　　　…インスリン抵抗性↑による高インスリン血症 ○脂質代謝　　　　…コレステロール↑，遊離脂肪酸↑ ○たんぱく質代謝　…同化↑（窒素出納は正） （正常の妊娠であれ，妊婦は脂質異常症状態なのです） ★基礎代謝 約 20〜30％↑

4.2 妊娠期の栄養アセスメントと栄養ケア

　良好な妊娠経過には，妊娠初期から，さらには 遡 って妊娠希望時からの適切な栄養ア
セスメントとケアが重要となる．妊娠期に行われる栄養アセスメントの項目を表4-4に示
す．

表4-4　妊娠期の栄養アセスメント

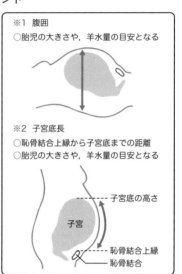

身体測定	身長，体重，体重増加 来院時体重，非妊娠時の体重 妊娠時体重増加量 胎児のアセスメント…腹囲（※1），子宮底長（※2），超音波法
臨床検査	妊婦の検証データ 血圧，浮腫，体温，尿たんぱく，尿糖，血液検査（ヘモグロビン， ヘマトクリット，フェリチン，トランスフェリン，ほか）
臨床診査	妊婦の基本データ（健康歴） 一般ID情報（年齢，喫煙，飲酒，労働環境，ほか） 産科歴（妊娠，出産歴，妊娠合併症，過去の分娩経過，ほか） 既往歴（糖尿病，心疾患，腎疾患，食物アレルギー，その他） 糖尿病の場合（巨大児分娩歴，原因不明の死産など） 児の出産体重 分娩方法（正常分娩，帝王切開）
食事調査	食事摂取量，食習慣，生活習慣（喫煙，飲酒，カフェイン，服 薬状況，身体活動，労働）
環境調査	生活環境，食環境

※1　腹囲
○胎児の大きさや，羊水量の目安となる

※2　子宮底長
○恥骨結合上縁から子宮底までの距離
○胎児の大きさや，羊水量の目安となる

子宮底の高さ
子宮
恥骨結合上縁
恥骨結合

1）妊娠期における栄養アセスメントの項目

（1）身体測定

　肥満防止と潜在性浮腫の早期発見のため，検診時は毎回体重を測定する．母体の体重管
理は，適正な胎児の発育だけでなく，妊娠糖尿病や妊娠高血圧症候群，妊娠性貧血などの
発症防止にもなる．

（2）臨床検査

　初診時には，一般血液検査，ABO式およびRh式血液型の判定を行う．毎回の妊婦検
診は，妊娠23週までは4週ごとに，妊娠24週〜35週は2週ごとに，36週以降は毎週実
施する．検診時は，血圧と尿検査（尿糖，尿たんぱく）を行う．一般血液検査は分娩時ま
でに最低2回測定することが望ましい．

（3）臨床診査（問診・観察）

　年齢，現在の自他覚症状（つわりなど），既往歴，妊娠分娩歴などの情報収集を行う（表

4-4).

（4）食事調査

　胎児の発育に適した食事摂取が行われているか否か，また妊娠糖尿病や妊娠高血圧症候群，肥満の妊婦に対しては，普段の食習慣や食事摂取量，生活習慣の把握が必要となる．喫煙・受動喫煙および飲酒は胎児の成長・発育を著しく障害するので禁止する必要がある．過度の飲酒は胎児性アルコール・スペクトラム障害（胎児発育不全，特異顔貌，多動学習障害など）の発症リスクを高める（図4-5）．

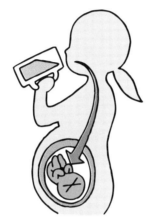

妊娠初期の過剰摂取	特異顔貌 (短眼裂 , 上口唇発育不全)，その他の奇形など
妊娠中期・後期の過剰摂取	発育不全，多動学習障害など

図4-5　胎児性アルコール・スペクトラム障害

2）妊婦の食事摂取基準

　妊娠期の食事摂取基準では，非妊娠時の年齢・階級別食事摂取基準に，①胎児の成長に利用される量，②胎児の成長にともなう蓄積物，③胎児付属臓器（胎盤・臍帯）の増加にともなう分，④母親の子宮等の増大にともなう分を考慮し，付加量として示されている．食事摂取基準2020年版では，非妊娠時のBMIが18.5〜25未満の女性が約3kgの健常新生児を40週で出産すると仮定し，妊婦の体重増加量を11kg（9〜12kg）として付加量が算定されている．妊娠期間を細分化して考えるエネルギー・栄養素の付加量については，妊娠初期（13週6日まで），妊娠中期（14〜27週6日まで），妊娠後期（28週以降）に3分割して示されている（表4-5，巻末付表2〜10）．

表 4-5　妊娠期の食事摂取基準（主な付加量）

エネルギー及び栄養素	＊付加量	説　明
エネルギー（kcal/日）	初期＋50 kcal 中期＋250 kcal 後期＋450 kcal	妊婦の推定エネルギー必要量（kcal/日）＝妊娠前の推定エネルギー必要量＋妊婦のエネルギー付加量 ○妊婦のエネルギー付加量＝妊娠による総エネルギー消費量の変化分＋エネルギー蓄積量 ○妊婦の身体活動レベル…つわり等の妊娠による体調変化がある初期と胎児の体重が増す末期に減少 ○基礎代謝量…後期に増加 ○エネルギー蓄積量…中期と後期は，初期の4倍近くになる
たんぱく質（g/日）	初期＋0 g 中期＋5 g 後期＋25 g	○妊婦における体たんぱく質蓄積は，主に胎児および胎児付属物に起こり妊娠20週以降に著名 ○妊婦における体たんぱく質蓄積量は，体カリウム蓄積量から間接的に求めている． （目標量） 初・中期：13～20％ エネルギー/日 後期：15～20％ エネルギー/日（付加量ではない）
脂質 n-3 系脂肪酸（g/日） n-6 系脂肪酸（g/日）	目安量 1.6 g（付加量ではない） 9 g（付加量ではない）	○アラキドン酸や DHA は神経組織の重要な構成成分　胎児は器官形成のためにより多くの n-3 系脂肪酸の摂取が望まれる． ○n-3 系脂肪酸摂取は早産，低出生体重児出産のリスク低下につながる． （目標量） 20～30％ エネルギー/日（付加量ではない）
ビタミン A （μgRAE/日） レチノールは摂り過ぎ注意！	後期のみ ＋80 μgRAE	○胎児のビタミン A 肝臓蓄積量から後期のみ付加量が策定 ★妊娠初期にビタミン A の1種であるレチノールを過剰に摂取すると，胎児奇形をきたすおそれがある→妊婦を希望する者，妊娠3ヶ月未満の妊婦はレチノール含有の高い食品や健康食品などの継続的な大量摂取を避けること． なお，野菜等に含まれる β カロテンなどのプロビタミン A は副作用の心配はないと考えられており，緑黄色野菜，果物の積極的な摂取を促すようにする．
ビタミン B₁（mg/日） ビタミン B₂（mg/日）	通年＋0.2 mg 通年＋0.3 mg	○妊娠時はエネルギー摂取量が増えるに従い，ビタミン B₁，B₂ 必要量も高まる（DRIs 2020 では，妊娠後期の値を採用）． ★妊娠時の頻回の嘔吐によって食事摂取が困難になった場合に，急性のビタミン B₁ 欠乏症からウェルニッケ脳症をきたすことがある． 特に妊娠悪阻の場合に注意
鉄（mg/日）	初期＋2.5 mg 中期・後期 ＋9.5 mg	○①胎児鉄貯蔵，②臍帯・胎盤鉄貯蔵，③循環血流量の増加に伴う赤血球量の増加による鉄需要の増加より算出（要因加算法） ○鉄の吸収率は初期15％，中期・後期45％ ○月経のない女性の EAR，RDA に付加
カルシウム（mg/日） 妊娠高血圧症候群などの胎盤機能低下がある場合にはカルシウムの吸収率が低いため，積極的なカルシウム摂取が必要！	付加量なし 推奨量を摂取	○付加量がない理由 ・妊娠中は活性型ビタミン D やエストロゲンなどが上昇し，カルシウム吸収率が高くなる ・カルシウム摂取を多めに付加しても母体の生理的な骨量減少およびカルシウムの尿中排泄量は増加する
ヨウ素（μg/日）	通年＋110 μg	★耐容上限量 2000 μg/日とする． 胎児はヨウ素過剰への感受性が高いため．

＊エネルギー…推定エネルギー必要量の付加量，栄養素…推奨量の付加量

3）妊娠前からはじめる妊産婦のための食生活指針

「妊産婦のための食生活指針」が策定されてから約15年が経過し，健康や栄養，食生活に関する課題を含む妊産婦の社会状況などが変化していることなどを踏まえ，令和3年3月に，妊娠・授乳期だけに限らず妊娠前から望ましい食生活を実現するために，10項目の新しい食生活指針に改定された（表4-6）.

この指針は，「なにを」「どれだけ」「どのように」食べたらよいのかを平易に伝えるための指針（妊産婦のための食事バランスガイド）ならびに妊娠・授乳期の食事摂取基準の付加量および10項目の食生活指針を示すことを目的に作成されたものでもある．食生活指針の内容には，神経管閉鎖障害の予防のための葉酸の摂取（p.82）や，ビタミンA（レチノール）の過剰摂取への注意，妊婦への魚介類の摂取と水銀に関する注意事項などが含まれる（表4-8）.

表 4-6　妊娠前からはじめる妊産婦のための食生活指針
～妊娠前から健康なからだづくりを～

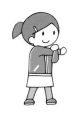

無理なくからだを動かしましょう

不足しがちなビタミン・ミネラルを，「副菜」でたっぷりと

妊娠中の体重増加は，お母さんと赤ちゃんにとって望ましい量に

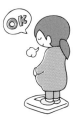

「主食」を中心に，エネルギーをしっかりと

乳製品，緑黄色野菜，豆類，小魚などでカルシウムを十分に

「主菜」を組み合わせてたんぱく質を十分に

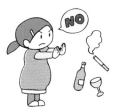

たばことお酒の害から赤ちゃんを守りましょう

お母さんと赤ちゃんのからだと心のゆとりは，周囲のあたたかいサポートから

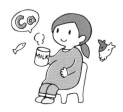

妊娠前から，バランスのよい食事をしっかりととりましょう

母乳育児も，バランスのよい食生活のなかで

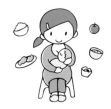

表4-7 妊娠中の体重増加指導の目安

妊娠前の体格	体重増加指導の目安
低体重（やせ）：BMI 18.5 未満	12～15 kg
普通体重：BMI 18.5 以上 25.0 未満	10～13 kg
肥満（1度）：BMI 25.0 以上 30.0 未満	7～10 kg
肥満（2度以上）：BMI 30.0 以上	個別対応（上限5kgまでが目安）

＊1 「増加量を厳格に指導する根拠は必ずしも十分ではないと認識し，個人差を
考慮したゆるやかな指導を心がける」産婦人科診療ガイドライン産科編2020
CQ 010 より
＊2 日本肥満学会の肥満度分類に準じた．
＊3 日本産婦人科学会では妊娠時の推奨体重増加量を

BMI 値	体重増加量
BMI＜18	10～12 kg
BMI 18～24	7～10 kg
BMI＞24	5～7 kg

（日本産婦人科学会，1991）
としている．

表 4-8　妊婦への魚介類の摂取と水銀に関する注意事項

摂取量 (筋肉) の目安	魚介類
1 回約 80g として妊婦は 2 ヶ月に 1 回まで (1 週間当たり 10g 程度)	バンドウイルカ
1 回約 80g として妊婦は 2 週間に 1 回まで (1 週間当たり 40g 程度)	コビレゴンドウ
1 回約 80g として妊婦は週に 1 回まで (1 週間当たり 80g 程度)	キンメダイ, メカジキ, クロマグロ, メバチ (メバチマグロ), エッチュウバイガイ, ツチクジラ, マッコウクジラ
1 回約 80g として妊婦は週に 2 回まで (1 週間当たり 160g 程度)	キダイ, マカジキ, ユメカサゴ, ミナミマグロ, ヨシキリザメ, イシイルカ

（参考 1 ）　マグロの中でも，キハダ，ビンナガ，メジマグロ (クロマグロの幼魚)，ツナ缶は通常の摂食で差し支えありませんので，バランスよく摂取してください

（参考 2 ）　魚介類の消費形態ごとの一般的な重量は次の通りです

寿司，刺身	1 貫または 1 切れ当たり	15g 程度
刺身	1 人前当たり	80g 程度
切り身	1 切れ当たり	80g 程度

4) やせと肥満

　妊娠前の BMI が 18.5 未満で「やせ」と判断される妊婦の場合，胎児は低出生体重児や胎児発育不全（FGR）児，切迫流産，切迫早産，貧血となるリスクが多く，逆に BMI が 25 以上で「肥満」の場合は，妊娠糖尿病，妊娠高血圧症候群の発症，巨大児，帝王切開分娩のリスクが多くなるといわれている（表 4-9）.

　近年やせの妊婦が出産する低出生体重児（2500 g 未満）の増加が問題となっている. 低出生体重児は，出生直後に低血糖，低体温などの症状を示すことが多く，また子どもが将来生活習慣病になるリスクが高いといわれている（バーカー説）ことから，若年女性の低体重の減少，低出生体重児出生率低下への対策が取られはじめている. 出生児体重は，妊娠前の母体の体重と妊娠中の体重増加の両方の影響を受けるといわれており，妊娠前が「やせ」で妊娠中の体重増加が 5 kg ほどの場合は，約 5 割が低出生体重児になるといわれている.

　一方，肥満妊婦の代謝の特徴として，インスリン抵抗性の亢進による糖代謝異常と脂質異常症があげられる. 肥満妊婦は，妊娠と肥満の両方からのインスリン抵抗性が亢進し，血糖レベルを維持するためには正常妊婦の 2~3 倍のインスリンが必要になる. また胎盤由来のホルモンには抗インスリン作用があり，脂質異常症を助長させる. したがって，妊娠前の母体が「やせ」であっても「肥満」であっても，妊娠中の体重増加指導の目安（表 4-7）によるふさわしい体重増加になるよう適切な指導を行わなければならない.

表 4-9　やせおよび肥満の妊婦と胎児へのリスク

		やせ (低体重)	肥満
リスク	母　親	非妊娠時 BMI18.5 未満 切迫早産 切迫流産 貧血 等	非妊娠時 BMI25 以上 妊娠糖尿病 妊娠高血圧症候群 帝王切開分娩 異常分娩 等 ○インスリン抵抗性の亢進による糖代謝異常と脂質異常症の亢進
	胎　児	低出生体重児 (2500g未満) 胎児発育不全 (FGR)	巨大児　4000g 以上 生活習慣病胎児期発症説 (バーカー説・DOHaD 説)

5）鉄摂取と貧血

　妊娠中は循環血漿量が増大するため，非妊娠時に比べヘモグロビン値が低値を示す．妊娠性貧血は妊娠経過中に認められる貧血で，ヘモグロビン（Hb）11 g/dL 未満あるいはヘマトクリット（Ht）33% 未満のものをいう．疲労感，めまい，動悸，息切れなど一般的な貧血の症状を示すほか，分娩時の微弱陣痛，産後の大出血，子宮復古の遅れなど，妊娠母体に悪影響を及ぼすことが多い．平均赤血球容積（MCV）や平均赤血球血色素量（MCH）などが診断の指標になる．妊婦は，母体のみならず胎児の血液もつくり出さねばならず，造血の材料となる鉄の需要が著しく増大する．妊娠期に起こる貧血の約 95% は鉄欠乏性貧血であるが，造血に不可欠な葉酸やビタミン B_{12} の摂取不足により大球性正色素性貧血（巨赤芽球性貧血）を発症することもある．栄養ケアでは，ヘム鉄（主に動物性食品），非ヘム鉄（主に植物性食品），鉄吸収促進因子，鉄吸収阻害因子（表 4-10），造血に関与する栄養素（表 4-11）などを基にして，妊婦に造血を促すことが大切である．

6）食欲不振と妊娠悪阻

　妊婦は便秘になりやすく，感情が不安定になり，味覚，嗅覚，視覚の変化を感じることもあり食欲不振になりやすい．つわりは妊娠 4～16 週に発症し，嘔吐，食欲不振，唾液の分泌過多，食嗜好の変化，胃腸障害などの消化管症状を呈することが多い．妊婦の 70～80% にみられ，起床時などの空腹時に悪心や嘔吐を訴える例が多く，平均 4 週間ほどで消失するが，症状や継続期間にはかなりの個人差がある．つわり時は，母体の健康維持を

表 4-10　鉄吸収促進因子，鉄吸収阻害因子

促進因子	阻害因子
動物性たんぱく質・ビタミンC（アスコルビン酸）・クエン酸・乳酸・コハク酸・アミノ酸（ヒスチジン・システイン）・還元糖（ブドウ糖・乳糖）	タンニン・フィチン酸・シュウ酸・食物繊維

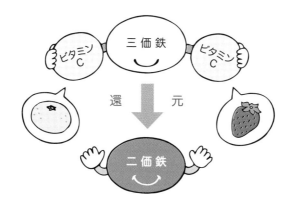

表 4-11　造血に関与する栄養素

機　能	栄養素	多く含む食品
ヘモグロビンの材料	鉄，たんぱく質，VB6	レバー　カキ　貝類
鉄の吸収促進	VC	新鮮な野菜・果物
DNA合成	VB12，葉酸	ナッツ類　緑黄色野菜
ヘモグロビン合成と鉄の吸収促進	銅	貝類　納豆　ごま

中心とした食事計画とし，妊婦の嗜好や要求に従って，食べやすいものを食べやすく調理する．食後は安静にし，食事量の不足によって起こる脱水や便秘に注意する．

　妊娠悪阻は，つわりが悪化してしまい，食物の経口摂取が不可能になるほど嘔吐を繰り返し，栄養代謝障害を起こし，治療が必要になる状態をいう（表 4-12）．ビタミンB1 欠乏によるウェルニッケ脳症になった妊婦の死亡例もあり，経口摂取が困難な場合には輸液管理が必要となる．

表 4-12　つわりと妊娠悪阻

	つわり	妊娠悪阻
主な症状	○悪心 (吐き気)・嘔吐 ○唾液量の増加 ○全身倦怠感 (だるさ) ○頭痛 ○眠気 ○食欲不振 ○嗜好の変化	○一日中続く頻度の嘔吐 ○食事摂取困難 ○5％以上の体重減少 ○脱尿，飢餓状態 ○尿中ケトン体陽性
症状の経過	一過性	不可逆性になることがある
頻　度	50〜80％	1〜2％
症状の出現時間	早朝空腹時	一日中
治療・管理	不　要	必　要

○食事：経口摂取可能時に少量頻回食
○輸液管理：5〜10％ブドウ糖輸液
　ケトーシスが改善するまで
★ビタミン B₁ 必須！ウェルニッケ症候群に注意するため
○薬剤投与
○人工妊娠中絶→治療効果がなく全身状態が著しく悪化
　した場合に考慮される場合がある.

7）妊娠糖尿病

　妊娠中に取り扱う糖代謝異常には，①糖尿病合併妊娠（妊娠前糖尿病）と②妊娠糖尿病（gestational diabetes mellitus：GDM），および③妊娠中の明らかな糖尿病がある．妊娠糖尿病とは，「妊娠中に初めて発見または発症した糖尿病に至っていない糖代謝異常」である．妊娠中の明らかな糖尿病（overt diabetes in pregnancy：ODMP），糖尿病合併妊娠は含めない．妊娠中の糖代謝異常の診断基準は表 4-13 の通りである.

　糖代謝異常妊娠時の周産期合併症を表 4-14 に示す．いずれも母体の適切な栄養管理が重要となる.

　糖代謝異常妊娠への栄養管理では，血糖値の正常維持が重要であり，食事療法による血糖コントロールが主体になる（表 4-15）．食事療法を 2〜3 週間実施し，結果が良好でなければインスリン療法を開始する．経口血糖降下剤は胎児に移行するため妊娠時には使用しない.

　糖尿病合併妊娠の場合は，妊娠初期の器官形成期に良好な血糖コントロールが必要となるため，計画妊娠の実施が重要である．そのために妊娠前から厳格な血糖コントロールを開始しなければならない.

　妊娠糖尿病に罹患した女性は，将来糖尿病になりやすい体質を持つため，出産後も規則正しい食生活の継続，そのアドバイスが必要となる.

表4-13　妊娠中の糖代謝異常と診断基準（2015年8月より使用）

妊娠中に取り扱う糖代謝異常 hyperglycemic disorders in pregnancy には，
　　1）妊娠糖尿病 gestational diabetes mellitus（GDM），
　　2）妊娠中の明らかな糖尿病 overt diabetes in pregnancy，
　　3）糖尿病合併妊娠 pregestational diabetes
の3つがある．
　　妊娠糖尿病 gestational diabetes mellitus（GDM）は，「妊娠中にはじめて発見または発症した糖尿病に至っていない糖代謝異常である」と定義され，妊娠中の明らかな糖尿病，糖尿病合併妊娠は含めない．
　　3つの糖代謝異常は，次の診断基準により診断する．

診断基準
1）妊娠糖尿病 gestational diabetes mellitus（GDM）
　　75 g OGTT において次の基準の1点以上を満たした場合に診断する．
　　①　空腹時血糖値　　≧92 mg/dL（5.1 mmol/L）
　　②　1時間値　　　　　≧180 mg/dL（10.0 mmol/L）
　　③　2時間値　　　　　≧153 mg/dL（8.5 mmol/L）
2）妊娠中の明らかな糖尿病 overt diabetes in pregnancy[*1]
　　以下のいずれかを満たした場合に診断する．
　　①　空腹時血糖値　　≧126 mg/dL
　　②　HbA1c値　　　　≧6.5%
　　※随時血糖値≧200 mg/dL あるいは75 g OGTT で2時間値≧200 mg/dL の場合は，妊娠中の明らかな糖尿病の存在を念頭に置き，①または②の基準を満たすかどうかで確認する．[*2]
3）糖尿病合併妊娠 pregestational diabetes mellitus
　　①　妊娠前にすでに診断されている糖尿病
　　②　確実な糖尿病網膜症があるもの

[*1]　妊娠中の明らかな糖尿病には，妊娠前に見逃されていた糖尿病と，妊娠中の糖代謝の変化の影響を受けた糖代謝以上，および妊娠中に発症した1型糖尿病が含まれる．いずれも分娩後は診断の再確認が必要である．
[*2]　妊娠中，特に妊娠後期は妊娠による生理的なインスリン抵抗性の増大を反映して糖負荷後血糖値は非妊時よりも高値を示す．そのため，随時血糖値や75 g OGTT 負荷後血糖値は非妊時の糖尿病診断基準をそのまま当てはめることはできない．
これらは妊娠中の基準であり，出産後は改めて非妊娠時の「糖尿病の診断基準」に基づき再評価することが必要である．

表4-14　糖代謝異常による胎児における周産期合併症

---
1. 先天奇形，羊水過多症
2. 子宮内胎児死亡，胎児発育不全（FGR），胎児機能不全…ケトアシドーシスによることが多い
3. 新生児合併症…過期産児，低血糖，多血症，巨大児，肩甲難産

表 4-15 妊娠糖尿病の栄養管理

血糖コントロール目標					(mg/dL)
		早朝空腹時	食前	食後1時間	食後2時間
	日本糖尿病学会	<95	70〜100	<140	<120
	日本産婦人科学会	≦95	≦100	NA	≦120

血糖自己測定 (SMBG)	・耐糖能の程度によって1日4〜7回測定する （毎食30分前，毎食2時間後，就寝前）

摂取エネルギー	【非妊娠時 BMI<25】 (kcal)

		妊娠初期	妊娠中期	妊娠後期
	日本糖尿病学会	標準体重×30+50	標準体重×30+250	標準体重×30+450
	日本産婦人科学会	◄——————— 標準体重×30+200 ———————►		

【非妊娠時 BMI>25】
妊娠全期間を通じて標準体重×30（kcal）

栄養ケア	① 糖尿病食事療法のための食品交換表を参考にする. ② 2〜3週食事療法のみでの血糖管理・観察 　結果が良好でない場合にはインスリン療法開始 ③ 1日分回食（6回）：高血糖予防，食前・真夜中の低血糖予防 　6分割食（配分：各食事25%，補食5〜10%） ④ 低血糖対策を行う. 　夜間の低血糖予防に牛乳やヨーグルト（1単位程度） 　低血糖症状が出た場合のためにも1単位程度の糖質を携帯する ⑤ 炭水化物は GI 値の低い多糖類の摂取をすすめる ＊治療には定期的な運動（例：食後30分のウォーキング）を取り入れる.

8) 妊娠高血圧症候群 (hypertensive disorders of pregnancy：HDP)

　妊娠高血圧症候群は以前「妊娠中毒症」と呼ばれていたが，2005年4月から「妊娠20週以降，分娩後12週まで高血圧がみられる場合，または高血圧にたんぱく尿を伴う場合のいずれかで，かつ，これらの症候が偶発合併症によらないものをいう.」と定義され，さらに2018年5月には，「妊娠期に高血圧を認めた場合，妊娠高血圧症候群とする. 妊娠高血圧症候群は妊娠高血圧腎症，妊娠高血圧，加重型妊娠高血圧腎症，高血圧合併妊娠に分類される.」と定義が改められた. 定義にもあるように必ず高血圧を伴う疾患である. 病因はさまざまで，妊娠，素因，環境などの因子により発症し，妊娠による体内環境の変化に対する母体の適応不全症候群と考えられる. 罹患すると，周産期死亡，胎児発育不全，胎児仮死の発生率も高くなる. 本症は子宮・胎盤循環障害と母体の血管内皮細胞障害による血管攣縮を伴うため，管理の基本は安静と食事療法となる. 食事療法で改善しない場合には薬物療法の適応となり，最終的には外科的療法である帝王切開術が行われることになる. 妊娠高血圧症候群の診断基準および生活指導・栄養指導のポイントを表4-16，4-17に示す.

表 4-16　妊娠高血圧症候群の診断基準（日本産科婦人科学会）

病型分類

1. **妊娠高血圧腎症：preeclampsia（PE）**
   1) 妊娠 20 週以降に初めて高血圧を発症し，かつ，たんぱく尿を伴うもので分娩 12 週までに正常に復する場合．
   2) 妊娠 20 週以降に初めて発症した高血圧に，たんぱく尿を認めなくても以下のいずれかを認める場合で，分娩 12 週までに正常に復する場合．
      ⅰ）基礎疾患のない肝機能障害（肝酵素上昇【ALT もしくは AST＞40 IU/L】，治療に反応せず他の診断がつかない重度の持続する右季肋部もしくは心窩部痛）
      ⅱ）進行性の腎障害（Cr＞1.0 mg/dL，他の腎疾患は否定）
      ⅲ）脳卒中，神経障害（間代性痙攣・子癇・視野障害・一次性頭痛を除く頭痛など）
      ⅳ）血液凝固障害（HDP に伴う血小板減少【＜15 万/μL】・DIC・溶血）
   3) 妊娠 20 週以降に初めて発症した高血圧に，たんぱく尿を認めなくても子宮胎盤機能不全（*1 胎児発育不全【FGR】，*2 臍帯動脈血流波形異常，*3 死産）を伴う場合．
2. **妊娠高血圧：gestational hypertension（GH）**
   妊娠 20 週以降に初めて高血圧を発症し，分娩 12 週までに正常に復する場合で，かつ妊娠高血圧腎症の定義に当てはまらないもの．
3. **加重型妊娠高血圧腎症：superimposed preeclampsia（SPE）**
   1) 高血圧が妊娠前あるいは妊娠 20 週までに存在し，妊娠 20 週以降にたんぱく尿，もしくは基礎疾患のない肝腎機能障害，脳卒中，神経障害，血液凝固障害のいずれかを伴う場合．
   2) 高血圧とたんぱく尿が妊娠前あるいは妊娠 20 週までに存在し，妊娠 20 週以降にいずれかまたは両症状が増悪する場合．
   3) たんぱく尿のみを呈する腎疾患が妊娠前あるいは妊娠 20 週までに存在し，妊娠 20 週以降に高血圧が発症する場合．
   4) 高血圧が妊娠前あるいは妊娠 20 週までに存在し，妊娠 20 週以降に子宮胎盤機能不全を伴う場合．
4. **高血圧合併妊娠：chronic hypertension（CH）**
   高血圧が妊娠前あるいは妊娠 20 週までに存在し，加重型妊娠高血圧腎症を発症していない場合．
   補足：＊1　FGR の定義は，日本超音波医学会の分類「超音波胎児計測の標準化と日本人の基準値」に従い，胎児推定体重が－1.5 SD 以下となる場合とする．染色体異常のない，もしくは，奇形症候群のないものとする．
   　　　＊2　臍帯動脈血流波形異常は，臍帯動脈血管抵抗の異常高値や血流途絶あるいは逆流を認める場合とする．
   　　　＊3　死産は，染色体異常のない，もしくは，奇形症候群のない死産の場合とする．

妊娠高血圧症候群における高血圧とたんぱく尿の診断基準

① 収縮期血圧 140 mmHg 以上，または，拡張期血圧が 90 mmHg 以上の場合を高血圧と診断する．
   血圧測定法

   > 1. 5 分以上の安静後，上腕に巻いたカフが心臓の高さにあることを確認し，座位で 1～2 分間隔にて 2 回血圧を測定し，その平均値をとる．2 回目の測定値が 5 mmHg 以上変化する場合は，安定するまで数回測定する．測定の 30 分以内にはカフェイン摂取や喫煙を禁止する．
   > 2. 初回の測定時には左右の上腕で測定し，10 mmHg 以上異なる場合には高い方を採用する．
   > 3. 測定機器は水銀血圧計と同程度の精度を有する自動血圧計とする．

② 次のいずれかに該当する場合をたんぱく尿と診断する．
   1. 24 時間尿でエスバッハ法などによって 300 mg/日以上のたんぱく尿が検出された場合．
   2. 随時尿で protein/creatinine（P/C）比が 0.3 mg/mg・CRE 以上である場合．
③ 24 時間蓄尿や随時尿での P/C 比測定のいずれも実施できない場合には，2 回以上の随時尿を用いたペーパーテストで 2 回以上連続してたんぱく尿 1＋以上陽性が検出された場合をたんぱく尿と診断する事を許容する．

表 4-16 のつづき

症候による亜分類
① 重症について
  次のいずれかに該当するものを重症と規定する．なお，軽症という用語はハイリスクでない妊娠高血圧症候群と誤解されるため，原則用いない．
  1. 妊娠高血圧・妊娠高血圧腎症・加重型妊娠高血圧腎症・高血圧合併妊娠において，血圧が次のいずれかに該当する場合
      収縮期血圧 160 mmHg 以上の場合
      拡張期血圧 110 mmHg 以上の場合
  2. 妊娠高血圧腎症・加重型妊娠高血圧腎症において，母体の臓器障害または子宮胎盤機能不全を認める場合
      ・たんぱく尿の多寡による重症分類は行わない．
② 発症時期による病型分類
      妊娠 34 週未満に発症するものは，早期型（early onset type：EO）
      妊娠 34 週以降に発症するものは，遅発型（late onset type：LO）
      ＊わが国では妊娠 32 週で区別すべきとの意見があり，今後，本学会で区分点を検討する予定である．

付記
1. 妊娠たんぱく尿
  妊娠 20 週以降に初めてたんぱく尿が指摘され，分娩後 12 週までに消失した場合をいうが，病型分類には含めない．
2. 高血圧の診断
  白衣・仮面高血圧など，診察室での血圧は本来の血圧を反映していないことがある．特に，高血圧合併症などでは，家庭血圧測定あるいは自由行動下血圧測定を行い，白衣・仮面高血圧の診断およびその他の偶発合併症の鑑別診断を行う．
3. 関連疾患
  ⅰ）子癇（eclampsia）
    妊娠 20 週以降に初めて痙攣発作を起こし，てんかんや二次性痙攣が否定されるものをいう．痙攣発作の起こった時期によって，妊娠子癇・分娩子癇・産褥子癇と称する．子癇は大脳皮質での可逆的な血管原性浮腫による痙攣発作と考えられているが，後頭葉や脳幹などにも浮腫を来たし，各種の中枢神経障害を呈することがある．
  ⅱ）HDP に関連する中枢神経障害
    皮質盲，可逆性白質脳症（posterior reversible encephalopathy syndrome：PRES），高血圧に伴う脳出血および脳血管攣縮などが含まれる．
  ⅲ）HELLP 症候群
    妊娠中・分娩時・産褥時に溶血所見（LDH 高値），肝機能障害（AST 高値），血小板数減少を同時に伴い，他の偶発合併症によるものではないものをいう．いずれかの症候のみを認める場合は，HELLP 症候群とは記載しない．HELLP 症候群の診断は sibai の診断基準（表 1）に従うものとする．

> 表 1 sibai の診断基準
> 溶血：血清関節ビリルビン値＞1.2 mg/dL，血清 LDH＞600 IU/L，病的赤血球の出現
> 肝機能：血清 AST（GOT）＞70 IU/L，血清 LDH＞600 IU/L
> 血小板数減少：血小板数＜10 万/mm^3

  ⅳ）肺水腫
    HDP では血管内皮機能障害から血管透過性を亢進させ，しばしば浮腫をきたす．重症例では，浮腫のみでなく肺水腫を呈する．
  ⅴ）周産期心筋症
    心疾患の既往のなかった女性が，妊娠・産褥期に突然心不全を発症し，重症例では死亡に至る疾患である．HDP は重要なリスク因子となる．

（日本産科婦人科学会，2018）

9) 葉酸摂取と神経管閉鎖障害

受胎の前後にビタミンB群の1種である葉酸が不足すると，神経管閉鎖障害をきたす恐れがあるため，厚生労働省（2000年）は妊娠を計画している女性，または妊娠初期の女性に対して葉酸の摂取を推進している（表4-18）．食品からの葉酸摂取に加え，栄養補助食品（プテロイルモノグルタミン酸）からの摂取（400 ug/日）を勧めているが，食事摂取基準2005年版に定める耐容上限量（UL）の1.0 mg/日を超えないように注意を促している．

神経管閉鎖障害の1つである二分脊椎症は，妊娠初期の段階で形成される胎児の脳や脊椎のもととなる神経管がうまく形成されないことに起因する障害であり，遺伝などを含めた多くの要因が複合して発症する．神経管下部の閉鎖障害を二分脊椎といい，その障害が起きた部位で，脊椎の骨や皮膚の欠損が起こり，脊椎が十分に守られていないため神経組織に障害が起こり，膀胱，直腸の機能障害，下肢の運動障害を起こすことがある．

表4-17　妊娠高血圧症候群の診断基準および生活指導・栄養指導のポイント

（　）は予防

1. 生活指導：安静，ストレスを避ける
   （予防には軽度の運動，規則正しい生活が勧められる）
2. 栄養指導（食事指導）
   1）エネルギー摂取（総カロリー）
   　　非妊娠時　BMI 24未満の妊婦：30 kcal×理想体重（kg）+200 kcal
   　　非妊娠時　BMI 24以上の妊婦：30 kcal×理想体重（kg）
   　　（予防には妊娠中の適切な体重増加が勧められる）
   2）塩分摂取：7～8 g/日とする（極端な塩分制限は勧められない）
   　　（予防には1日10 g以下が勧められる）
   3）水分摂取：1日尿量500 mL以下や肺水腫では，前日尿量に500 mLを
   　　加える程度に制限するがそれ以外では制限しない．口渇を感じない程
   　　度の摂取が望ましい．
   4）たんぱく質摂取量：1.0 g/日×理想体重（kg）
   　　（予防には1.2～1.4 g/日×理想体重（kg）が望ましい．）
   5）動物性脂肪と糖質は制限し，高ビタミン食とするのが望ましい．
   　　（予防には食事摂取カルシウム（1日900 mg）に加え，1～2 g/日のカ
   　　ルシウム摂取が有効との報告もある．また，海藻中のカリウムや魚
   　　油，肝油（不飽和脂肪酸），マグネシウムを多く含む食品には高血圧予
   　　防効果があるとの報告もある．）

日本産婦人科学会1998より一部改変

表4-18　葉酸含有の高い食品と常用摂取量

含有量（可食部100g中）		常用量（目安量）	
なばな（生）	340	80g（和え物1食）	272
アスパラガス（生）	190	100g（1束）	190
枝豆（ゆで）	260	30g（10さや）	78
いちご（生）	90	80g（5個）	72
あまのり（焼き）	1,900	3g（焼きのり1枚）	57
ほたてがい（生）	87	100g（1個）	87
鶏レバー（生）	1,300	40g（1個）	520
玉露（浸出液）	150	150g（1杯）	225

（単位：μg）

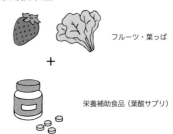

フルーツ・葉っぱ

＋

栄養補助食品（葉酸サプリ）

II. 授乳期

4.3 授乳期の生理的特徴

授乳期女性に必要な栄養管理として，①妊娠，分娩により変化した母体の回復，②母乳産生に必要なエネルギーや栄養素の補給，および③新生児・乳児の成長促進があげられる．

妊娠，分娩により変化した母体が妊娠前の状態に戻る期間を産褥期といい，期間は分娩直後から6〜8週間程度といわれている．分娩直後に約1kgあった子宮は，産褥末期には50〜60gとなる．さらに分娩直後には，新生児の体重（約3kg），羊水（500g），胎盤（500g）は消失し，疲労，発汗，尿量増加，乳汁分泌などにより総計約5kgの体重減少がみられる．その後しばらくの間，子宮の退縮や悪露，循環血流量の減少に伴い体重減少が続く．妊娠中に蓄積された脂肪（約3kg）は産後約6ヶ月で消費し，妊娠前に戻すようにする．産後は肥満の契機となりやすく，逆に痩せ型の授乳婦は，授乳によるやせを防ぐ注意が必要になり，肥満，やせ，双方の栄養管理が重要となる．

1) 乳汁分泌の機序

乳汁の分泌には，乳腺の発育，乳汁の産生および射乳の連動が必要である．乳腺組織は，胎盤からのエストロゲンとプロゲステロンの作用により妊娠中に著しく発達する．乳汁は，下垂体前葉からのプロラクチンの作用により産生は促進されるものの，分娩前は胎盤からのエストロゲンとプロゲステロンの作用により，分泌は抑制されている．分娩後，胎盤が娩出されるとその抑制が解除され，分泌が促される．乳汁分泌には，プロラクチン（乳汁産生）と下垂体後葉のオキシトシン（射乳）が必要となる（図4-6）．

乳児が乳頭を吸啜することで，刺激が下垂体後葉に伝わりオキシトシンが分泌されて射乳が起こり，同時に子宮の収縮も促す．これを子宮復古という．乳児が哺乳を続けることで，プロラクチンの分泌が維持され，乳汁分泌の維持が可能となる．乳汁分泌は産後7日頃には確立されるが，授乳がない場合には，母乳の産生および分泌は減少，あるいは停止する．乳汁産生は乳腺細胞の4つの機能によって営まれており（図4-6），乳房のマッサージなど，乳管の通りを良くし，血液循環をスムーズにすることで乳汁分泌は促進される．生後できるだけ早く乳房を吸わせることで，母体の子宮復古が促進され，精神的に母児関係の確立が促される．

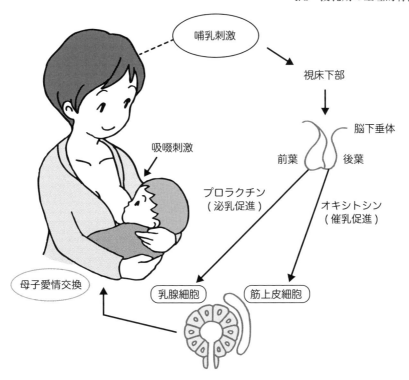

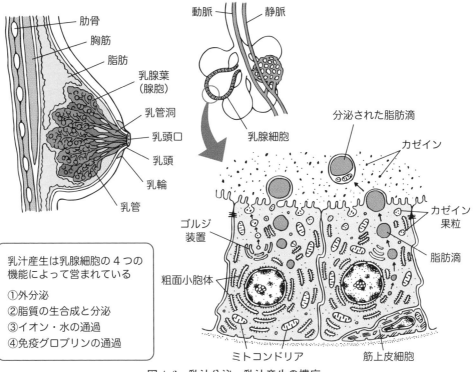

乳汁産生は乳腺細胞の4つの
機能によって営まれている

①外分泌
②脂質の生合成と分泌
③イオン・水の通過
④免疫グロブリンの通過

図4-6　乳汁分泌，乳汁産生の機序

2）初乳と成乳

　分娩後3～5日以内の乳汁を初乳という．泌乳量は少なく，色調は淡黄色または橙黄色で粘調，アルカリ性で濃厚な乳汁である．免疫成分の濃度が高く，成乳に比べ乳糖（ラクトース）や脂質が少ない．移行乳は，初乳から成乳に組成が変化する期間（5～10日）の乳汁であり，成乳（成熟乳）は，分娩後10日以降に分泌される乳汁である．成乳の色調は淡いクリーム色または白色であり，粘性は低い（表4-19）．

表4-19　初乳と成乳の比較

	初　乳　──→　　移行乳　　──→　　成（熟）乳		
	分娩後3～5日以内の母乳		分娩後10日以降の母乳
泌乳量	分娩後2,3日は少ない その後次第に急増		生後1か月頃 780 mL／日程度 （DRls 2020と同値）
色調　など	淡黄色，粘調性があり，濃厚 アルカリ性		淡いクリーム色 粘調性は低い
成分	免疫成分の濃度が高い（たんぱく質含有量） IgA，リゾチーム，ラクトフェリン，白血球等の含有量が高い． 乳糖や脂質の量は少ない．		ほとんどの栄養素が十分に含まれる． 脂質や乳糖の含有量が高い．
エネルギー	初乳　　＜　　成熟乳		

3）母乳の成分・母乳量の変化

（1）母乳の成分

①　初　乳

　初乳は免疫学的に極めて優れた性質を持ち，IgA（免疫グロブリンA）やリゾチーム，ラクトフェリン，白血球などの感染防御因子やタウリンなどが多く含まれている（表4-19）．したがって，たんぱく質の含有量は高いが，脂質や乳糖の含有量はそれ程高くないためにエネルギーは成乳より低い．

②　成　乳

　初乳に比べ，たんぱく質の濃度は減るが，乳糖や脂質の含有量が増えて，エネルギーも高くなる（表4-19）．

　たんぱく質は，母乳中1.1～1.3%含まれ，ラクトアルブミン，免疫グロブリン（主にIgA）が多く，カゼインが少ない．カゼインが少ないので，乳児の胃内でソフトカード状の微細な凝固状態になり消化されやすい．また，シスチン，タウリンが多く含まれている．

脂質は3.5％前後含まれ、母親の食事の影響を強く受ける。不飽和脂肪酸の含有量が多く、特に日本人の母乳はn-3系不飽和脂肪酸（α-リノレン酸、ドコサヘキサン（DHA）など）含量が高い。それゆえに、乳児の大脳皮質のDHA含量は母乳栄養児の方が、人工栄養児より高いといわれている。母乳には母乳胆汁酸刺激リパーゼも含まれており、脂質の消化を促す。成乳には7％程度の乳糖が含まれ、またオリゴ糖も含まれていることから、ビフィズス菌の繁殖促進因子として有益である。カルシウムとリンは少なく銅や亜鉛は多いものの、ミネラル含有量は牛乳の約1/3程度であり、それを摂取した乳児の血中ミネラル濃度が低いため、尿の浸透圧が上昇せず乳児の腎臓への負担は少ない。

(2) 母乳量の変化

母乳成分や母乳分泌量は、母体の栄養状態や分娩後の時期によって変化し個人差が大きい。母乳分泌は、児の吸啜反射により促進されるため、分娩直後より頻回に授乳し、少なくとも生後1ヶ月半〜3ヶ月までは母乳栄養に努力する。母乳分泌量は、生後5ヶ月までは児の必要量とともに増加し、その後は徐々に減少する。一般に分娩後3〜4日で1日に150 mL、1週間頃で400 mL前後とされる。乳児の哺乳量が増えるに従い分泌量は増大し平均して780 mL前後の分泌が続き、6ヶ月頃から減少する（表4-19）。なお、食事摂取基準ではこの780 mLを母乳の平均泌乳量としている。

4.4　授乳期の栄養アセスメントと栄養ケア

1）授乳期の栄養アセスメント

(1) 身体計測

妊娠による体重増加は10〜11 kgである。妊娠中に蓄積された脂肪（約3 kg）を授乳期に6ヶ月間で消費するためには1日平均150 kcalを消費しなければならない。このエネルギーは、授乳活動に伴う消費エネルギーに相当する。授乳をしない女性は、このエネルギーを適度な運動や身体活動により消費し、肥満を予防する必要がある。妊娠前からやせている人では、授乳によりさらなる体重減少をまねかないように注意する。授乳期女性は、定期的に体重を測定して妊娠前の状態と比較することが必要である。

(2) 臨床診査（問診・観察）

年齢や家族構成、授乳歴、喫煙、飲酒やカフェインなどの嗜好品の摂取、服薬や乳房の状態を調べる（表4-20）。乳房の状態では、乳汁うっ滞、乳房の疼痛・発熱などをともなう乳腺炎に注意する。乳腺の発育不全や乳管閉鎖などの母乳分泌不足の有無も調べる。

表 4-20　授乳期の問診に含ませる項目例

摂取食品	服用薬剤
・にんにく，たまねぎ，わさび，唐辛子，香辛料など 　→ 母乳に影響（ニンニクなどのにおいが出る食品など） 　児が母乳を嫌がる時，飲まない時は，母親が摂取した食事が 　影響することもある． ・アレルギー体質の乳児の場合，母親が摂取したアレルゲンが 　母乳中に分泌され，アレルギー症状があらわれることもある． 　（ただし，母親の自己判断によるアレ 　ルゲンの除去は行わず，症状が出た 　場合には必ず医師の指示を仰ぐこと．）	①薬剤の効果により母乳分泌量 　に影響を与えることもある ②母乳中に薬剤成分もしくはその 　代謝物が溶出することもある 例）抗精神薬など
嗜好品（喫煙・飲酒・カフェイン）の摂取および喫煙，受動喫煙	その他
嗜好品の摂取によるニコチン，アルコール，カフェインは母 乳へ移行し乳児にも影響を与える．	・食習慣 ・身体活動 ・労働の状況など

（3）臨床検査

　授乳期には鉄欠乏性貧血が多くみられる．授乳期の貧血は，年齢や出産回数，年齢や分娩時の出血量，妊娠中の貧血の程度などの影響を受ける．妊娠時の貧血や分娩時の大量出血による貧血は，子宮の回復を遅らせ母乳の分泌不足を起こさせやすい．食事からの鉄分補給を適切に補い，母体の身体機能が整うことにより改善される．

（4）食事調査

　授乳期に食事調査が行われる機会は少ないが，母乳の質の良否は母体の栄養状態によって影響されるため，エネルギー，栄養素のバランスのとれた食事を摂取することが望ましい．

2）授乳期の食事摂取基準

　授乳婦の栄養ケアは，食事摂取基準に併記されている授乳期の付加量を活用するのが望ましい（人乳の組成は巻末付表 11 を参照）．

　授乳期の付加量は，離乳開始頃の 5, 6 ヶ月頃までの母乳栄養にのみ依存している場合に必要な値であり，人工乳のみの場合は必要ない．混合栄養の場合は人工乳の依存割合で変わるが，適宜，付加量を減らすようにする．授乳期の付加量は分娩後 6 ヶ月間を目安とし哺乳量，哺乳期間に応じて調整し，母体の健康と乳児の発育に必要な母乳分泌を得ることが出来る食生活を志すことが大切となる．なお，食事摂取基準では泌乳量を 780 mL とし，付加量の算出に用いている（表 4-21）．

表 4-21　授乳期の食事摂取基準（主な付加量）

エネルギー及び栄養素	＊付加量	説　明
エネルギー（kcal/日）	＋350 kcal（推定エネルギー必要量）	授乳婦エネルギー付加量＝母乳のエネルギー量（母乳中のエネルギー×哺乳量）−授乳婦の体重減少分
たんぱく質（g/日）	＋20 g 目標量：15〜20% エネルギー/日（付加量ではない）	a. 体たんぱく質蓄積残：分娩により妊娠時のたんぱく質蓄積量の大部分が失われるが，一部体内に残る b. 体重増加残：増加していた体重−体重減少 aとbは相殺されるため，付加量は母乳中のたんぱく質量のみ（授乳によるたんぱく質の損出）に配慮したものである．
ビタミン D（μg/日）	目安量 8.5 μg	母乳栄養児では，ビタミン D 不足による，くる病，低カルシウム血症の報告を踏まえ，母乳中に含まれるビタミン D に考慮した値としている．
ミネラル類	K 目安量 2200 mg（付加量ではない）Fe＋2.5 mg I＋140 μg Se＋20 μg 等	母乳中の Ca, P, Mg, Na, K は母親の食事による影響を殆ど受けない． 食事による影響を受けなくても，泌乳時の損出量に配慮して付加量の設定がある栄養素もある． Se, I は母親の摂取量と正相関 Fe は月経なしの女性の EAR と RDA に付加する．
カルシウム（mg/日）	付加なし 推奨量を摂取	○付加量がない理由 ①Ca を多く摂取しても母体の骨量減少は阻止できないから ②授乳終了後約 6 か月間で，減少した骨量は，ほぼ妊娠前の状態に戻る．

＊エネルギー…推定エネルギー必要量の付加量，栄養素…推奨量の付加量

3) 出産後の健康・栄養状態および QOL の維持・向上

(1) 授乳支援体制

　授乳支援とは，単に「乳房を管理すること」ではなく，母子の相互協調が円滑に進むことを視点とした支援である．WHO/UNICEF が提唱する母乳育児成功のための 10 のステップ（2018 年改訂）に基づき，多くの産科施設で授乳支援が行われている．

　授乳支援については，母乳育児の推進を図る観点から，また近年では，出産直後の不安が多くその訴えも多様であることなどを踏まえ，「授乳・離乳支援ガイド」が出されており，このガイドをもとに授乳の支援が行われている（表 4-22）．「授乳・離乳支援ガイド」は，妊産婦や子供に関わる保健医療従事者が基本的事項を共有化し，支援を進めていくことができるように作成されたものである．授乳編と離乳編の 2 編から構成されており，表 4-22 に示す授乳支援では，母乳や育児用ミルクといった乳汁の種類にかかわらず，母子の健康の維持とともに健やかな母子・親子関係の形成を促し，育児に自信を持たせることを目的としている．この支援は出産後からでなく，妊娠中から出産，退院後まで継続したものである．

表 4-22 「授乳・離乳支援ガイド」厚生労働省

	母乳の場合	育児用ミルクを用いる場合
妊娠期	・母子にとって母乳は基本であり，母乳で育てたいと思っている人が無理せず自然に実現できるよう，妊娠中から支援を行う． ・妊婦やその家族に対して，具体的な授乳方法や母乳（育児）の利点等について，両親学級や妊婦健康診査等の機会を通じて情報提供を行う． ・母親の疾患や感染症，薬の使用，子どもの状態，母乳の分泌状況等の様々な理由から育児用ミルクを選択する母親に対しては，十分な情報提供の上，その決定を尊重するとともに，母親の心の状態に十分に配慮した支援を行う． ・妊婦及び授乳中の母親の食生活は，母子の健康状態や乳汁分泌に関連があるため，食事のバランスや禁煙等の生活全般に関する配慮事項を示した「妊産婦のための食生活指針」を踏まえた支援を行う．	
授乳の開始から授乳のリズムの確立まで	・特に出産後から退院までの間は母親と子どもが終日，一緒にいられるように支援する． ・子どもが欲しがるとき，母親が飲ませたいときには，いつでも授乳できるように支援する． ・母親と子どもの状態を把握するとともに，母親の気持ちや感情を受けとめ，あせらず授乳のリズムを確立できるよう支援する． ・子どもの発育は出生体重や出生週数，栄養方法，子どもの状態によって変わってくるため，乳幼児身体発育曲線を用い，これまでの発育経過を踏まえるとともに，授乳回数や授乳量，排尿排便の回数や機嫌等の子どもの状態に応じた支援を行う． ・できるだけ静かな環境で，適切な子どもの抱き方で，目と目を合わせて，優しく声をかける等授乳時の関わりについて支援を行う． ・父親や家族等による授乳への支援が，母親に過度の負担を与えることのないよう，父親や家族等への情報提供を行う． ・体重増加不良等への専門的支援，子育て世代包括支援センター等をはじめとする困った時に相談できる場所の紹介や仲間づくり，産後ケア事業等の母子保健事業等を活用し，きめ細かな支援を行うことも考えられる．	
	・出産後はできるだけ早く，母子がふれあって母乳を飲めるように支援する． ・子どもが欲しがるサインや，授乳時の抱き方，乳房の含ませ方等について伝え，適切に授乳できるよう支援する． ・母乳が足りているか等の不安がある場合は，子どもの体重や授乳状況等を把握するとともに，母親の不安を受け止めながら，自信をもって母乳を与えることができるよう支援する．	・授乳を通して，母子・親子のスキンシップが図られるよう，しっかり抱いて，優しく声かけを行う等暖かいふれあいを重視した支援を行う． ・子どもの欲しがるサインや，授乳時の抱き方，哺乳瓶の乳首の含ませ方等について伝え，適切に授乳できるよう支援する． ・育児用ミルクの使用方法や飲み残しの取扱等について，安全に使用できるよう支援する．
授乳の進行	・母親等と子どもの状態を把握しながらあせらず授乳のリズムを確立できるよう支援する． ・授乳のリズムの確立以降も，母親等がこれまで実践してきた授乳・育児が継続できるように支援する．	
	・母乳育児を継続するために，母乳不足感や体重増加不良などへの専門的支援，困った時に相談できる母子保健事業の紹介や仲間づくり等，社会全体で支援できるようにする．	・授乳量は，子どもによって授乳量は異なるので，回数よりも1日に飲む量を中心に考えるようにする．そのため，育児用ミルクの授乳では，1日の目安量に達しなくても子どもが元気で，体重が増えているならば心配はない． ・授乳量や体重増加不良などへの専門的支援，困った時に相談できる母子保健事業の紹介や仲間づくり等，社会全体で支援できるようにする．
離乳への移行	・いつまで乳汁を継続することが適切かに関しては，母親等の考えを尊重して支援を進める． ・母親等が子どもの状態や自らの状態から，授乳を継続するのか，終了するのかを判断できるように情報提供を心がける．	

※混合栄養の場合は母乳の場合と育児用ミルクの場合の両方を参考にする．

(2) 授乳期の病態・疾患

① 乳腺異常

　授乳期に起こる乳腺のさまざまなトラブルを図 4-7 に示す．授乳期女性がよく起こす乳腺トラブルの1つが乳腺炎である．初期症状は，片側性の乳汁うっ滞，乳房痛，局所の熱

感であり，放っておくと全身性の発熱，化膿性乳腺炎，局所の膿瘍に悪化していくことも
ある．病因としては，黄色・白色ブドウ球菌などによる感染（乳頭部から侵入）であり，
処置として，局所の冷湿布，乳房マッサージ，抗炎症剤，抗生物質服用などを行う．授乳
婦の体質にもよるが，脂肪食摂取と乳腺炎の関係も深く，高脂肪食摂取後に乳腺に痛みを
覚える授乳婦は食事に気を付ける必要がある．

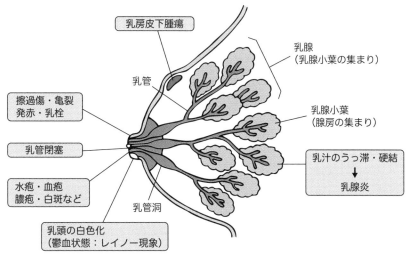

図 4-7　授乳期の乳房トラブル

②　摂食障害

　若年成人女性のやせ志向から，やせの授乳婦が増加しているが，母親が栄養的に枯渇し
た状態は授乳期の児にとっては深刻な栄養不足をまねく．この点を配慮して母親自身の適
切な栄養改善が必要となる．分娩による急激なエストロゲンの減少により，出産数日後に
軽度のうつ状態（マタニティブルー）になることがある．数日間で回復することが多い
が，そのまま産後うつ病に発展するケースも増えているため注意を要する．摂食障害を伴
う場合は母乳分泌量が減少する．精神的にゆとりを持てるよう，家族の支援が大切であ
り，食生活や生活習慣に関する栄養士・管理栄養士によるサポートも重要となる．

(3)　出産後の健康・栄養管理

　授乳期は妊娠により増加した成分の消失，分娩により損出した成分の補充および乳汁生
産と母体維持に必要な栄養成分の摂取を考慮することが大切である．母乳の質の良否は母
体の栄養状態によって影響されるため，授乳・離乳支援ガイドや母乳の分泌をよくするた
めのポイントなどを参照し，授乳期女性およびその家族を支援していく．授乳期の開始時
点はプロラクチン優位の状態を維持するが，産褥期が安定する３ヶ月頃になると，次の妊
娠にむけた体内変化としてゴナドトロピン優位な状態に移行する．産褥安定期には，母体

の健康を考えた家族計画の実施も必要となる.

━《コラム・こらむ・column》━

母乳への影響

　産院によっては，産後の母親に，洋菓子の持ち込み，および摂取を制限しているところがある．これはなぜだろうか？　母乳の脂質は，母親の食事の影響を強く受けることは，この章で学んだ．また，脂肪食摂取と乳腺炎の関係も深く，高脂肪食摂取後に乳腺に痛みを覚える授乳婦は食事の質に気を付ける必要があることも記載している．洋菓子は乳製品（生クリームやバターなどの乳脂肪）や砂糖を多く使用している．砂糖の摂りすぎは，高中性脂肪血症との関係も深い．つまり，この高脂肪食が母乳にも影響するのである．洋菓子を食べて，乳腺が詰まり，乳腺炎になってしまうことを防ぐためにも，食べ過ぎは控えたいものである．ここに栄養指導の必要性も感じる.

練 習 問 題

以下の記述について，正しいものには○，誤っているものには×を付けなさい.

1. 妊娠期間は通常，最終月経の終了日から起算して280日とされる.
2. 血中ヒト絨毛性ゴナドトロピン（hCG）濃度は，妊娠初期よりも後期に上昇する.
3. 胎盤では母体と胎児の物質交換，ガス交換ならびにホルモンの産生が行われている.
4. 妊娠に伴い，インスリン抵抗性は高まる.
5. 非妊娠時の肥満は，妊娠高血圧症候群の発症リスクが低い.
6. 非妊娠時のやせは，低出生体重児の出産リスクが高い.
7. 妊娠糖尿病で食事療法のみでコントロールが不良な場合は経口血糖降下剤を使う.
8. 妊娠中の体重増加は一律に抑制すべきである.
9. ビタミンB_{12}不足により，神経管閉鎖障害（二分脊椎など）を起こす危険性がある.
10. 「食事摂取基準2020年版」における妊娠期の葉酸推奨量の付加量は，妊娠初期と後期で異なる.
11. オキシトシンは子宮復古（回復）を促進する.
12. 初乳中には分泌型IgMが多く含まれる.
13. 吸啜刺激は，プロラクチンを増加させる.
14. 授乳期のたんぱく質付加量は泌乳に対する付加量のみである（食事摂取基準2020）.
15. 初乳は成熟乳に比べてたんぱく質が多い

第5章

新生児期・乳児期

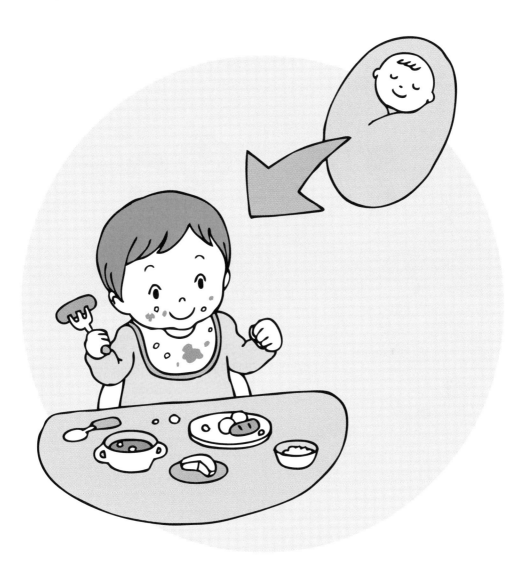

　出生時の赤ちゃんの平均身長は約50 cm，体重は約3 kg．それが1年後には身長75 cm，体重9 kgにまで成長します．本当に，日に日に大きくなりますね．赤ちゃんの発育が順調か否かは，主に体重や身長を測定して判断されます．未熟であった摂食・消化機能も日を追うごとに働くようになり，生後半年で離乳食が始まり，1年か1年半後には大人と同じものを摂取するようになります．この時期に低体重であったり過体重であったりすると，成人になってからいろいろな病気になりやすいともいわれるため，適正な栄養補給が大切な時期になります．

　この章では乳児のダイナミックな身体変化とそれを支える栄養補給法を学ぶと同時に，乳児によく見られる疾病とその予防や治療についても学びます．

5.1 新生児期・乳児期の生理的特徴

　新生児期とは，生後28日未満をいい，生後7日までを早期新生児期という．とくに早期新生児期は生理的特徴の変化がはっきりしている（図5-1）．乳児期は新生児期以後1歳未満までをいうが，一般的には新生児期を乳児期に含めることが多く，食事摂取基準においても新生児期を乳児期に含めて策定している．

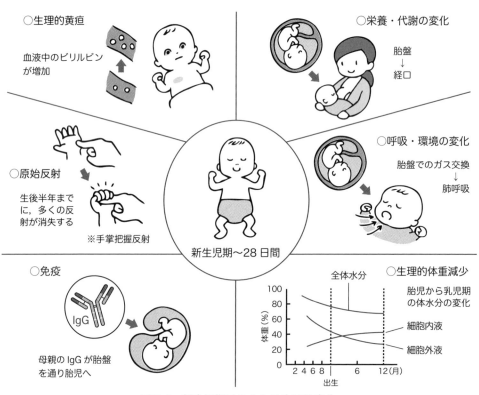

○生理的黄疸
血液中のビリルビンが増加

○栄養・代謝の変化
胎盤
↓
経口

○原始反射
生後半年までに，多くの反射が消失する
※手掌把握反射

○呼吸・環境の変化
胎盤でのガス交換
↓
肺呼吸

新生児期〜28日間

○免疫
母親のIgGが胎盤を通り胎児へ

○生理的体重減少
胎児から乳児期の体水分の変化
細胞内液
細胞外液
全体水分
体重（%）
2 4 6 8　6　12（月）
出生

図5-1　新生児期にみられる生理的変化

1）呼吸器・循環器系の適応

　出生にともない肺でのガス交換（肺呼吸）が開始される（図5-2）．肺呼吸の開始により心臓と肺との血液循環が始まり，左心房圧が右心房圧よりも高くなり心房中隔の卵円孔が閉鎖する．卵円孔の機能的閉鎖は生後数分で完了するが，器質的閉鎖には10か月ほどの時間を要する．また動脈管も生後早期に閉鎖するが，低出生体重児の場合，動脈管が閉鎖しない未熟児動脈管開存症になることもある．静脈管は臍帯の結紮により閉鎖する．この呼吸器・循環器への適応により消化管をはじめ全身への血流が増加していく．

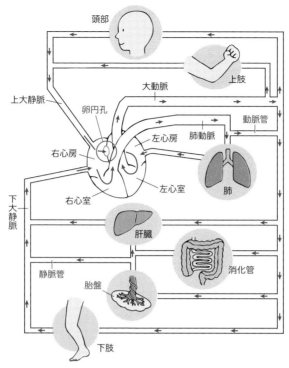

図 5-2　胎児循環

2）体水分量と生理的体重減少

　成人の体水分量は体重の約 60% であるのに対して，新生児と乳児の体水分量は，それぞれ約 80%，約 70% であり，成人に比較して高い.

　胎児は，細胞の占める割合が少ないため，細胞内液量は細胞外液量よりも少ないが，胎齢とともに細胞数の増加および細胞容積が徐々に大きくなり，細胞内液量の増加，細胞外液量および総水分量の減少が起こってくる. 生後 2〜3 日は，細胞容積の増加が見られないため細胞外液量のみが減少し，正期産児では 5〜10% の体重減少が見られる. これを生理的体重減少と呼び，生後 1〜2 週間で出生時体重に回復する（図 5-1). 体重の減少率は低出生体重児で大きく，回復にも 2 週間以上を要することもある. この生理的体重減少は新生児の皮膚，肺からの水分損失や排便，排尿により失われる水分量より哺乳量が少ないから生じるともいわれている. 栄養（乳汁）摂取量の増加により細胞数および細胞容積（細胞内液量）が増加し，逆に細胞外液量と総水分量が減少し，やがてこれらの比率は一定となる.

3）腎機能の未熟性

　乳児期前半までは，糸球体濾過率（glomerular filtration rate：GFR）が低く，腎血流量も低値を示す. 尿細管機能が未熟なため，水分，電解質，酸塩基平衡を維持する能力は低い. また，幼児の約 1/2 の尿濃縮力しかない.

　夏期や高温環境下，あるいは発熱や下痢のときに，水分摂取量が不足すると窒素成分やミネラルが体内に蓄積し，脱水症状を起こしやすい．逆に，新生児期に急速で大量の水分を負荷すると，すなわち利尿速度を超えての水分摂取は体内水分の過剰をまねき，細胞が膨化するとともに低ナトリウム血症を起こして生命的に危険な状態に陥ることがある．

4）体温調節の未熟性

　乳児期の熱産生は，褐色脂肪組織の分解によって行われるものの，ふるえによる熱産生がないため，体温調節域が狭く，環境温度の影響を受けやすい．乳児期を過ぎると，低温環境下ではふるえによる熱産生ができるようになる．

　乳児期の熱喪失は皮膚表面からの水分蒸発（気化熱）によるものが大きい．乳児の体重あたりの体表面積は成人に比べて2〜3倍大きく，また皮下脂肪が少ないため皮膚の水分透過性が高い．不感蒸泄量が多いのはこのためであり，乳児の下着をこまめに取り換えなければならない理由はここにある．低出生体重児の不感蒸泄量は成熟児よりも多く，体温の低下を起こしやすい．そのため，不感蒸泄，輻射，対流にともなう熱喪失を抑える目的で閉鎖型保育器（図5-3）に収容されることがある．

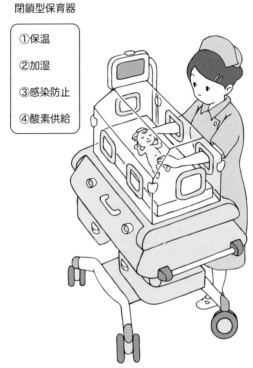

閉鎖型保育器

①保温
②加湿
③感染防止
④酸素供給

図5-3　閉鎖型保育器

5）新生児期・乳児期の発育

　身体発育の評価には，乳幼児身体発育基準値（パーセンタイル曲線：身長，体重，胸

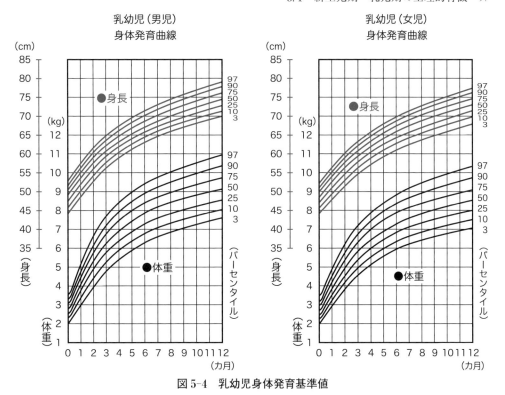

図5-4　乳幼児身体発育基準値

囲，頭囲）が用いられている（図5-4）.

（1）新生児期

　出生時の身長は約50 cm，体重は約3.0 kgである．その後3〜4日で10% 未満の体重減少（生理的体重減少）が見られるものの，授乳量の増加にともない2週間後には出生時の体重に復帰し，1ヶ月後には約1 kg増加する．

（2）乳児期

　体重は生後3ヶ月で出生時の約2倍，1年で約3倍となる．身長は1年で約1.5倍になり，生涯で最も成長が著しい時期である．1日あたりの平均体重増加量（0〜3ヶ月：約30 g，3〜6ヶ月：15〜20 g）を測定し，哺乳量が十分であるか否かの判定に用いられる．出生時の頭囲は33 cm 程度で胸囲より大きく，1年後には約45 cm になり，成人のおよそ80% に達する．頭囲は中枢神経系の発達を表していると考えられており，増加が思わしくない場合には発達の評価とあわせて慎重に経過を追う必要がある．中枢神経系の発達が未熟な乳児期前半までは，原始反射が見られる（図5-5）．出生時の胸囲は約32 cm，1年後には約45 cm になる．

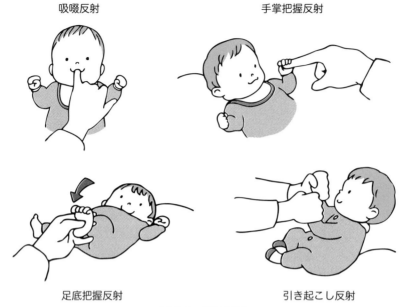

吸啜反射　　　　　　　　　　　　手掌把握反射

足底把握反射　　　　　　　　　　引き起こし反射

図5-5　原始反射

6) 摂食・消化管機能の発達

（1）摂食・消化管機能

　消化管からの栄養摂取は，消化管の発達を促すための重要な刺激となる．生後3〜5ヶ月までは原始反射運動として吸啜と嚥下を行っているが，その後は随意的哺乳に変わっていく．そのため，生後3〜5ヶ月頃までは固形物を口に入れると舌で突き出す反射が見られ，それ以後，半固形物を飲み込めるようになる．生後5〜6ヶ月頃より物を噛む機能も出現してくるため，離乳食が可能になってくる．乳児は，下部食道括約筋の機能が未熟で，胃の形状が牛の角のような形で垂直に近く，噴門の機能が不完全なため胃食道逆流現象が起こりやすい．この理由から乳児は，乳汁嚥下の際，鼻腔から空気が一緒に入り，排気が十分でないと吐乳，溢乳する．授乳後のゲップが必要なのはこのためである．初乳に含まれる分泌型IgAは，腸管の局所免疫作用として機能している．

（2）消化・吸収能の発達

①　炭水化物の消化吸収

　乳児のアミラーゼ活性は低いが，母乳に含まれるアミラーゼで補填されている．でんぷんを含む離乳食が与えられると，急速に唾液，膵液アミラーゼの分泌量は増加する．乳児のラクターゼ活性は成人よりも高い（表5-1）．

②　脂質の消化吸収

　乳児の膵液リパーゼ活性は低く，胆汁酸の分泌も未熟であり，中性脂肪（TG）の消化

表 5-1　胎児〜乳児の消化酵素とその発達

栄養素	消化酵素	機　能	特　徴
糖質	唾液アミラーゼ	唾液中に含まれ多糖類の分解	離乳食開始後急激に活性上昇
	膵液アミラーゼ	膵液中に含まれ多糖類の分解	乳児期の活性は低い
	α グルコシダーゼ	小腸粘膜に存在し，二糖類を分解	胎児期にも関わらず活性が高い
	ラクターゼ	小腸粘膜に存在し，乳糖を分解	胎児期後期に活性が上昇
脂肪	胃リパーゼ	TG を分解	成人よりも活性が高い
	母乳胆汁酸刺激リパーゼ	母乳に含まれ TG を分解	母乳中の脂肪を分解
たんぱく質	ペプシン	胃内でたんぱく質を分解	2 歳頃，成人レベルに
	トリプシン，キモトリプシン	たんぱく質をペプチドまで分解	乳児の活性は低い
	エンテロキナーゼ	ペプチドをアミノ酸に分解	乳児の活性は低い

吸収には不利な条件が重なっている．TG の消化吸収を助ける機構として，乳児の胃リパーゼや母乳に含まれるリパーゼ（胆汁酸刺激リパーゼ）があり，出生後早期の脂肪吸収率の約 80% を補っている．これらの機構により脂肪の吸収率は母乳栄養児の方が人工栄養児よりも高い（表 5-1）．

③　たんぱく質の消化吸収

　胃酸分泌は生後 24 時間内には確立される．しかし，3〜4 歳までは pH 4 程度に維持され，その後成人レベル（pH 2 程度）に達する．ペプシン活性は 2 歳で成人レベルとなる．小腸では，トリプシン，キモトリプシンがたんぱく質をペプチドにまで分解し，エンテロペプチダーゼによりアミノ酸にまで分解されるが，出生直後の活性は低い．母乳栄養児では完全にアミノ酸にまで分解されて吸収されるが，人工栄養児では不完全な分解（ペプチドの状態）で吸収されることがあり，これが牛乳アレルギーの原因になることもある（表 5-1）．

5.2　新生児期・乳児期の栄養アセスメントと栄養ケア

1）新生児期・乳児期の栄養アセスメント

（1）身体計測

　体重は，児のオムツをはずし，裸で測定する．身長は，身長計の台上に仰臥位にして測定する．頭囲は，前方は眉上，後方は後頭部の最突出部を通る位置で測定する．新生児期は成長が著しいために，週に 1 回は身長と体重を計測する．評価には，図 5-4 に示した乳幼児身体発育基準値（パーセンタイル曲線）が用いられており，月齢ごとに身長，体重，

胸囲，頭囲を測定して比較する．母子手帳にも6歳までの身体発育基準値が示されているので活用をすすめる．また，乳幼児の発育状態の判定にカウプ指数を使用することもある．出生後の体重・身長が在胎期間別出生時体格基準値の10パーセンタイルを下回っている児をSGA児（small for gestational age）という．胎児発育不全によるものが多く，SGA児の10%が低身長となる（SGA性低身長症）．治療としては，成長ホルモン療法を行う．SGA児などは，将来の生活習慣病発症のリスクが高くなるという生活習慣病胎児期発症説（バーカー説　表4-9）が注目されており，生活習慣病発症のハイリスク群として経過観察される場合がある．

（2）臨床診査・臨床検査

乳児が順調な成長を示しているかの身体的評価に加え，乳児の精神・運動発達についても評価しなければならない（表5-2）.

表5-2　乳児の精神・運動発達の変化

1ヶ月	：音や声に注意をはらうようになる．
2ヶ月ごろ	：あやせば笑い，手足をバタバタさせる．
	動くものを追視し，腹ばいにすると頭や首を持ち上げる．
3ヶ月ごろ	：首がすわり，体がしっかりしてくる．
	話しかけや笑いかけに声をたてて笑い，喃語を盛んに発する．
4ヶ月ごろ	：首はすっかり座り，気に入らないとそっくり返り，泣くと涙が出る．
5ヶ月	：膝の上で足をはね，腕を伸ばして物をつかむ．つかんだ物を口に持っていく．
6ヶ月	：寝返りや後ずさりができる．
7ヶ月	：お座りができ，手に持ったものでテーブルなどをたたく．人見知りが始まる．
8ヶ月	：はい始め，バイバイ，イナイイナイバーなどをする．
9ヶ月	：つかまり立ちをする．
10ヶ月	：ママ，パパなどの単語を言う．
11ヶ月	：つたい歩きをする．
1歳過ぎ	：ひとり立ちをする．

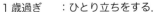
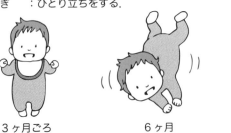
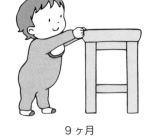

3ヶ月ごろ　　　　　6ヶ月　　　　　　9ヶ月

「ライフステージからみた人間栄養学」医歯薬出版より

（3）食事調査

乳汁の種類・哺乳量や，母乳栄養児の場合には母親の食事状況も調査する必要がある．また，離乳食開始後は，進行の評価および児の成長・発達の評価もあわせて行う．

2) 乳児期の食事摂取基準

エネルギーに関しては推定エネルギー必要量（EER），栄養素に関しては目安量が策定されている．エネルギー，栄養素量策定に必要な乳児の参照体位は，日本小児内分泌学会などの小児の体格評価に用いる身長・体重の標準値を用いている．乳児期の食事摂取基準の策定方法を表5-3に，食事摂取基準を表5-4に示す．

表 5-3　乳児期の食事摂取基準の策定方法

乳児期の食事摂取基準の策定方法

0〜5ヵ月児	6〜8ヵ月児	9〜11ヵ月児	←EER，たんぱく質AI 3区分
	6〜11ヵ月児		←上記以外の栄養素2区分
○推定エネルギー必要量＝エネルギー消費量＋エネルギー蓄積量	○推定エネルギー必要量＝エネルギー消費量＋エネルギー蓄積量		
○栄養素の目安量 母乳中の栄養素濃度 × 哺乳量 哺乳量 780mL	○栄養素の目安量 ・たんぱく質 （母乳中のたんぱく質濃度 × 哺乳量）＋（離乳食のたんぱく質摂取量） ・たんぱく質以外の栄養素 摂取量（母乳＋離乳食など）の中央値または，0〜5ヵ月児の目安量より外挿して算出		

★人工乳栄養児に関しては，目安量を策定しないで，参考値を示すこととした．

表 5-4　乳児期の食事摂取基準 （一部記載）

エネルギー，栄養素	値	策定の根拠
エネルギー EER（kcal/日）	0〜5か月児 550 男子/500 女子 6〜8か月児 650/600 9〜11か月児 700/650	0〜5，6〜8，9〜11か月児の3区分 EER＝総エネルギー消費量＋エネルギー蓄積量
たんぱく質（g/日） AI	0〜5か月児 10（男子・女子） 6〜8か月児 15（男子・女子） 9〜11か月児 25（男子・女子）	0〜5，6〜8，9〜11か月児の3区分 5カ月までは母乳のたんぱく質量，それ以降は母乳に離乳食のたんぱく質量を考慮 ・参考値　人工乳のたんぱく質利用効率は母乳の約70%程度
脂質（%） AI	0〜5か月児　50% 6〜11か月児　40%	0〜5か月児…母乳のエネルギーの約1/2は脂質から 6〜11か月児…母乳＋離乳食
ビタミンD（μg/日） AI UL	0〜5か月児 6〜11か月児 　　AI　5.0 　　UL　25	くる病防止の観点から算定．適度な日照を受ける機会のある乳児の目安量 乳児は多量のビタミンD摂取によって成長遅延が生じる危険がありULを策定
鉄（mg/日） 0〜5か月児　AI 6〜11か月児 EAR，RDA	0〜5か月児 　　AI　0.5 6〜11か月児 　　RDA 5.0男子/4.5女子	鉄欠乏性貧血は離乳後期に好発 0〜5か月児…AI＝母乳中の鉄濃度×哺乳量 6〜11か月児…要因加算法による推定平均必要量，推奨量の設定がある

EER：推定エネルギー必要量，AI：目安量，RDA：推奨量，EAR：推定平均必要量，UL：耐容上限量

3) 乳児期の栄養補給法

　栄養補給法としては，乳汁栄養（母乳栄養，人工栄養，混合栄養）および離乳食がある．母乳育児の推進が進み，2005年は42％であったものが2015年には52％（生後1か月）と，わずか5年間で大きな増加が見られた．母乳栄養と人工栄養の比較を表5-5に，各種乳汁の成分組成の比較を表5-6に示す．

表5-5　母乳栄養と人工栄養の比較

	母乳栄養	人工栄養
栄養成分等	・栄養成分，感染防御・免疫成分など，すべての面で最良． ・母親が感染症の場合，乳児に感染することがある．	・乳児用調製粉乳の栄養成分はかなり母乳に近い．鉄などは母乳より多い． ・感染防御・免疫成分はなく，牛乳アレルギーなどになりやすい．
授乳	・比較的容易かつ衛生的だが，母体の状況により授乳できない場合がある． ・母親以外の代理授乳は困難．	・手間，経済的負担がかかる． ・衛生管理（調乳時）をきちんと行う必要がある． ・代理授乳は比較的容易．
哺乳量，供給栄養素量の把握・調節	・母体の状況により分泌量，栄養成分が変化するので把握・調節は困難なことが多い．	・一般に容易である
その他	・母子の触れ合いが確保できる（母子相互作用）． ・母親の就業に支障を来しやすい．	・母子の触れ合いが確保しにくい． ・母親の就業にあまり支障を来さない． ・たんぱく質利用効率は母乳の70％〔FAO/WHO/UNU（1985）報告〕

資料）中原澄男：乳幼児の栄養と食生活指導，第一出版（2000）を一部改変

表5-6　母乳と牛乳の栄養成分

母乳と牛乳の成分の比較をしよう!!　　　　　　　　　　　　　　　　　　　　　（100g中）

		エネルギー (kcal)	たんぱく質 (g)	脂質 (g)	炭水化物 (g)	灰分 (g)	カルシウム (mg)	鉄 (mg)	ナトリウム (mg)	カリウム (mg)
母乳	初乳（〜5日）	66	2.1	3.2	7.1	0.31	29	0.05	34	74
	移行乳（5〜10日）	66	1.9	3.4	7.0	0.32	30	0.04	27	73
	成乳（10日〜）	68	1.3	3.8	7.2	0.23	29	0.04	16	55
普通牛乳		67	3.3	3.8	4.8	0.7	110	Tr	41	150

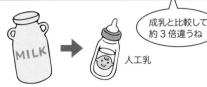

成乳と比較して約3倍違うね

Fe以外のミネラル含有量は牛乳が高いよ!!

MILK → 人工乳

(1) 母乳栄養

母乳は初乳，移行乳を経て分娩後10日頃から成熟乳となる．初乳には，免疫作用のある分泌型IgAやラクトフェリンなどが多く含まれている．

① 母乳の栄養素
a. たんぱく質

純粋なたんぱく質以外に，ペプチドやアミノ酸などの非たんぱく質窒素成分（総窒素成分の約20〜25%）も含まれており，栄養素としてだけでなく，いろいろな生理機能をも有している．分泌型IgA，リゾチーム，ラクトフェリンなどは，消化管内の感染防御に有効である．

b. 脂質

総脂質の97〜98%が中性脂肪であり，長鎖不飽和脂肪酸含有量が高い．必須脂肪酸のリノール酸（n-6系）とα-リノレン酸（n-3系）のほか，EPA，DHAなどが含まれており，生体膜の構成成分や生理活性物質（エイコサノイド）の前駆物質としても重要な役割を果たしている．また母乳中には，脂肪を分解する母乳胆汁酸刺激リパーゼ（BSSL）が含まれているので，中性脂肪の消化吸収面でも優れている．

c. 炭水化物

主な炭水化物は乳糖である．オリゴ糖も沢山含まれており，腸内ビフィズス菌増殖因子として機能している．

d. ミネラル

母乳に含まれているカルシウムやリンは，たんぱく質のカゼインと結合している割合が各々約1/2，1/4と少なく，可溶性の方が多いため吸収率が高く，生物学的利用率がよい．また腎溶質負荷*が少ないために乳児の腎臓に負荷をかけなくてよい．

> ＊ 腎溶質負荷：尿中に排泄される電解質の濃度を示したものであり，たんぱく質，Na，K，Clの総量をmEq/Lで表示する．

(2) 人工栄養

人工乳には，育児用調製粉乳，フォローアップミルク，治療乳（特殊ミルク）がある（図5-6）．母乳の代替品は育児用調製粉乳であるので，牛乳の栄養素，組成をどのように変更し母乳に近づけたのかを中心に記載する．

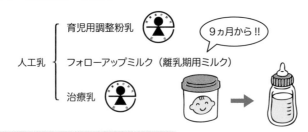

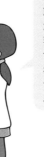

フォローアップミルクは，離乳期，幼児期用ミルクともいいます．牛乳に不足している鉄やビタミン，ミネラル，良質たんぱく質を添加し，逆に肥満を避けるために脂肪を少なくしてあります．

治療乳（特殊ミルク）は先天性代謝異常症，乳糖不耐症，乳アレルギーなど，母乳や一般人工乳の摂取ができない児のために製造されたミルクです．市販されている治療乳は特別用途食品の病者用食品に含まれます．
赤ちゃんの状態によっては，ドクターの診断を受け治療乳（特殊ミルク）を選びましょう．

図 5-6 人工乳の種類

① 人工乳の栄養素

a. たんぱく質

牛乳の乳清たんぱく質/カゼイン比（60：40）を母乳に近づけるために，カゼインの一部をラクトアルブミンで置換している．母乳のカード*は牛乳のそれに比べ小さく，消化に要する時間や胃内停留時間短いために乳児の消化管への負担が少ない．また牛乳のたんぱく質濃度は高いため（母乳の約3倍），たんぱく質量を減らし，粉乳希釈時のたんぱく質濃度が1.6%程度になるように調整されている．また，新生児ではアミノ酸代謝機能が未熟なため，不可欠アミノ酸以外に新生児にとって必要なアミノ酸（タウリン，システイン，アルギニンなど）を強化している．

> ＊ カード（凝塊）：牛乳中のカゼイン（乳清たんぱく質）が，レンニン（赤ちゃんの胃から分泌される凝乳酵素）の作用で凝固したもの．牛乳は，胃酸の作用で，プレーンヨーグルトの塊のような大きな固いカード（ハードカード）を生じるが，母乳は，カゼイン含有量が少ないため，なめらかなペースト状（ソフトカード）になる．

b. 脂質

母乳にくらべて長鎖不飽和脂肪酸が少なく低級飽和脂肪酸が多いために，植物油，魚油を添加して脂質の置換を行っている．長鎖脂肪酸の代謝に必要なカルニチンを添加しているものもある．早産児はカルニチン合成能が低いため，MCT（中鎖脂肪酸）オイルが使用されている．

c. 炭水化物

母乳は乳糖が大部分を占めるため，乳糖を添加している．またビフィズス菌増殖因子であるオリゴ糖の添加も行っている．低出生体重児はラクターゼ活性が低いことを考慮して，乳糖の一部をデキストリンに置換しているものもある．

d. ミネラル

牛乳にはミネラルが多く含まれているが，過度のミネラルは乳児の腎臓への負担を増す．乳児は尿の濃縮力が弱いために，これらのミネラルを排泄するために多量の水分を必要とし，その結果，水分不足をまねくことになる．母乳に比べて人工乳のカルシウムや他のミネラルの吸収率が低いため，Ca/P 比，Na/K 比などを適切な値に調整している．鉄，銅，亜鉛を添加した製品もある．また，人工乳そのものではなく，硬水のミネラルウォーターによる人工乳の調乳は上記と同様の理由により，乳児の腎臓への負荷をかけるため，特に長期の外出時や災害時における避難所での生活を送る際の調乳時は，ミネラルウォーターの選択にも気を付ける必要がある．

② 調乳方法

無菌操作法と終末殺菌法がある（調乳に関するガイドラインは巻末付表12を参照）．

a. 無菌操作法

Cronobacter sakazaki（坂崎菌）およびサルモネラ菌混入予防のため，規定量の粉乳を哺乳瓶に入れた後，70℃ 以上の湯を必要量加えて 1 回分ずつ調乳する．

b. 終末殺菌法

1 日分をまとめて大量に調製する方法である．ミルク専用の冷蔵庫に保管し温度管理を行い（5℃ 以下），かつ，24 時間以上の保存は不可とする．

（3）混合栄養

母乳栄養＋人工栄養のことである．母乳分泌不足や母親の就労によって授乳できないことが主な理由である．前者の場合には，吸啜回数の維持のため母乳を飲ませたあとに人工乳を飲ませるようにする．後者の場合には，母乳分泌維持のために朝夕にしっかり与え，可能なら職場で搾乳し，冷蔵保存（4℃，24 時間保存可能）して与える．母乳栄養が確立した段階で混合栄養に変えると乳頭混乱*に陥ることもあるため注意が必要である．

> ＊　乳頭混乱：乳児が母親の乳房と哺乳瓶の違いに対して混乱を起こしている状態をいう．母乳から人工乳（哺乳瓶）に変更した場合だけでなく，人工乳から母乳に変更した場合にもいう．哺乳瓶の方が，吸綴がスムーズなこともあり，人工乳から母乳に変更することも容易ではないことも多い．

（4）離乳食

次項で説明する．

4）授乳・離乳支援ガイド

（1）離乳の定義と目的

離乳とは，母乳または育児用ミルクなどの乳汁栄養から徐々に幼児食（固形食）に移行する過程をいう．離乳の目的（必要性）と離乳開始の目安を表5-7に示す．

（2）授乳・離乳支援ガイド

授乳・離乳の支援ガイド（2019年3月厚生労働省）を表5-8示す．このガイドを参考に離乳食についての支援を行う．

表5-7　離乳の目的および離乳開始の目安

離乳の目的（必要性）
1）栄養の補給 ・乳児の成長にともない，乳汁だけでは不足する栄養素の補充．乳汁だけでは乳児期の速やかな発達を支えきれなくなるために，乳汁より栄養価が高く，バランスのとれた離乳食を与え，栄養補給を行う． 2）消化機能，咀嚼機能を始めとする摂食機能の推進 ・消化液分泌の増加は離乳食摂取によりさらに増強される．また，離乳食摂取を通して色々な食品を咀嚼する力を養い，食物の消化吸収，利用を高めることができる． 3）精神発達の助長 ・離乳食を摂取することで各種感覚器官を刺激し，発達を助ける．乳首を介す授乳からスプーンによる摂取は乳児に新鮮な興味を与え，食事への自立へと発達する． 4）正しい（適切な）食習慣の確立 ・幼児期における望ましい食習慣の形成には，規則正しい離乳食供与による食事リズムの習得が必要． 5）貯蔵鉄の補足 ・乳汁栄養だけでは不足する鉄の補給を食品から摂る． 6）母体の健康と回復

○離乳開始の目安

首のすわりがしっかりとしていて寝がえりができる

5秒以上座ることが出来る

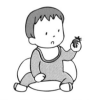

食べ物に興味を示す

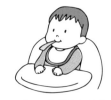

スプーンなど口に入れても舌で押し出すことが少ない（哺乳反射の減弱）

表5-8　離乳食の進め方の目安「授乳・離乳支援ガイド 2019 年 3 月厚生労働省」

2　離乳の支援の方法
①離乳の開始
　離乳の開始とは、なめらかにすりつぶした状態の食物を初めて与えた時をいう。開始時期の子どもの発達状況の目安としては、首のすわりがしっかりして寝返りができ、5秒以上座れる、スプーンなどを口に入れても舌で押し出すことが少なくなる（哺乳反射の減弱）、食べ物に興味を示すなどがあげられる。その時期は生後5~6か月頃が適当である。ただし、子どもの発育及び発達には個人差があるので、月齢はあくまでも目安であり、子どもの様子をよく観察しながら、親が子どもの「食べたがっているサイン」に気がつくように進められる支援が重要である。
　なお、離乳の開始前の子どもにとって、最適な栄養源は乳汁（母乳又は育児用ミルク）であり、離乳の開始前に果汁やイオン飲料を与えることの栄養学的な意義は認められていない。また、蜂蜜は、乳児ボツリヌス症を引き起こすリスクがあるため、1歳を過ぎるまでは与えない。
②離乳の進行
　離乳の進行は、子どもの発育及び発達の状況に応じて食品の量や種類及び形態を調整しながら、食べる経験を通じて摂食機能を獲得し、成長していく過程である。食事を規則的に摂ることで生活リズムを整え、食べる意欲を育み、食べる楽しさを体験していくことを目標とする。食べる楽しみの経験としては、いろいろな食品の味や舌ざわりを楽しむ、手づかみにより自分で食べることを楽しむといったことだけでなく、家族等が食卓を囲み、共食を通じて食の楽しさやコミュニケーションを図る、思いやりの心を育むといった食育の観点も含めて進めていくことが重要である。
《離乳初期（生後5か月~6か月頃）》
　離乳食を飲み込むこと、その舌ざわりや味に慣れることが主目的である。離乳食は1日1回与える。母乳又は育児用ミルクは、授乳のリズムに沿って子どもの欲するままに与える。
　食べ方は、口唇を閉じて、捕食や嚥下ができるようになり、口に入ったものを舌で前から後ろへ送り込むことができる。
《離乳中期（生後7か月~8か月頃）》
　生後7~8か月頃からは舌でつぶせる固さのものを与える。離乳食は1日2回にして生活リズムを確立していく。母乳又は育児用ミルクは離乳食の後に与え、このほかに授乳のリズムに沿って母乳は子どもの欲するままに、ミルクは1日に3回程度与える。
　食べ方は、舌、顎の動きは前後から上下運動へ移行し、それに伴って口唇は左右対称に引かれるようになる。食べさせ方は、平らな離乳食用のスプーンを下唇にのせ、上唇が閉じるのを待つ。
《離乳後期（生後9か月~11か月頃）》
　歯ぐきでつぶせる固さのものを与える。離乳食は1日3回にし、食欲に応じて、離乳食の量を増やす。離乳食の後に母乳又は育児用ミルクを与える。このほかに、授乳のリズムに沿って母乳は子どもの欲するままに、育児用ミルクは1日2回程度与える。
　食べ方は、舌で食べ物を歯ぐきの上に乗せられるようになるため、歯や歯ぐきで潰すことが出来るようになる。口唇は左右非対称の動きとなり、噛んでいる方向に依っていく動きがみられる。食べさせ方は、丸み（くぼみ）のある離乳食用のスプーンを下唇にのせ、上唇が閉じるのを待つ。
　手づかみ食べは、生後9か月頃から始まり、1歳過ぎの子どもの発育及び発達にとって、積極的にさせたい行動である。食べ物を触ったり、握ったりすることで、その固さや触感を体験し、食べ物への関心につながり、自らの意志で食べようとする行動につながる。子どもが手づかみ食べをすると、周りが汚れて片付けが大変、食事に時間がかかる等の理由から、手づかみ食べをさせたくないと考える親もいる。そのような場合、手づかみ食べが子どもの発育及び発達に必要である理由について情報提供することで、親が納得して子どもに手づかみ食べを働きかけることが大切である。
③離乳の完了
　離乳の完了とは、形のある食物をかみつぶすことができるようになり、エネルギーや栄養素の大部分が母乳又は育児用ミルク以外の食物から摂取できるようになった状態をいう。その時期は生後12か月から18か月頃である。食事は1日3回となり、その他に1日1~2回の補食を必要に応じて与える。母乳又は育児用ミルクは、子どもの離乳の進行及び完了の状況に応じて与える。なお、離乳の完了は、母乳又は育児用ミルクを飲んでいない状態を意味するものではない。
食べ方は、手づかみ食べで前歯で噛み取る練習をして、一口量を覚え、やがて食具を使うようになって、自分で食べる準備をしていく。
④食品の種類と調理
　ア　食品の種類と組合せ
　　与える食品は、離乳の進行に応じて、食品の種類及び量を増やしていく。
　　離乳の開始は、おかゆ（米）から始める。新しい食品を始める時には離乳食用のスプーンで1さじずつ与え、子どもの様子をみながら量を増やしていく。慣れてきたらじゃがいもや人参等の野菜、果物、さらに慣れたら豆腐や白身魚、固ゆでした卵黄など、種類を増やしていく。
　　離乳が進むにつれ、魚は白身魚から赤身魚、青皮魚へと進めていく。卵は卵黄から全卵へと進めていく。食べやすく調理した脂肪の少ない肉類、豆類、各種野菜、海藻と種類を増やしていく。脂肪の多い肉類は少し遅らせる。野菜類には緑黄色野菜も用いる。ヨーグルト、塩分や脂肪の少ないチーズも用いてよい。牛乳を飲用として与える場合は、鉄欠乏性貧血の予防の観点から、1歳を過ぎてからが望ましい。
　　離乳食に慣れ、1日2回食に進む頃には、穀類（主食）、野菜（副菜）・果物、たんぱく質性食品（主菜）を組み合わせた食事とする。また、家族の食事から調味する前のものを取り分けたり、薄味のものを適宜取り入れたりして、食品の種類や調理方法が多様となるような食事内容とする。
　　母乳育児の場合、生後6か月の時点で、ヘモグロビン濃度が低く、鉄欠乏を生じやすいとの報告がある。また、ビタミンD欠乏の指摘もあることから、母乳育児を行っている場合は、適切な時期に離乳を開始し、鉄やビタミンDの供給源となる食品を積極的に摂取するなど、進行を踏まえてそれらの食品を意識的に取り入れることが重要である。
　　フォローアップミルクは母乳代替食品ではなく、離乳が順調に進んでいる場合は、摂取する必要はない。離乳が順調に進まず鉄欠乏のリスクが高い場合や、適当な体重増加が見られない場合には、医師に相談した上で、必要に応じてフォローアップミルクを活用すること等を検討する。
　イ　調理形態・調理方法
　　離乳の進行に応じて、食べやすく調理したものを与える。子どもは細菌への抵抗力が弱いので、調理を行う際には衛生面に十分に配慮する。
　　食品は、子どもが口の中で押しつぶせるように十分な固さになるよう加熱調理をする。初めは「つぶしがゆ」とし、慣れてきたら粗つぶし、つぶさないままへと進め、軟飯へと移行する。野菜類やたんぱく質性食品などは、始めはなめらかに調理し、次第に粗くしていく。離乳中期頃になると、つぶした食べ物をひとまとめにする動きを覚え始めるので、飲み込み易いようにとろみをつける工夫も必要になる。
　　調味について、離乳の開始時期は、調味料は必要ない。離乳の進行に応じて、食塩、砂糖など調味料を使用する場合は、それぞれの食品のもつ味を生かしながら、薄味でおいしく調理する。油脂類も少量の使用とする。
　　離乳食の作り方の提案に当たっては、その家庭の状況や調理する者の調理技術等に応じて、手軽に美味しく安価にできる具体的な提案が必要である。

（厚生労働省：授乳・離乳の支援ガイド、2019）

(3) 離乳の開始時期

　ガイドラインでは，離乳の開始時期を生後5〜6ヶ月頃，完了の時期を12〜18ヶ月と定めている．また離乳食の実施に際し，「食べさせる適量」や「乳汁とのバランス」の問題についてもガイドラインに記載されている（表5-8）．咀嚼機能発達の目安を図5-7に，

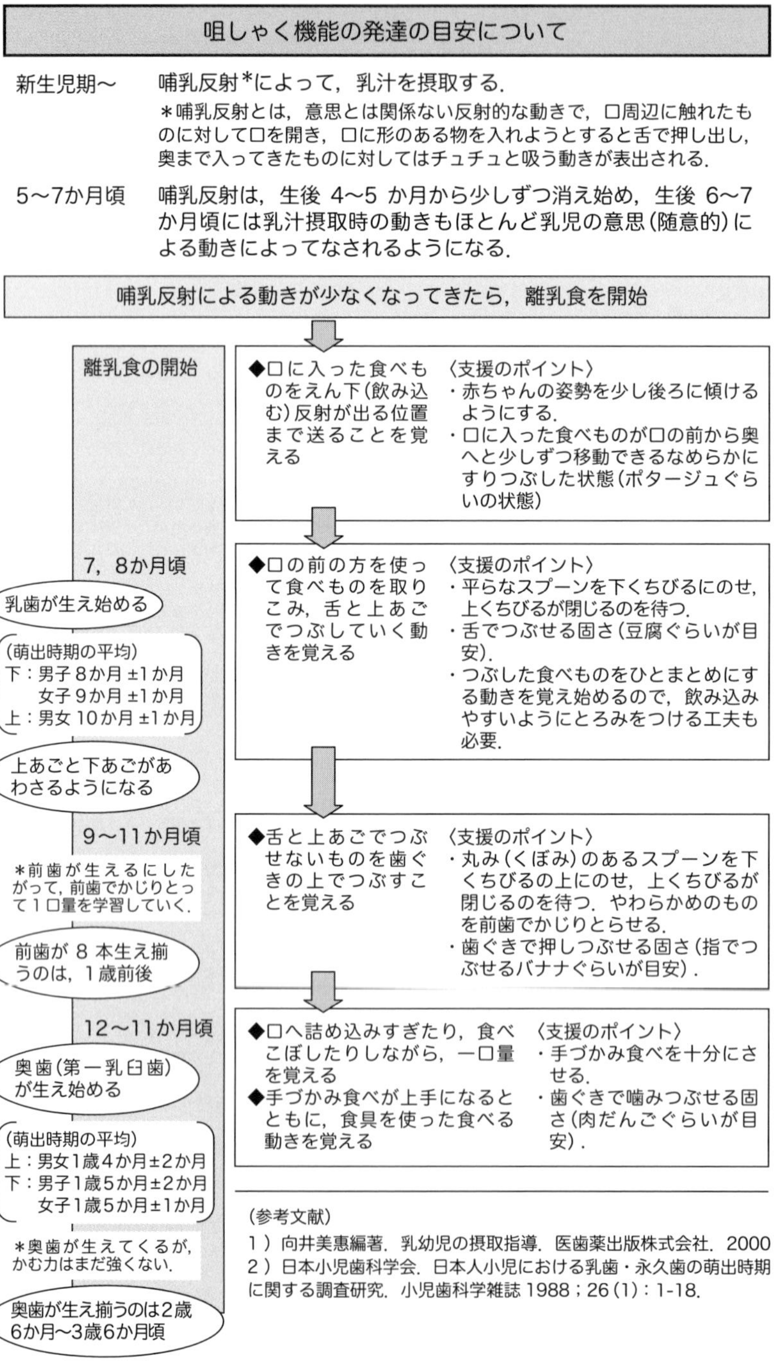

咀しゃく機能の発達の目安について

新生児期〜　　哺乳反射*によって，乳汁を摂取する．
　　　　　　　＊哺乳反射とは，意思とは関係ない反射的な動きで，口周辺に触れたものに対して口を開き，口に形のある物を入れようとすると舌で押し出し，奥まで入ってきたものに対してはチュチュと吸う動きが表出される．

5〜7か月頃　　哺乳反射は，生後4〜5か月から少しずつ消え始め，生後6〜7か月頃には乳汁摂取時の動きもほとんど乳児の意思（随意的）による動きによってなされるようになる．

哺乳反射による動きが少なくなってきたら，離乳食を開始

離乳食の開始
◆口に入った食べものをえん下（飲み込む）反射が出る位置まで送ることを覚える
〈支援のポイント〉
・赤ちゃんの姿勢を少し後ろに傾けるようにする．
・口に入った食べものが口の前から奥へと少しずつ移動できるなめらかにすりつぶした状態（ポタージュぐらいの状態）

7，8か月頃
乳歯が生え始める
（萌出時期の平均）
下：男子8か月 ±1か月
　　女子9か月 ±1か月
上：男女10か月 ±1か月
上あごと下あごがあわさるようになる
◆口の前の方を使って食べものを取りこみ，舌と上あごでつぶしていく動きを覚える
〈支援のポイント〉
・平らなスプーンを下くちびるにのせ，上くちびるが閉じるのを待つ．
・舌でつぶせる固さ（豆腐ぐらいが目安）．
・つぶした食べものをひとまとめにする動きを覚え始めるので，飲み込みやすいようにとろみをつける工夫も必要．

9〜11か月頃
＊前歯が生えるにしたがって，前歯でかじりとって1口量を学習していく．
前歯が8本生え揃うのは，1歳前後
◆舌と上あごでつぶせないものを歯ぐきの上でつぶすことを覚える
〈支援のポイント〉
・丸み（くぼみ）のあるスプーンを下くちびるの上にのせ，上くちびるが閉じるのを待つ．やわらかめのものを前歯でかじりとらせる．
・歯ぐきで押しつぶせる固さ（指でつぶせるバナナぐらいが目安）．

12〜11か月頃
奥歯（第一乳臼歯）が生え始める
（萌出時期の平均）
上：男女1歳4か月±2か月
下：男子1歳5か月±2か月
　　女子1歳5か月±1か月
＊奥歯が生えてくるが，かむ力はまだ強くない．
奥歯が生え揃うのは2歳6か月〜3歳6か月頃
◆口へ詰め込みすぎたり，食べこぼしたりしながら，一口量を覚える
◆手づかみ食べが上手になるとともに，食具を使った食べる動きを覚える
〈支援のポイント〉
・手づかみ食べを十分にさせる．
・歯ぐきで噛みつぶせる固さ（肉だんごぐらいが目安）．

（参考文献）
1）向井美惠編著．乳幼児の摂取指導．医歯薬出版株式会社．2000
2）日本小児歯科学会．日本人小児における乳歯・永久歯の萌出時期に関する調査研究．小児歯科学雑誌 1988；26（1）：1-18.

図5-7　咀嚼機能発達の目安

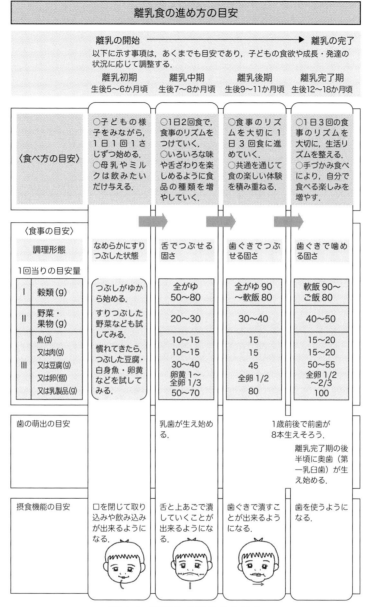

図5-8　離乳食の進め方の目安

離乳食の進め方の目安を図5-8に示す．なお，与えている食事の量が適切か否かは，成長曲線のグラフに体重や身長を記入して，成長曲線のカーブに沿っているかどうかで判断する．

(4) ベビーフード

　乳幼児の離乳を手助けする目的で製造された加工食品のことである．離乳食導入時には，ベビーフードを利用した離乳食のレシピ作製や留意点などのアドバイスが必要であ

表 5-9

ベビーフードの利点と課題

【利点】

① 単品で用いる他に，手作りの離乳食と併用すると，食品数，調理形態も豊かになる．

② 月齢に合わせて粘度，固さ，粒の大きさなどが調整されているので，離乳食を手作りする場合の見本となる．

③ 製品の外箱等に離乳食メニューが提案されているものもあり，離乳食の取り合わせの参考になる．

【課題】

① 多種類の食材を使用した製品は，それぞれの味や固さが体験しにくい．

② ベビーフードだけで1食を揃えた場合，栄養素などのバランスが取りにくい場合がある．

③ 製品によっては子どもの咀しゃく機能に対して固すぎたり，軟らかすぎることがある．

ベビーフードを利用する時の留意点

◆子どもの月齢や固さのあったものを選び，与える前には一口食べて確認を．

子どもに与える前に一口食べてみて，味や固さを確認するとともに，温めて与える場合には熱すぎないように温度を確かめる．子どもの食べ方をみて，固さ等が適切かを確認．

◆離乳食を手づくりする際の参考に．

ベビーフードの食材の大きさ，固さ，とろみ，味付け等が，離乳食を手づくりする際の参考に．

◆用途にあわせて上手に選択を．

そのまま主食やおかずとして与えられるもの，調理しにくい素材を下ごしらえしたもの，家庭で準備した食材を味つけするための調味ソースなど，用途にあわせて種類も多様．外出や旅行のとき，時間のないとき，メニューを一品増やす，メニューに変化をつけるときなど，用途に応じて選択する．不足しがちな鉄分の補給源として，レバーなどを取り入れた製品の利用も可能．

◆料理や原材料が偏らないように．

離乳が進み，2回食になったら，ごはんやめん類などの「主食」，野菜を使った「副菜」と果物，たんぱく質性食品の入った「主菜」が揃う食事内容にする．ベビーフードを利用するに当たっては，品名や原材料を確認して，主食を主とした製品を使う場合には，野菜やたんぱく質性食品の入ったおかずや，果物を添えるなどの工夫を．

◆開封後の保存には注意して，食べ残しや作りおきは与えない．

乾燥品は，開封後の吸湿性が高いため使い切りタイプの小袋になっているものが多い．瓶詰やレトルト製品は，開封後はすぐに与える．与える前に別の器に移して冷凍又は冷蔵で保存することもできる．食品表示をよく読んで適切な使用を．衛生面の観点から，食べ残しや作りおきは与えない．

授乳・離乳支援ガイド 2019

る．表5-9は，授乳・離乳支援ガイドに記載されている．ベビーフードの利点と課題，ベビーフードを利用するときの留意点である．

5) 低出生体重児

　出生体重が，2,500 g 未満の児を低出生体重児（図5-9）と呼び，出生割合は近年増加傾向にある．未熟な児ほど出生後の合併症（未熟児動脈管開存症や慢性肺障害など）が多く，このような場合，水分制限を行うこともあり，ときに栄養障害につながり（表5-10），結果として発育を緩慢にさせる．体重が軽い低出生体重児ほど全身状態が悪く，チアノーゼ，無呼吸発作，嘔吐などをしばしば起こす．また吸啜反射や嚥下反射が未発達であり，誤嚥や吐乳による気道内乳汁吸引の危険も多い．

　未熟児母乳と成熟児母乳の組成を比較すると，生後1ヶ月ほどは組成が異なり未熟児母乳の方がたんぱく質やミネラル含量が多く，次第に成熟児母乳と差がなくなっていく．このことは，体重あたりの栄養必要量が高く，哺乳量も低い低出生体重児にとっては都合が

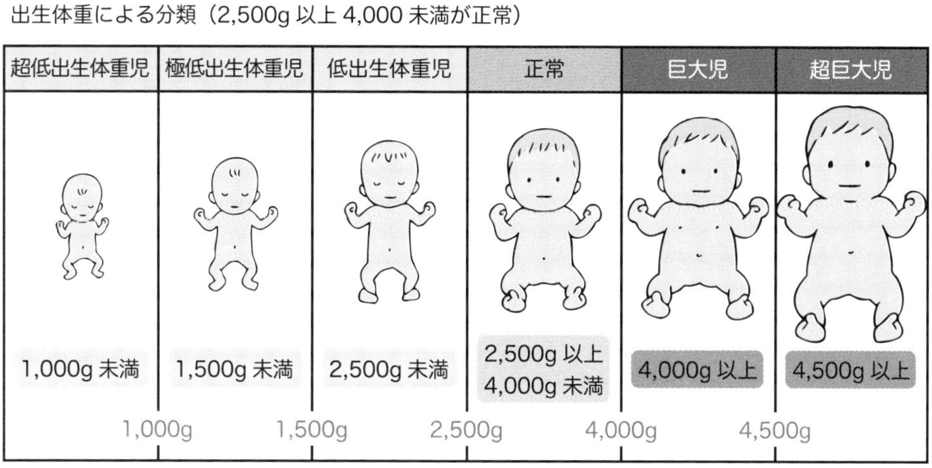
出生体重による分類（2,500g 以上 4,000 未満が正常）
超低出生体重児
極低出生体重児
低出生体重児
正常
巨大児
超巨大児
1,000g 未満
1,500g 未満
2,500g 未満
2,500g 以上
4,000g 未満
4,000g 以上
4,500g 以上
1,000g
1,500g
2,500g
4,000g
4,500g

図 5-9　出生体重による分類

表 5-10　極低出生体重児に発症しやすい栄養障害

栄養障害＼発症頻度	多い	時々	まれ
・ビタミン欠乏		○	
・未熟児代謝性骨疾患	○		
・亜鉛欠乏		○	
・銅欠乏			○
・セレン欠乏			○
・未熟児貧血	○		

Neonutal care 2008 年　秋季増刊　最新新生児栄養管理ステップアップブック　メディカ出版から

よい．それゆえに，乳児の状態に応じてできる限り早期からの授乳がすすめられている．低出生体重児専用のミルクもあるが，基本は母乳とする．母乳のみを与える場合には，母乳に不足する栄養素を母乳強化物質（母乳強化パウダー）として添加し，母乳の利点を生かしながら未熟児母乳の栄養学的問題点を解決することもある．

6）低体重と過体重

母乳栄養児の場合，生理的体重減少が大きく，最初の 1 か月間は体重増加が見られないことがあることを考慮しながら評価しなければならない（図 5-10）．早期に体重増加不良を来すこともあり，母乳継続を支援するか，人工乳を補足するかを適切に評価し，アドバイスしなければならない．

一方，人工栄養児の場合には，過体重に注意する必要がある．乳児が泣くのを哺乳のサインと受けとめ，多めの人工乳を飲ませてしまい，その繰り返しが肥満の要因となる．母乳の分泌がなくとも哺乳を試みたり，スキンシップをとることにより，少量の人工乳でも

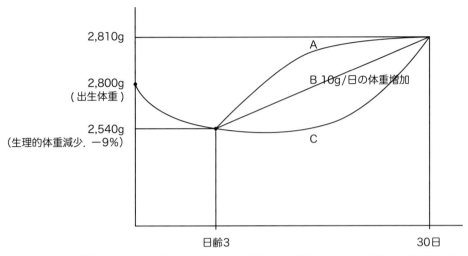

A：最初は体重増加がよく，健診近くになって体重増加不良が起きている．最近の母乳分泌と児
　　の状況を評価し，母乳分泌が低下していないかどうか，児に脱水の傾向がないかを評価する．
B：児の全身状態と母乳分泌状況を評価し，人工乳補足か母乳継続かを判断する．
C：母乳栄養児の体重が順調に増加するのは生後 2 週間以降のことが多く，このパターンをとる
　　ことが多い．最近，母乳が出るか，哺乳がよいかを確認し，1 週間後に体重を測定する．

図5-10　母乳栄養児の体重増加パターン

資料）板橋家頭夫編著「最新 新生児栄養管理ステップアップブック」メディカ出版，2008 年

安心して眠らせることができるというアドバイスが必要になる．乳幼児期の成長は，バー
カー説でいわれているように，成人期の疾患にまで影響を及ぼす可能性があることから社
会的影響は無視できない．周産期の医療関係者は自らの役割を十分に自覚し，乳児の成長
を慎重に評価していく必要がある．

7）哺乳量と母乳性黄疸

（1）哺乳量

①　母乳栄養

　哺乳は自律授乳とする．哺乳量（母乳分泌量）には個人差があり，また同一母子であっ
ても母体や児の体調に左右される．月齢別の授乳量を表5-10に示す．生後 1 か月間，1
日に約 30 g の体重増加が認められれば，十分な哺乳量と思われる．母乳不足が考えられ
る指標は図5-11のようなものがあるが，一番は体重増加であり，児に順調な体重増加と

表5-11　乳児の 1 日平均母乳哺乳量

月　齢	1 か月	2 か月	3 か月	4 か月	5 か月
哺乳量	745±171 mL	842±192 mL	820±158 mL	781±190 mL	786±179 mL

注）日本人の食事摂取基準では，2005 年版策定後に日本人を対象として発表された論文にお
　　いて母乳の摂取量がほぼ一定だったことから，2005 年版から哺乳量（780 mL/日）を継
　　続して用いている．
資料）廣瀬潤子，他：日本人母乳栄養児（0〜5 か月）の哺乳量，日本母乳哺育学会雑誌，2
　　（2008）

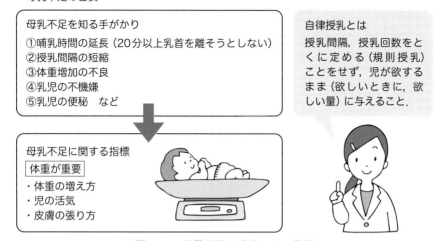

図 5-11　母乳不足が考えられる指標

活気が見られれば哺乳量に関してはほぼ問題がない.

②　人工栄養

基本的には自律授乳とするが, 過飲には十分注意する. おおまかな授乳回数は下記の通りである.

・生後 1 ヶ月未満　7〜8 回/日

・生後 1〜3 ヶ月　6 回/日

・生後 4〜5 ヶ月　5 回/日　程度

生後 1〜2 ヶ月頃は満腹となっても哺乳を続けることがあるので 1 回量は 150 mL, 1 日量は 1,000 mL 以下にとどめた方がよい. 人工栄養の場合も母乳栄養, 混合栄養と同様に体重増加量を参考にする.

(2)　母乳性黄疸

母乳性黄疸には生後早期の黄疸 (新生児黄疸の増強) と遷延性黄疸 (成熟児 1 週間以上, 低出生体重児 2 週間以上) の 2 種類がある. それぞれの黄疸の特徴を表 5-11 に示す.

生後早期の黄疸は Breast non-feeding jaundice と呼ばれ, 適切に母乳摂取ができていないことが原因と考えられている. 体重減少が大きく, ビリルビンの腸肝循環が増加するといわれている. 予防法としては適切な母乳育児である.

遷延性黄疸は Breast milk jaundice と呼ばれ, 特別な基礎疾患がない場合は, 生後 3〜4 週目に黄疸症状はなくなるが, 中には 2〜3 カ月続く場合もある. 一般的に体重増加も全身状態もよい. 早産児の場合には肝臓機能が未熟なために黄疸は遷延しやすい. また, クレチン病や先天性胆道閉鎖症, 新生児肝炎などでも黄疸が遷延するため, 黄疸が長期に

表5-12 早期黄疸と遅延性黄疸の比較

	早期黄疸	遅延性黄疸
発症時期	2〜5日に生じる	5〜10日に生じる
持続期間	一過性で，持続は10日くらい	1か月以上持続
初産・経産	初産に多い	初産・経産の区別なし
授乳回数	授乳回数が少ない	哺乳量は問題ではなくむしろ量は多い
排便回数	排便回数が少ない	排便回数は普通
糖水の補充	水は糖水を補充されている	なし
ビリルビン値	総ビリルビン<15 mg/dL	総ビリルビン 20 mg/dL 以上
治療法	治療が必要になることはない．または光線療法	光線療法，一時的な母乳の中断，まれに交換輸血
その他関連ある事項	関連ある事項：アプガースコア低値，水や糖水の補充，早産	特別なことはない

板橋家頭夫編著「最新 新生児栄養管理ステップアップブック」メディカ出版，2008年を一部改変

渡る場合は専門医を受診させる．母乳を一時中止すると軽快するが，正常な体重の成熟児ではそのまま授乳を続けてよい（確認のために一時的に人工乳に切り替える場合もある）．

8) ビタミンK摂取と乳児ビタミンK欠乏性出血症

(1) 特発性乳児ビタミンK欠乏性出血症

生後2週〜2か月頃発症する疾患で，母乳栄養児に見られる．ビタミンK依存性凝固因子（第II，VII，IX，X因子）の欠乏による頭蓋内出血を主とする出血症である．新生児メレナ（消化管出血）が見られることもある．

(2) 二次性乳児ビタミンK欠乏性出血症

肝障害や抗生物質の投与によって消化管におけるビタミンKの吸収不良が生じ，二次的にビタミンK欠乏症が見られる場合がある．ビタミンKが添加されている育児用ミルクを飲んでいる人工栄養児においても上記の理由で二次性乳児ビタミンK欠乏性出血症が発症することがある．

多くの出産施設において，ビタミンK欠乏性出血症予防のために，出生後24〜48時間と生後1週間，生後1ヶ月に，ビタミンK₂シロップの投与が行われている（表5-13）．また，母親がビタミンKを摂取しても，母乳への移行が少ないことから，授乳期の母親には，ビタミンKを多く含む食品を積極的に多めに摂取するように指導した方がよい．

表 5-13　新生児・乳児ビタミン K 欠乏性出血症に対するビタミン K 製剤投与ガイドライン

Ⅰ．合併症をもたない正期産新生児への予防投与

わが国で推奨されている 3 回投与は以下のとおりである.

①第 1 回目：出生後，数回の哺乳によりその確立したことを確かめてから，ビタミン K_2 シロップ 1 mL（2 mg）を経口的に 1 回投与する．なお，ビタミン K_2 シロップは高浸透圧のため，滅菌水で 10 倍に薄めて投与するのもひとつの方法である.

②第 2 回目：生後 1 週または産科退院時のいずれかの早い時期に，ビタミン K_2 シロップを前回と同様に投与する.

③第 3 回目：1 か月健診時にビタミン K_2 シロップを前回と同様に投与する.

④留意点等

(1)1 か月健診の時点で人工栄養が主体（おおむね半分以上）の場合には，それ以降のビタミン K_2 シロップの投与を中止してよい.

(2)前文で述べたように，出生時，生後 1 週間（産科退院時）および 1 か月健診時の 3 回投与では，我が国および EU 諸国の調査で乳児ビタミン K 欠乏性出血症の報告がある．この様な症例の発生を予防するため，出生後 3 か月までにビタミン K_2 シロップを週 1 回投与する方法もある.

(3)ビタミン K を豊富に含有する食品（納豆，緑黄野菜など）を摂取すると乳汁中のビタミン K 含量が増加するので，母乳を与えている母親にはこれらの食品を積極的に摂取するように勧める．母親へビタミン K 製剤を投与する方法も選択肢のひとつであるが，現時点では推奨するに足る十分な証左はない.

(4)助産師の介助のもと，助産院もしくは自宅で娩出された新生児についてもビタミン K_2 シロップの予防投与が遵守されなければならない.

Ⅱ．早産児および合併症をもつ正期産新生児への予防投与

①全身状態が比較的良好で経口投与が可能な場合は，合併症をもたない正期産新生児への投与方式に準じて行う．ただし，投与量は体重に応じて減量する.

②呼吸障害などにより内服が難しい新生児には，ビタミン K_2 注射用製剤（レシチン含有製剤）0.5〜1.0 mg（超低出生体重児は 0.3 mg）を緩徐に静注する．その後の追加投与のやり方はそれぞれの新生児の状態に応じて個別に判断する.

③全身状態が良好でも，母親が妊娠中にビタミン K 阻害作用のある薬剤を服用していた場合，あるいは celiac sprue などの吸収障害を有する場合は，出生後すぐにビタミン K_2 注射用製剤 0.5〜1.0 mg を静注することが望ましい.

④上記③の状況（母親がワルファリンを服用中の場合を除く）においては，妊娠 36〜38 週以降の母親に 1 日 15〜20 mg（分 2 または分 3）のビタミン K 製剤を陣痛発来日まで経口投与し，出生後に新生児のビタミン K 動態を評価する方法でも構わない．なお，母体へのビタミン K 投与は少なくとも 1 週間以上の投与が可能な状況であることを考慮する.

(注記) 長期にわたる経静脈栄養管理下にある場合には，妊娠経過中に随時ビタミン K の補充を行うことが望ましい.

Ⅲ．治療的投与

①ビタミン K 欠乏性出血症の疑いがあれば凝固検査用の血液を採取後，検査結果を待つことなく，ビタミン K_2 製剤（レシチン含有製剤）0.5〜1 mg を緩徐に静注する．もし血管確保ができない場合には筋注が可能なビタミン K 製剤を皮下注する（筋注はできるだけ避ける）.

②最重症例ならびに超低出生体重児では，新鮮凍結血漿 10〜15 mL/kg あるいは第Ⅸ因子複合体製剤 50〜100 単位/kg（第Ⅸ因子量として）の静注の併用を考慮する.

厚生省心身障害研究，新生児管理における諸問題の総合的研究，研究班による「乳児ビタミン K 欠乏性出血症の予防対策」の発展（1989 年）以降に得られた国内外の資料をもとにガイドラインを改訂した.

9）鉄摂取と貧血

　生後 9 カ月以降に離乳期貧血が好発する．急激な発育にともなう鉄需要増大のために，鉄欠乏性貧血になりやすく，低出生体重児にも鉄欠乏性貧血が頻発する．対応としては，鉄剤の経口投与，重症の場合は輸血をする．離乳期になれば鉄含有量の多い食品（卵黄，レバー，しらす，ひじきなど）を食材料にとり入れる．鉄の吸収はたんぱく質，銅，ビタミン C の共存で促進されることに配慮する（妊娠期参照）．

10）乳児下痢症と脱水

　乳児は成人に比べて体水分含量比率が高いため，脱水になりやすい．水分のほかに種々の電解質も失われる．一般に体重の 5〜10％ の脱水が起こると皮膚の緊張感が低下し，皮膚の乾燥が起こり，脈拍数が多くなる．大泉門＊は陥凹し，尿量が減る（表5-14）．

＊大泉門：新生児の前頭骨と左右の頭頂骨との間にある菱形の間隙で，結合組織で埋められている．触診では満 1 年から 1 年半で閉じる．分娩時に胎児が産道を通過するとき，圧迫のために頭蓋が多少変形しても，こうした泉門があることによって支障が起きないようになっている．

表 5-14　乳児下痢症の場合の評価およびその対応

臨床病状	軽度	中等度	高度
●体重減少	<5%	5〜10%	>10%
●神経症状	正常	傾眠あるいは興奮	明らかに意識低下
●大泉門	平坦	少し陥凹	明らかに陥凹
●粘膜	乾燥	かなり乾燥	からからの状態
●皮膚の緊張	良好	低下	かなり低下
●尿量	経度低下	低下	乏尿あるいは無尿

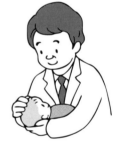

※乳児下痢症などの食事療養
①母乳栄養児
・従来どおり授乳を続ける．
・嘔吐が激しい時は 6〜24 時間の絶食期間を設け，この間，経口摂取が可能なら子供用イオン飲料を与える．（嘔吐は12〜24時間で止まることが多い）
②人工栄養児
・健康時と同じ授乳間隔と回数で与える．重症あるいは長期の下痢の場合を除き，希釈乳にする必要はない．
・水分補給は湯冷まし，番茶，子供用イオン飲料などがよい．
・水分補給は 1 回に 20〜30mL を 30〜60 分おきに，または児が欲しがるだけ与えてもよい．
③離乳期以降（離乳食）
・食品の経口摂取が可能になればできるだけ早いうちに再開し，腸管粘膜の萎縮や機能低下を抑える．
・症状によって異なるが重湯や 10 倍がゆ，野菜スープ，りんごのコンポートなどを与える．下痢を悪化させる多脂肪の食品や食物繊維の多い物は避ける．
・離乳食を与えた後の乳汁量は通常どおりとする．

乳幼児の冬期に起こる下痢症として多いのはロタウイルスによる下痢症である（80〜90
％）．ノロウイルスによる下痢も冬期に起りやすく注意を要する．ロタウイルス感染症
（嘔吐下痢症）は 11 月〜2 月頃に起こり，生後 2 ヶ月から 2 歳頃までの乳幼児が発病す
る．症状は感冒様症状，嘔吐で発症し，白色水様下痢頻発，脱水症に陥り重症になりやす
い．ワクチン導入も開始されている．乳児下痢症の対応を表5-14に示す．

11）二次性乳糖不耐症

乳糖不耐症は，乳汁や乳製品に含まれる乳糖（ラクトース）を分解することができない
ため，大腸にそのまま送られ，未分解の乳糖による高浸透圧性下痢症をきたす状態をいう．
小腸粘膜細胞のラクターゼ（乳糖分解酵素）の先天性欠損である先天性乳糖分解酵素欠
損症と，二次性乳糖不耐症がある．二次性乳糖不耐症は急性および慢性下痢，腸切除，薬
物，栄養失調症，他の代謝異常症などで小腸粘膜細胞が破壊されて二次性にラクターゼ活
性の低下が生じたものである．症状は，下痢，嘔吐，痩せであり，便性は水様，酸性，発
酵性である．治療としては，無乳糖粉乳または乳糖除去乳を用いる．

12）食物アレルギー

食物アレルギーとは，「原因食物を摂取した後に免疫学的機序を介して生体にとって不
利益な症状（皮膚，粘膜，消化器，呼吸器，アナフィラキシーなど）が惹起される現象」
である．アトピー素因を有する児では，抗原性を有する物質（アレルゲン）に曝露される
と全身系の免疫応答の結果，大量の IgE 抗体が産生され，ヒスタミンやセロトニンなど
の化学伝達物質の放出を介して症状が認められる（図5-12）．これが，即時型（I 型）ア
レルギーであり摂取後 30 分以内で症状が現れる．新生児期には IgE を介さない（遅延
型）アレルギー（摂取後 8〜24 時間後）が発症する場合もある（表5-15）．近年，特殊型
の食物アレルギーも出現している．原因食品は卵（特に卵白），牛乳（ミルク），小麦など
である．小児期の食物アレルギーの特徴は耐性の獲得であり，年月に差があっても大部分
の症例で自然寛解する（約 9 割）．しかし，残りの 1 割の食物アレルギー患児の中には成
人型食物アレルギーになる人もいる．

食物アレルギーの診断には，問診，家族歴，病歴，職業，住環境などを調査する臨床診
査や，抗原特異的 IgE 測定（CAP RAST），食物誘発試験，食物除去試験などの臨床検査
がある．治療には，食物アレルギー専門医による診断によりアレルゲンが特定できれば，
必要最小限の原因物質を除去する除去食療法が行われるが，除去食を摂取していると特定
の栄養素の不足が起こったりすることもある．適切な栄養素摂取を心がけ，患児と保護者
の QOL を維持するためにも，食物摂取における栄養指導の役割は大きく，不可欠であ
る．食物アレルギーの発症例が多く，重篤度が高いものとして，食品の原材料表示が義務
付けられている食品を表5-16に示す．

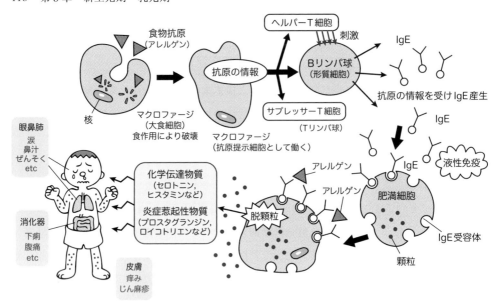

図5-12　食物アレルギー発症機序（（I型）即時型アレルギー）

表5-15　食物アレルギーの臨床型

臨床型	発症年齢	頻度の高い食物	耐性獲得（寛解）	アナフィラキシーショックの可能性	食物アレルギーの機序
食物アレルギーの関与する乳児アトピー性皮膚炎	乳児期	鶏卵，牛乳，小麦など	多くは寛解	（＋）	主にIgE依存性
即時型症状（じんましん，アナフィラキシーなど）	乳児期〜成人期	乳児〜幼児：鶏卵，牛乳，小麦，ピーナッツ，木の実類，魚卵など　学童〜成人：甲殻類，魚類，小麦，果物類，木の実類など	鶏卵，牛乳，小麦は寛解しやすいその他は寛解しにくい	（＋＋）	IgE依存性
食物依存性運動誘発アナフィラキシー（FDEIA）	学童期〜成人期	小麦，エビ，果物など	寛解しにくい	（＋＋＋）	IgE依存性
口腔アレルギー症候群（OAS）	幼児期〜成人期	果物・野菜・大豆など	寛解しにくい	（±）	IgE依存性

「食物アレルギーの診療の手引き2020」より

表5-16 原材料表示が義務付けられている食品

	特定原材料等
義務	卵, 乳, 小麦, えび, かに, 落花生, そば
推奨 表示義務はない	あわび, いか, いくら, オレンジ, キウイフルーツ, 牛肉, くるみ, さけ, さば, 大豆, 鶏肉, バナナ, 豚肉, まつたけ, もも, やまいも, りんご, ゼラチン, ごま, カシューナッツ, アーモンド

また, 食物アレルギーの発症を心配して, 離乳の開始や特定の食物の摂取開始を遅らせても, 食物アレルギーの予防効果があるという科学的根拠はないことから, 生後5～6か月頃から離乳を始めるよう情報提供も行う (授乳・離乳支援ガイド 2019年).

13) 便秘

何らかの原因によって便が長期間腸管内に滞留するか, あるいは排便が困難となる状況を便秘という.

乳汁栄養時の便秘としては, 母乳不足によることが多い. その場合には混合栄養または人工栄養にきりかえる. 哺乳量が十分であっても便秘する場合はマルツエキス (麦芽糖80% 前後を含む褐色水あめ状製品で甘みは弱いが発酵性が強いので便秘傾向の乳児によい) を2～3% 濃度になるようにミルクや湯冷ましで溶かして与えたり, 3～5% の砂糖湯を50～60 mL 与えたりする.

離乳期の便秘には, 冷やしたヨーグルトや乳酸菌飲料などを与える. 離乳食に食物繊維の多い野菜類, 海藻類, 芋類を多めに取り入れる. 対象となる乳児の月齢に応じた食品と調理法を考えて与え, 便通の状況を観察する. しかし, 食事療法で改善しないような頑固な便秘の時や哺乳力低下や腹部膨満が出現する場合, 便秘を反復する場合, 痛みや出血をともなう場合などは医療機関を受診させる.

練 習 問 題

以下の記述について，正しいものには○，誤っているものには×を付けなさい.

1. 母乳栄養児ではビタミンKが不足して頭蓋内出血を起こすことがある.
2. 低出生体重児や新生児ではシステインは不可欠アミノ酸である.
3. フォローアップミルクは生後9ヶ月頃から使用するミルクである.
4. はちみつはグルコースとフルクトースを含んでおり，乳児のエネルギー源として推奨できる.
5. 成熟児でも母乳黄疸が1ヶ月以上続くときには母乳を禁止する.
6. 母乳栄養児では，総エネルギーの約50％は脂肪から供給される.
7. 母乳には遊離型のタウリンが多く含まれが牛乳には少ない.
8. 「離乳・授乳の支援ガイド」(厚生労働省2019年) では，離乳の開始時期は生後5,6ヶ月頃が適当であるとしている.
9. 「離乳・授乳の支援ガイド」(厚生労働省2019年) では，生後18ヶ月以降より離乳食は3回与えるとしている.
10. 離乳の完了は，母乳または育児用ミルクを飲んでいない状態を意味する.
11. 乳児についてはすべての栄養素で0〜5ヶ月，6〜8ヶ月，9〜11ヶ月児の3区分で食事摂取基準が示されている.
12. 乳児の食物アレルギーには，IgAの関与が強い.
13. 乳児下痢症の重症例では，水分補給を制限する.
14. 母乳のカードは牛乳のカードに比べて小さく，消化されやすい.
15. クロノバクター坂崎菌の不活化に必要な調乳温度は50〜60℃である.

第6章　成長期(幼児期, 学童期, 思春期)

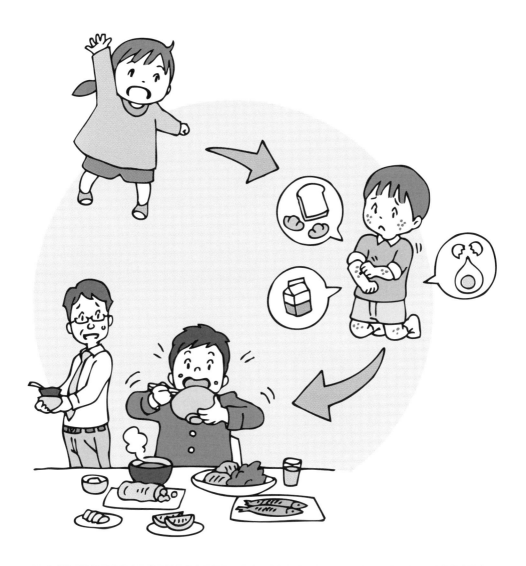

　幼児期, 学童期, 思春期をまとめて成長期と呼びます. エネルギー必要量に加え, 成長に必要なエネルギー蓄積量が加算されます. 幼児期は乳児期に比べて成長が緩やかになりますが, 運動機能の発達が著しく, また好き嫌いなど自己主張が生まれ, コミュニケーション能力など社会性が身に付き始めます. 学童期は規則正しい食生活や健康に配慮した食品の選択など自己管理能力を育てるとともに, 偏食を防いだり食物アレルギーに対する正しい知識などを, 学校給食を介した食育で教える大切な時期になります. 思春期は子どもから青年への移行期です. 著しく身長が伸び, 体重や骨量が増加しますので, エネルギー量も各種栄養素の摂取量も多くなります. 精神的不安定が目立ち, 神経性食欲不振症に陥るのもこの時期の特徴です.

　この章では, 成長期の生理的特徴と栄養マネジメントについて詳しく学びます.

I. 幼児期

幼児期は満1歳から5歳（小学校入学）までの5年間を指す．この時期は消化吸収機能の発達により食事形態が大きく変化する．乳児期に比べて，成長は緩やかになるが，運動機能や精神面の発達は著しい．自立心や社会性が身につく時期でもある．

6.1　幼児期の生理的特徴

1）生理機能の発達

第1乳臼歯が生え始める1歳頃からは，食べ物をすりつぶせるようになる．奥歯（第2乳臼歯）まで上下20本の乳歯が生え揃う2～3歳頃までに離乳食が完了し，固体の物が食べられるようになる（図3-5）．ある程度の硬さをもつ食品を与えて，よく咀嚼することを習慣づけることは，あごの発達を促し，永久歯の歯並びを良くする．また咀嚼は，唾液分泌を促進して消化を助け，歯の衛生向上に効果がある．

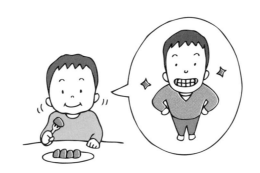

消化に関連する唾液腺の発達，でんぷん分解酵素プチアリン（αアミラーゼ）分泌の増加，胃液の分泌量の増加とpHの低下による殺菌作用の亢進，さらに，たんぱく質消化の亢進など，消化吸収能力は徐々に高まる．胃の形状が筒状から鈎針状へ変化し容量が増えることで，1回当たりの食事量も増える．肝臓の解毒機能は8歳頃までは未熟である．咀嚼力や消化吸収能力の変化に応じた食形態や量，衛生面への配慮が必要である．

腎臓の尿濃縮能力は未熟で，多量の尿を排泄する．また，発汗量も多い．幼児期の体重当たりの水分必要量は成人の2倍である．脱水症状を引き起こさないように，十分な水分補給が必要である．

2）運動機能の発達

骨格・筋肉の発達，神経系の発達にともない，運動機能は粗大運動，微細運動ともに発達する．走る・跳ぶなどの動作が活発になり，活動量が増えるため，エネルギー消費量が

増える.

　食事に関する行動では，1歳頃になると手づかみ食べを始める．これは，目と手と口の協調運動を発達させるうえで重要であり，のちに食具を上手に使うようになるための訓練になる．コップ，スプーン，ストローを使うなど，食器を片手で持つ動作も徐々にできるようになる．3歳頃からは箸が使えるようになる．運動機能の発達に応じた食具の選択が必要である．

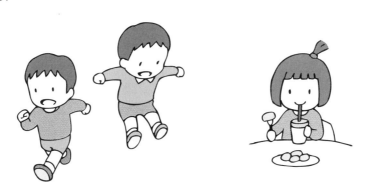

3) 精神機能の発達

　幼児期の神経系の発達は著しい（図3-1，図3-2）．それにともない言語能力が発達し，情緒も豊かになる．自己主張や第一反抗期が現れ，食べ物に対する好き嫌いが生じる．多様な刺激を五感から体感することで知覚が発達する時期であるため，消化機能がほぼ完成する3歳頃からは多くの食品を味わう機会を増やす．また，味覚の正常な発達を促すため薄味につとめ，食品本来の味を知覚する習慣を身につけることが大切である．

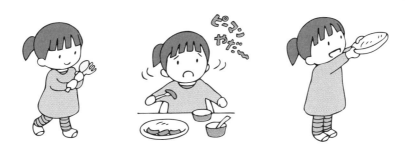

4) 社会性の発達

　3〜4歳頃になると，会話によるコミュニケーション能力が発達し，家族や仲間と食事を楽しむことができるようになる．社会の中で，規則正しい食事の時間をもつことや，食事中のマナーについても徐々に学んでいけるようになる．また，食事の準備や後片付けの手伝いをすることで，社会における自分の役割も理解できるようになる．

6.2 幼児期の栄養アセスメントと栄養ケア

1) 幼児期の食事摂取基準

(1) 推定エネルギー必要量，たんぱく質，脂質，炭水化物

① エネルギー

幼児期の推定エネルギー必要量は，エネルギー必要量（1日の基礎代謝量×身体活動レベル）に，成長に必要な組織増加分のエネルギー（エネルギー蓄積量，巻末付表2-4）が加算されている．幼児期の身体活動レベルは，レベルⅡ（ふつう）のみが設定されており，1～2歳児では1.35，3～5歳児では1.45である（巻末付表2-3）．両年齢区分とも推定エネルギー必要量に男女差が設けられている（巻末付表2-1）．

幼児期では，1回に摂取できる食事の量が少ないため，間食も食事の一部と位置づける．間食の内容は，栄養を考慮するとともに，幼児の嗜好にあったものとする．糖分，塩分，脂肪分の多い菓子類に偏らないように注意する．1～2歳児では，1日のエネルギーの10～15%を間食として，朝食と昼食の間，および昼食と夕食の間の2回に分けて与える．3～5歳児では，1日のエネルギーの15～20%を間食として昼食と夕食の間に与える．

② たんぱく質

幼児期のたんぱく質推定平均必要量は，各年齢の基準体位を維持するために必要なたんぱく量と，成長に伴い蓄積されるたんぱく量から，要因加算法によって算出されている（巻末付表3-2）．また，たんぱく質の推奨量は，必要量の変動係数が0.125と推定されるため，推定平均必要量の1.25倍を推奨量としている（巻末付表3-1）．

③ 脂 質

脂質は主なエネルギー源であるとともに，身体の構成成分でもある．とくに必須脂肪酸は体内では生産できないため，食事から摂取しなければならない．脂質の摂取基準は%エネルギー比率で目標量の範囲が示されている．n-6系脂肪酸およびn-3系脂肪酸の摂取基準については目安量が示されている（巻末付表4）．

④ 炭水化物

炭水化物は主要なエネルギー源である．とくに脳における消費量は大きい．たんぱく質および脂質摂取とのバランスを考慮し，%エネルギーで目標量の範囲が示されている．

(2) 脂溶性ビタミン，水溶性ビタミン

ビタミンA，ビタミンB₁，ビタミンB₂，ナイアシン，ビタミンB₆，ビタミンB₁₂，葉

酸，ビタミンCについては推定平均必要量と推奨量が，それ以外のビタミンについては目安量が設定されている（表6-2，6-3）．耐容上限量が設定されているのは，ビタミンA，ビタミンD，ビタミンE，ナイアシン，ビタミンB6，葉酸である（巻末付表7，8）．

各ビタミンの生理機能，欠乏症などを表6-4に示す．

表6-1　幼児期の食事摂取基準（エネルギー，たんぱく質，脂質，炭水化物）

年齢(歳)	推定エネルギー必要量(kcal/日)		たんぱく質（g/日）		脂質	炭水化物
	男	女	推定平均必要量	推奨量	%エネルギー目標量	%エネルギー目標量
1〜2	950	900	15	20	20〜30	50〜65
3〜5	1,300	1,250	20	25	20〜30	50〜65

「日本人の食事摂取基準（2020年版）」

表6-2　幼児期の食事摂取基準（脂溶性ビタミン）

年齢(歳)	ビタミンA（μgRAE/日）						ビタミンD（μg/日）			ビタミンE（mg/日）		ビタミンK（μg/日）	
	推定平均必要量		推奨量		耐容上限量		目安量		耐容上限量	目安量	耐容上限量	目安量	
	男	女	男	女	男	女	男	女				男	女
1〜2	300	250	400	350	600	600	3.0	3.5	20	3.0	150	50	60
3〜5	350	350	450	500	700	850	3.5	4.0	30	4.0	200	60	70

「日本人の食事摂取基準（2020年版）」

表6-3　幼児期の食事摂取基準（水溶性ビタミン）

年齢(歳)	ビタミンB1（mg/日）		ビタミンB2（mg/日）				ビタミンC（mg/日）	
	推定平均必要量	推奨量	推定平均必要量		推奨量		推定平均必要量	推奨量
			男	女	男	女		
1〜2	0.4	0.5	0.5	0.5	0.6	0.5	35	40
3〜5	0.6	0.7	0.7	0.6	0.8	0.8	40	50

「日本人の食事摂取基準（2020年版）」

表6-4 各種ビタミンの主な生理作用と特徴

ビタミン名	主な生理作用	特 徴
ビタミンA	細胞分化・細胞膜の安定化作用，視覚機能の維持，感染防御，骨・歯の発育，表皮の形成と成熟	動物性食品からは主にレチニルエステルとして，植物性食品からはカロテノイドとして摂取される
ビタミンD	腸管からのカルシウム吸収を促進，骨形成促進	紫外線により体内で合成，欠乏するとくる病
ビタミンE	抗酸化作用，細胞膜の安定化作用	体内のビタミンEの大部分はαトコフェロール
ビタミンK	血液凝固作用，骨形成促進	不足すると血液凝固の遅延
ビタミンB$_1$	エネルギー代謝における補酵素として機能	欠乏すると疲労や脚気，ウェルニッケ脳症を起こす
ビタミンB$_2$	フラビン酵素の補酵素としてエネルギー代謝に関与，皮膚や粘膜の機能を正常化	欠乏すると発育不全，口内炎，口角炎，舌炎を起こす
ビタミンC	強い還元力を有し，プロリンやリシン残基の水酸化促進．3価鉄を2価鉄に還元して吸収促進．好中球の活性を維持し，免疫賦活作用	欠乏すると，壊血病，皮下出血，易感染，骨形成不全などを起こす

(3) ミネラル

体内カルシウムおよびヘモグロビン中の鉄蓄積速度は成長期に著しく，推定平均必要量および推奨量が設定されている（表6-5）．一方，ナトリウムは生命活動に必要不可欠であるが，食塩過多の食習慣は塩味の域値を上昇させ，薄味の食習慣への是正の妨げとなる．味覚機能が発達する幼児期から，摂取基準にあわせた食塩摂取を心がけることが大切である．

多量ミネラルとしてのナトリウム，カルシウム，マグネシウム，微量ミネラルとしての鉄，亜鉛の生理作用および主な特徴を表6-6に示す．

表6-5 幼児期の食事摂取基準 （ミネラル）

年齢（歳）	カルシウム（mg/日）				鉄 （mg/日）						マグネシウム（mg/日）		亜鉛 （mg/日）			
	推定平均必要量		推奨量		推定平均必要量		推奨量		耐容上限量		推定平均必要量	推奨量	推定平均必要量		推奨量	
	男	女	男	女	男	女	男	女	男	女			男	女	男	女
1～2	350	350	450	400	3.0	3.0	4.5	4.5	25	20	60	70	3	2	3	3
3～5	500	450	600	550	4.0	4.0	5.5	5.5	25	25	80	100	3	3	4	3

「日本人の食事摂取基準（2020年版）」

表 6-6　主なミネラルの生理作用と特徴

ミネラル名	主な生理作用	特　徴
ナトリウム	生命活動に必要不可欠な栄養素	過剰摂取は腎臓に負荷，食塩過多は塩味の域値を上昇させる
カルシウム	骨の主な構成要素，細胞内で情報伝達作用，神経細胞の興奮，筋収縮，酵素活性の調節など	体内カルシウム蓄積速度は成長期に著しい
マグネシウム	骨形成と多種類の酵素反応に関与	不足すると低カルシウム血症，筋肉の痙れん
鉄	各臓器や器官に酸素運搬をするヘモグロビンの構成要素	不足すると鉄欠乏性貧血
亜鉛	亜鉛含有酵素の構造成分として，種々の生理機能に必須	不足すると皮膚炎や味覚障害

2）幼児期の栄養アセスメント

（1）身体計測

　栄養状態の評価には，身長，体重，頭囲，胸囲の計測値が用いられる．身長は長期にわたる栄養状態を反映し，体重は総合的な発育の指標となる．評価法のひとつとして身体発育曲線（図 6-1，図 6-2）が用いられる．これは，厚生労働省の調査結果に基づき，各年齢における身長，体重の計測値の分布を示したものである．中央値を 50 パーセンタイル*とし，3 パーセンタイルから 97 パーセンタイルまでが正常な発育の範囲とされる．それ以外の場合は，経過観察および精査が必要である．成長の速度には個人差があるため，基

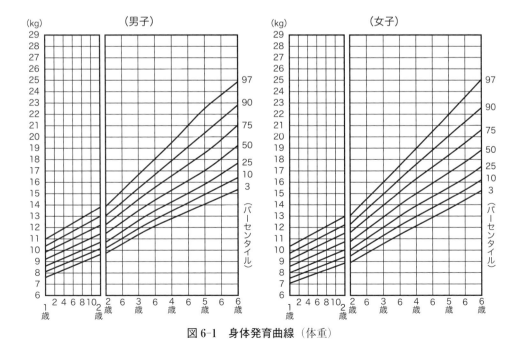

図 6-1　身体発育曲線（体重）

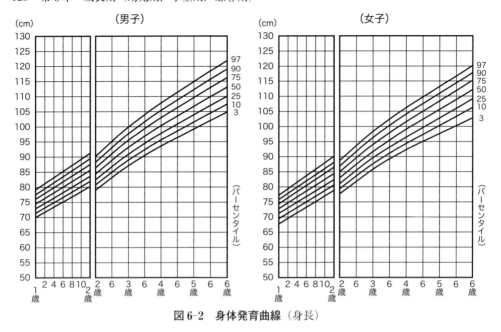

図6-2　身体発育曲線（身長）

準値との比較だけでなく経時変化を追って個人の成長の推移を見ることも必要である.

> ＊パーセンタイル：小さいほうから順番に数値を並べ，ある数値が何パーセント目にあ
> たるかを示したもの. 真ん中にくる数値（中央値）は50パーセンタイルに相当する.

　また，肥満ややせの判定には，厚生労働省の調査結果に基づく性別・身長別の標準体重
を示した身長体重曲線が用いられる（図6-3）. 評価は，個人の身長に対する実測体重と

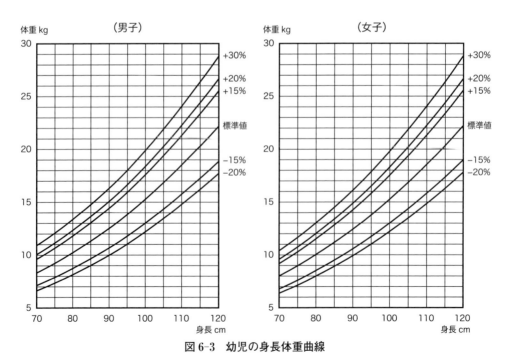

図6-3　幼児の身長体重曲線

標準体重の比較で示され，幼児では，肥満度±15%以内を「ふつう」と評価する．

　幼児期の体格指数にはカウプ指数が用いられ，体格の評価に用いられる．カウプ指数は以下の計算式で求められるが，判定基準は年齢により変化する（図6-4）．

$$カウプ指数 = \frac{体重（g）}{身長（cm）^2} \times 10$$

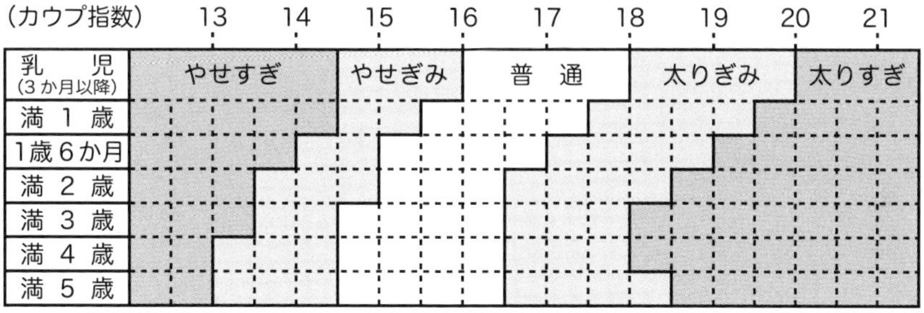

図6-4　カウプ指数による体格の評価

（2）臨床検査

　幼児の臨床検査の基準値には成人と異なるものがある．たとえば貧血の判定基準に用いられる血中ヘモグロビン値は成人の値より低い（表6-7）．また，たんぱく栄養状態の指標となる血中アルブミン値，脂質異常症の指標となる血中総コレステロール値も成人の値より低い（表6-8，表6-9）．

表6-7　ヘモグロビン基準値（g/dL）

年齢	男		女	
	下限値	上限値	下限値	上限値
0ヶ月	8.7	13.5	8.7	13.5
1ヶ月	9.0	13.5	9.0	13.5
3ヶ月	9.5	13.7	9.5	13.7
6ヶ月	10.0	14.2	10.0	14.2
1歳	10.5	14.1	10.7	14.1
2歳	10.7	14.2	10.9	14.2
3歳	11.0	14.2	11.1	14.2
6歳	11.5	14.4	11.5	14.4
12歳	12.2	15.7	11.9	14.9
15歳	12.6	16.5	11.8	14.9
20歳	13.7	17.2	11.5	14.6

表6-8 アルブミン基準値 (g/dL)

男女年齢	下限値	上限値
0ヶ月	3.0	4.1
1ヶ月	3.1	4.3
3ヶ月	3.1	4.6
6ヶ月	3.2	4.8
1歳	3.4	4.7
2歳	3.4	4.8
3歳	3.5	4.7
6歳	3.6	4.7
12歳	3.8	4.7
15歳	3.8	4.8
20歳	3.8	4.8

表6-9 総コレステロール基準値 (mg/dL)

男女年齢	下限値	上限値
0ヵ月	109	218
1ヵ月	113	225
3ヵ月	118	230
6ヵ月	124	238
1歳	126	247
2歳	125	247
3歳	125	240
6歳	125	230
12歳	125	230
15歳	127	230
20歳	130	230

3) 低栄養

　幼児期の低栄養による代表的な疾病には，たんぱく質の欠乏が主体で起こるクワシオルコルと，たんぱく質とエネルギー両方の欠乏が主体で起こるマラスムスがある (図6-5). クワシオルコルは全身性の浮腫，脂肪肝，皮膚炎と潰瘍，食欲不振などの症状を特徴とする. 一方マラスムスは体重減少が顕著に見られる. しかし実際には両病態を合併する場合も少なくない. これらの疾患は国内ではまれで，主に発展途上国で見られる.

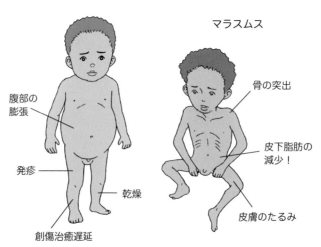

図6-5 クワシオルコルとマラスムス

4）過体重・肥満

　肥満には，内分泌異常や中枢神経系の異常などが原因で発症する症候性肥満と，単に摂取エネルギーが消費エネルギーを上回ることで起こる単純性肥満がある．後者は，生活習慣の是正で予防，改善される．糖分の多い食物や飲料の過剰摂取に注意し，活動量を増やすことが重要である．

　幼児期は生活習慣が確立する時期である．幼児期の生活は保護者の生活に依存するところが大きい．そのため，幼児期の栄養管理には保護者との連携が必要である．生涯適正体重を維持できるよう，正しい生活習慣を身に付けさせることが大切である．

5）脱水

　幼児期は，腎臓の尿濃縮能力が未熟で多量の尿を排泄する．また，発汗量も多い．幼児期の体重当たりの水分必要量は成人の2倍で，1歳児で1,150〜1,300 mL（120-135 mL/kg），2歳児で1,350〜1,500 mL（115-125 mL/kg），4歳児で1,600〜1,800 mL（100-110 mL/kg），6歳児で1,800〜2,000 mL（90-100 mL/kg）である．脱水症状を引き起こさないように，十分な水分補給が必要である．

6）う歯

　歯および口腔の健康を保つことは，単に食物を咀嚼するという点からだけでなく，食事や会話を楽しむなど，豊かな人生を送るための基礎となる．幼児期は歯口清掃や食習慣などの基本的歯科保健習慣を身に付ける時期として重要である．一般的に，う蝕の予防対策としては，う蝕を誘発する甘味飲食物の過剰摂取制限，歯口清掃による歯垢（デンタル・プラーク）の除去，歯質の強化対策としてのフッ化物の歯面塗布が実施されている．近年乳歯にう歯を持つ者の割合は減少傾向を示している（図6-6）．今後も幼児期の歯科管理には積極的に取り組むことが必要である．

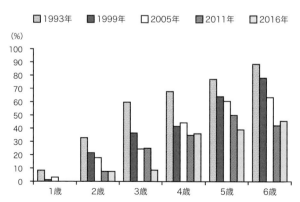

注）平成5年以前は未処置歯の診断基準が異なる．

図6-6　乳歯にう歯を持つ者の割合の年次推移

（2016年厚生労働省歯科疾患実態調査）

7）食行動

　幼児期の精神発達は著しく，自我の芽生えに応じて行動も多様化する．この時期には食行動にも問題が現れてくる（図6-7）．厚生労働省乳幼児栄養調査（2015年）によると，2歳〜3歳未満では「遊び食べをする」が最も高く，その他の年代では「食べるのに時間がかかる」が最も高い．食への興味や関心をもてるように，食べる意欲を大切にして，食の体験を広げていくことが大切である．さらに，睡眠，食事，遊びといった活動にメリハリをつけて生活リズムを形成させ，「食事のリズム」を規則的にすることが大切である．「おなかがすいた」という感覚を持たせるには，十分に遊び，食事を規則的にとることのできる生活環境が必要である．これを繰り返し体験することで，生活リズムは作られる．また，食べる量は，その日の活動量によっても異なるので，量を加減しながら食べさせるようにする．

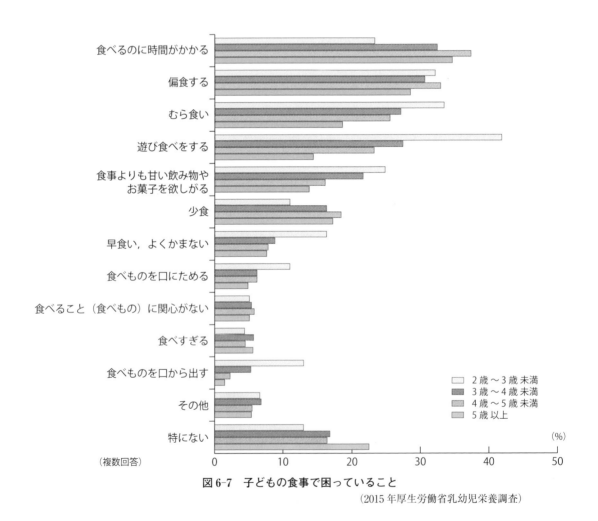

図6-7　子どもの食事で困っていること

(2015年厚生労働省乳幼児栄養調査)

8) 食物アレルギー

　食物アレルギーとは,「食物によって引き起こされる免疫反応を介して, 生体にとって不利益な症状が誘発される現象」である. 食物アレルギーは, 食物を摂取して2時間以内に症状が起きる「即時型」と, 数時間以上経ってから起きる「非即時型(あるいは遅発型, 遅延型)」の大きく2つに分けられる. 即時型のアレルギー症状が皮膚症状にとどまらず, 呼吸器や消化器など複数の臓器に強い症状が急激にあらわれる場合, アナフィラキシーと呼ばれる. さらに血圧低下や意識障害をともなう症状は,「アナフィラキシーショック」といわれ, 生命の危険をともなう場合もある.

　厚生労働省「平成27年度子ども・子育て支援推進調査研究事業」による全国調査で, 15,722の保育関係施設から得られた調査結果によると, 乳幼児の食物アレルギーの有病率は4.0%であった. 主なアレルゲンは食物に含まれているたんぱく質であり, 幼児期に食物アレルギーを引き起こす主な食物には, 鶏卵, 牛乳, 小麦, 木の実がある.(表6-10).

　食物アレルギーの対処法は原因食物の除去である. 加工食品については, 卵, 乳, 小麦, えび, かに, 落花生, そば, くるみの8品目が特定原材料として表示を義務付けられている. その他21品目については表示が推奨されている(表6-11).

　表示推奨食品は表示義務がないため, これらの食品にアレルギーを持つ場合は, 成分を製造会社に確認する必要がある. また, 規格変更されることがあるため, 購入ごとに成分

表6-10　年齢別原因食物(初発)*

	0歳	1, 2歳	3〜6歳	7〜17歳	≧18歳
1	鶏卵 61.1%	鶏卵 31.7%	木の実類 41.7%	甲殻類 20.2%	小麦 19.7%
2	牛乳 24.0%	木の実類 24.3%	魚卵 19.1%	木の実類 19.7%	甲殻類 15.8%
3	小麦 11.1%	魚卵 13.0%	落花生 12.5%	果実類 16.0%	果実類 12.6%
4	—	落花生 9.3%	—	魚卵 7.3%	魚類 9.8%
5	—	牛乳 5.9%	—	小麦 5.3%	大豆 6.6%
6	—	—	—	—	木の実類 5.5%

＊初発例3,905例について, 年齢群ごとに5%以上を占めるものを記載
即時型食物アレルギーによる健康被害に関する全国実態調査(消費者庁令和3年)

表6-11　加工食品のアレルギー表示

特定原材料等	
義務	卵, 乳, 小麦, えび, かに, 落花生, そば, くるみ
推奨 表示義務はない	あわび, いか, いくら, オレンジ, キウイフルーツ, 牛肉, さけ, さば, 大豆, 鶏肉, バナナ, 豚肉, まつたけ, もも, やまいも, りんご, ゼラチン, ごま, カシューナッツ, アーモンド

を確認する必要がある．外食の際は調理過程での混入の可能性があるため注意が必要である．

　除去については正しい診断にて必要最小限行う．また，原因食物でも症状が誘発されない量（"食べられる範囲"）までは除去する必要がない．原因食物のたんぱく質は，加熱や発酵などの加工によって，抗原性（アレルギーを起こす力）が変化する場合がある．"食べられる範囲"を考えるときには，単純にたんぱく質の量だけで考えるのではなく，原因食物ごとの抗原性の変化も考慮しなければならない．さらにアレルギーを有する幼児の体調不良時には，理論通りに食べられないこともあるので注意する．除去食物により不足する栄養素を他の食材で補う代替食の積極的な導入が必要である．

　乳幼児期に発症する主な原因食物（鶏卵，牛乳，小麦）や大豆は年齢とともに食べられるようになる傾向が強く，一般的に3歳までに50%，6歳までに80-90%のアレルギー児が食べられるようになる（耐性の獲得）．"食べられる範囲"を定期的に確認しながら食生活の幅を広げることが大切である．

9) 鉄摂取と貧血

　幼児期の貧血の多くは，鉄分の摂取不足によって生じる鉄欠乏性貧血である．乳幼児期には，体内貯蔵鉄が少ないことや，成長に伴う血液量の増大にヘモグロビンの合成が追いつかないことが原因で貧血が起こる．特に1歳を過ぎても離乳が順調に進んでいない場合は，フォローアップミルク*を与えることも必要である．

> *フォローアップミルク：離乳食だけでは不足しがちな鉄分などの栄養成分がバランスよく配合されたミルク．

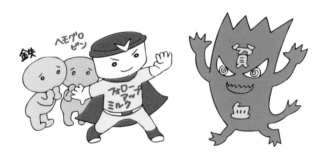

10) 保育所給食

　保育所は家庭と同様に「生活の場」であり，保育所での食事は心身の成長に大きな役割を担っている．保育所給食の形態は自園調理が中心だが，外部委託や外部搬入などもあり，多様化してきている．

　保育所給食は，厚生労働省の定める「児童福祉施設における「食事摂取基準」を活用し

表6-12　保育所における給与栄養目標量（例）

	1〜2歳児			3〜5歳児		
	① 1日の 摂取目安	② 昼食と おやつ	保育所における 給与栄養目標量 （①×②）	① 1日の 摂取目安	② 昼食と おやつ	保育所における 給与栄養目標量 （①×②）
エネルギー kcal	950		475	1,300		585
たんぱく質 g （％ エネルギー比）	31〜47 （13〜20％）		15.5〜23.5 （13〜20％）	42〜65 （13〜20％）		19〜29 （13〜20％）
脂質 g （％ エネルギー比）	21〜31.5 （20〜30％）		10.5〜15.5 （20〜30％）	28.5〜43 （20〜30％）		13〜19.5 （20〜30％）
炭水化物 g （％ エネルギー比）	119〜154 （50〜65％）		59.5〜77 （50〜65％）	162.5〜211 （50〜65％）		73〜95 （50〜65％）
食物繊維 g	—	50％	—	8 以上	45％	3.6 以上
ビタミン A μgRAE	400		200	500		225
ビタミン B₁ mg	0.5		0.25	0.7		0.32
ビタミン B₂ mg	0.6		0.3	0.8		0.36
ビタミン C mg	40		20	50		22.5
食塩相当量 g	3 未満		1.5 未満	3.5 未満		1.6 未満
カルシウム mg	450		225	600		270
鉄 mg	4.5		2.3	5.5		2.5

た食事計画」に基づいて実施される．子どもの性，年齢，発育・発達状況，栄養状態，生活状況等を把握・評価し，給与栄養目標量を設定して提供する．給与栄養目標量の例を表6-12に示す．1〜2歳児では，昼食および午前・午後の間食で1日の給与栄養量の50％を提供する．3〜5歳児では，昼食および午後の間食で1日給与栄養量の45％を提供する．

　給与栄養目標量を定期的に見直し，各園児の体格，発育状況，喫食状況などに対応させることも必要である．献立には季節感，子どもの嗜好，地域性を反映させる．また，咀嚼機能に応じた調理形態，身体発育に応じた食具の選択，多様な食品の選択などの配慮が大切である．

11）食育

　健全な心身を培うために，正しい食生活は欠かすことができない．とくに，心身の成長期に「食」についての育成を行うことは，生涯にわたって健全な心身を培い，豊かな生活を送るために必要である．2005年6月に制定された「食育基本法」では，国民1人ひとりが「食」に関して信頼できる情報に基づき適切な判断を行う能力を身に付けたり，自然の恩恵や「食」に関わる人々のさまざまな活動への感謝の念や理解を深めたりするために，食の生産から消費に至るまでのさまざまな体験活動を通した学習を，家庭，学校，保

育所，地域等を中心として推進することを掲げている．「食育」は，個人の健全にとどまらず，個人を取り巻く社会全体が健全に機能することで個人の健全が成り立つという概念や，幼少期から老年期までという現在および将来にわたる間断のない学びなど，時間的空間的広がりをもつ教育活動である．

　食育の計画的な推進を図るために，2006年3月には「食育推進基本計画」が，2011年4月には，「第2次食育推進基本計画」が策定された．「周知」から「実践」へ，をコンセプトに「① 生涯にわたるライフステージに応じた間断ない食育の推進 ② 生活習慣病の予防及び改善につながる食育の推進 ③ 家庭における共食を通じた子どもへの食育の推進」を掲げている．

　2016年には「第3次食育推進基本計画」が出され，）「実践の環を広げよう」をコンセプトに，①若い世代を中心とした食育の推進，②多様な暮らしに対応した食育の推進，③健康寿命の延伸につながる食育の推進，④食の循環や環境を意識した食育の推進，⑤食文化の継承に向けた食育の推進を掲げている．

　2021年には「第4次食育推進基本計画」が出された．国民の健康や食を取り巻く環境の変化，社会のデジタル化など，食育をめぐる状況を踏まえ，重点事項として①生涯を通じた心身の健康を支える食育の推進（国民の健康の視点），②持続可能な食を支える食育の推進（社会・環境・文化の視点），③「新たな日常」やデジタル化に対応した食育の推進（横断的な視点）を掲げている．

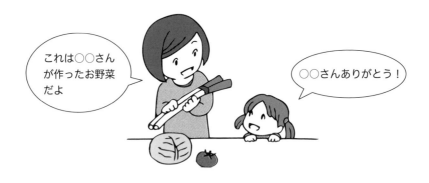

II. 学童期

6〜11歳までの6年間を学童期という．心身の発育発達の時期であると同時に，自己管理能力を育てる重要な時期でもある．とくに，学童期の終盤には発育急進期をむかえる．心の発育と体の発育のバランスをとることが大切な時期である．

6.3 学童期の生理的特徴

1) 生理機能の発達

学童期は，スキャモンの発育曲線（図3-1）に示されるように，胸腺・リンパ組織・扁桃腺などのリンパ系の発達が顕著である．血清免疫グロブリン（IgM，IgG，IgA）値も上昇し，免疫力が高まる．

身長増加率のピークは男子では11〜14歳，女子では9〜12歳頃であり，第二次発育急進期を迎える（図6-8）．

骨格・筋肉の発達と神経の発達により，運動能力が向上する．行動範囲も広がり，活動量に個人差が生じてくる．

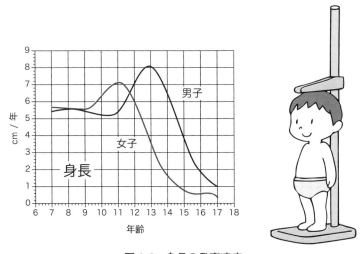

図6-8 身長の発育速度

2) 運動機能の発達

学童期には，骨，筋肉，呼吸・循環器系，神経系の発育が協調しあい，瞬発力，敏捷性，柔軟性，持久力などの体力が向上する．近年，学童を取り巻く社会環境は変化し，交通手段の発達，スクリーンゲームなどの非活動的余暇時間の増加，夜型の生活習慣などに

より，学童の身体活動量は低下している．学童期における身体活動は心身の健全な発育に
必要不可欠であり，身体活動を行う時間を十分に確保することが大切である．

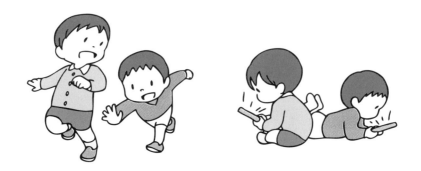

3）精神機能の発達

神経系の発達により，論理的，抽象的思考ができるようになり，自立心や自己管理能力
が身につく．また，規則正しい食生活，健康に配慮した食品の選択など，食生活の自己管
理能力が確立する．家庭と学校が連携しつつ，食を通して精神機能の育成を心がけなけれ
ばならない．

4）社会性の発達

情緒や言語能力の発達，自我の目覚めにより，周囲とのコミュニケーション能力が高ま
る．また，社会における自己の役割を理解できるようになる時期である．食に関しては，
食事中のマナーを守りながら，家族や仲間と楽しく食事をしたり，食事の準備や後片付け
をする中で，協調性や役割分担を学んでいくことが必要である．

6.4　学童期の栄養アセスメントと栄養ケア

1）学童期の食事摂取基準

（1）推定エネルギー必要量，たんぱく質，脂質，炭水化物

① エネルギー

学童期の推定エネルギー必要量は，エネルギー必要量（1日の基礎代謝量×身体活動レ
ベル）に，成長にともなう組織増加分のエネルギー（エネルギー蓄積量，巻末付表2-4）
が加算されている．幼児期の推定エネルギー必要量は身体活動レベルⅡのみが設定され
ていたが（表6-1），学童になると日常の活動に個人差が出てくるので，活動レベルをⅠ～
Ⅲに分けて推定エネルギー必要量が設定されている（表6-13）．

表 6-13 学童期の推定エネルギー必要量 (kcal/ 日)

年齢 (歳)	男			女		
	Ⅰ	Ⅱ	Ⅲ	Ⅰ	Ⅱ	Ⅲ
6～7	1,350	1,550	1,750	1,250	1,450	1,650
8～9	1,600	1,850	2,100	1,500	1,700	1,900
10～11	1,950	2,250	2,500	1,850	2,100	2,350

「日本人の食事摂取基準（2020 年版）」

② たんぱく質

学童期のたんぱく質推定平均必要量は，各年齢の基準体位を維持するために必要なたんぱく量と成長にともない蓄積されるたんぱく量から要因加算法によって算出されている（巻末付表 3）．

③ 脂質

脂質の摂取基準は，総エネルギーに占める割合（% エネルギー）で示され，学童期は男女とも 20% 以上 30% 未満に設定されている．一方，n-6 系脂肪酸および n-3 系脂肪酸の摂取基準については目安量が示され，男女差が設けられている（巻末付表 4）．

④ 炭水化物

炭水化物は主要なエネルギー源であり，とくに脳における消費量は大きい．炭水化物の摂取基準は目標量が % エネルギーで示されている（表 6-14）．

表 6-14 学童期の食事摂取基準 (たんぱく質，脂質，炭水化物)

年齢 (歳)	たんぱく質（g/日）					脂質	炭水化物
	推定平均必要量		推奨量		%エネルギー目標量（中央値）	%エネルギー目標量（中央値）	%エネルギー目標量（中央値）
	男	女	男	女			
6～7	25	25	30	30	13～20 (16.5)	20～30 (25)	50～65 (57.5)
8～9	30	30	40	40	13～20 (16.5)	20～30 (25)	50～65 (57.5)
10～11	40	40	45	50	13～20 (16.5)	20～30 (25)	50～65 (57.5)

「日本人の食事摂取基準（2020 年版）」

⑤ ビタミン，ミネラル

学童期のビタミン，ミネラルの食事摂取基準を表 6-15～表 6-17 に示す．これらの栄養素は学校給食のない日に推奨量を下回りやすい．特にカルシウムにおいては顕著である（図 6-9）．鉄については女児においては 10～11 歳から月経ありとなしの別が設けられて

表6-15 学童期の食事摂取基準（脂溶性ビタミン）

年齢(歳)	ビタミンA（μgRAE/日）						ビタミンD（μg/日）			ビタミンE（mg/日）		ビタミンK（μg/日）	
	推定平均必要量		推奨量		耐容上限量		目安量		耐容上限量	目安量	耐容上限量	目安量	
	男	女	男	女	男	女	男	女				男	女
6～7	300	300	400	400	950	1,200	4.5	5.0	30	5.0	300	80	90
8～9	350	350	500	500	1,200	1,500	5.0	6.0	40	5.0	350	90	110
10～11	450	400	600	600	1,500	1,900	6.5	8.0	60	5.5	450	110	140

「日本人の食事摂取基準（2020年版）」

表6-16 学童期の食事摂取基準（水溶性ビタミン）

年齢(歳)	ビタミンB₁（mg/日）				ビタミンB₂（mg/日）				ビタミンC（mg/日）	
	推定平均必要量		推奨量		推定平均必要量		推奨量		推定平均必要量	推奨量
	男	女	男	女	男	女	男	女		
6～7	0.7	0.7	0.8	0.8	0.8	0.7	0.9	0.9	50	60
8～9	0.8	0.8	1.0	0.9	0.9	0.9	1.1	1.0	60	70
10～11	1.0	0.9	1.2	1.1	1.1	1.0	1.4	1.3	70	85

「日本人の食事摂取基準（2020年版）」

表6-17 学童期の食事摂取基準（ミネラル）

年齢(歳)	カルシウム（mg/日）				鉄（mg/日）								マグネシウム（mg/日）				亜鉛（mg/日）			
	推定平均必要量		推奨量		推定平均必要量			推奨量			耐容上限量		推定平均必要量		推奨量		推定平均必要量		推奨量	
						月経なし	月経あり		月経なし	月経あり										
	男	女	男	女	男	女	女	男	女	女	男	女	男	女	男	女	男	女	男	女
6～7	500	450	600	550	5.0	4.5		5.5	5.5		30	30	110	110	130	130	4	3	5	4
8～9	550	600	650	750	6.0	6.0		7.0	7.5		35	35	140	140	170	160	5	4	6	5
10～11	600	600	700	750	7.0	7.0	10.0	8.5	8.5	12.0	35	35	180	180	210	220	6	5	7	6

「日本人の食事摂取基準（2020年版）」

いる．

　日常の食生活では，豆・豆製品，野菜，芋類，果物が不足しやすい（「2017年度国民健康栄養調査」）．成長期に欠かすことのできない栄養素を不足のないよう摂取する必要がある．

　各種ビタミン・ミネラルの生理作用および特徴は表6-4，表6-5を参照のこと．

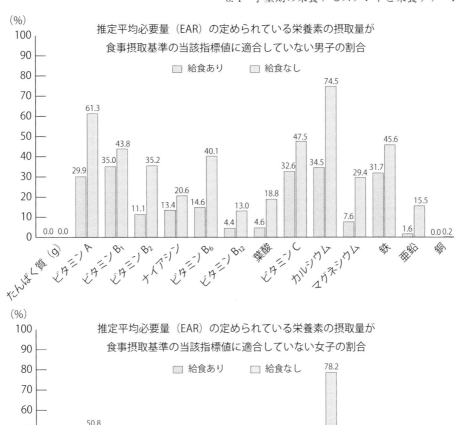

図6-9　学校給食の有無による栄養素摂取状況の違い
（令和2年学校給食摂取基準策定に関する調査研究協力者会議資料）

2) やせ・低栄養と過体重・肥満

　学童期の栄養状態の評価法の1つにローレル指数がある．ローレル指数は下記の計算式で求められる．

$$\text{ローレル指数} = \frac{\text{体重 (kg)}}{\text{身長 (cm)}^3} \times 10^7$$

　ローレル指数の標準値は 120 以上 140 未満である．120 未満をやせ，140 以上 160 未満をやや肥満，160 以上を肥満と判定する．ローレル指数は，身長の高い者の指数が低くなり肥満を見逃す傾向がある．また，身長の低い者は値が高くなり肥満傾向を示すことになるので注意が必要である．

　学校保健統計では 2006 年度からは，性別，年齢別，身長別標準体重から肥満度を算出し，肥満度が 20 パーセント以上の者を「肥満傾向児」，−20 パーセント以下の者を「痩身傾向児」としている．肥満度の求め方は以下の通りである．

$$肥満度＝〔実測体重(kg)−身長別標準体重(kg)〕/身長別標準体重(kg)×100(\%)$$

　学校保健統計調査によると，近年児童生徒の肥満者の割合は緩やかな減少傾向にある（図 6-10）．しかし，約 10% の児童生徒は肥満しているのが現状である．幼少期の肥満は成人肥満に移行しやすいので，適切な生活習慣を身に付けることが必要である．

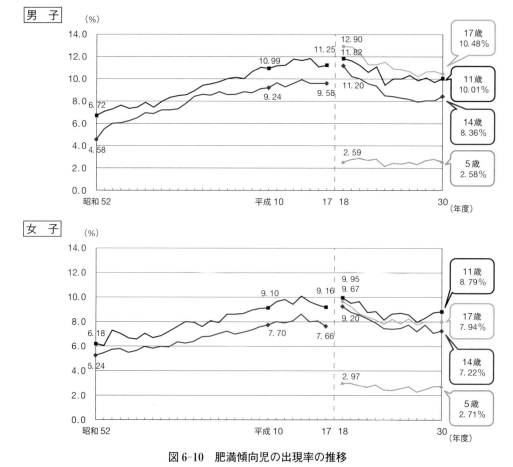

図 6-10　肥満傾向児の出現率の推移

（平成 30 年度学校保健統計）

3）脱水

体の構成成分のうち最も多いのは水分で 60〜70% を占めている．体内の水分は，不感蒸泄，尿，発汗などにより失われる．子どもは成人に比べ，体重当たりの水分排出量が多い．そのため学童の体重あたりの水分必要量は成人の約 1.6 倍である．屋外で活動するときには，熱中症にならないように十分な水分摂取が必要である．

4）う歯

平成 30 年度の学校保健統計調査によると，「むし歯」をもつ者の割合（処置完了者を含む）は，小学生では 45.3% であり，年々減少傾向にある（図 6-11）．学童期は乳歯から永久歯に生え替わる時期で，永久歯は生涯に渡って使用する歯である．う歯の予防対策としては，一般的にう歯を誘発する甘味飲食物の過剰摂取制限，歯口清掃による歯垢（デンタル・プラーク）の除去および歯質の強化対策としてのフッ化物の塗布などが実施されている．歯および口腔の健康を保つことは，単に食物を咀嚼するという点からだけでなく，食事や会話を楽しむなど，豊かな人生を送るための基礎となる点からも重要である．そのため，歯磨きの励行，適切な食習慣の奨励が大切である．また，唾液は歯の衛生向上に効果があることが報告されている．ある程度の硬さをもつ食品をよく咀嚼することを習慣づけ，唾液の分泌を促すことはう歯の予防となる．

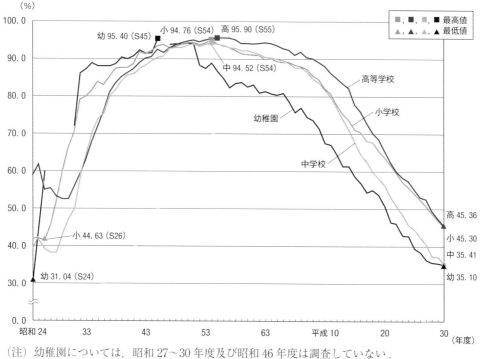

（注）幼稚園については，昭和 27〜30 年度及び昭和 46 年度は調査していない．

図 6-11　むし歯（う歯）の者の割合の推移

（平成 30 年度学校保健統計）

5）偏食，食欲不振

　2019年度全国体力・運動能力，運動習慣等調査結果（スポーツ庁）によると，朝食を「食べない」子どもの割合は男子0.7%，女子0.4%であるが，「毎日食べる」子どもの割合は，男子82.2%，女子82.3%で，平成20年度の調査開始以降減少している．男女ともに，朝食を「毎日食べる」グループが最も体力合計点が高く，睡眠時間では「8時間以上9時間未満」グループが最も体力合計点が高い（図6-12）．また，朝食摂取は学力調査の正答率とも関連をもつ（図6-13）．

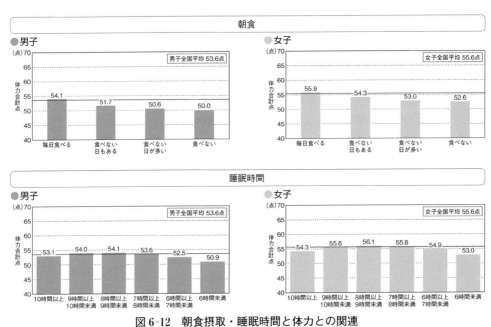

図6-12　朝食摂取・睡眠時間と体力との関連

（2019年度全国体力・運動能力，運動習慣等調査結果，スポーツ庁）

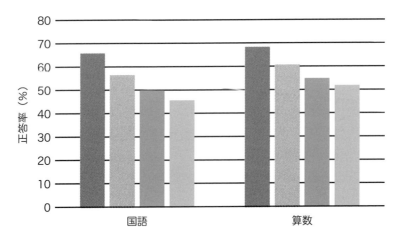

図6-13　朝食摂取と学力の関連

（2019年全国学力・学習状況調査，文部科学省）

学童期の朝食欠食の要因としては，夜型生活による起床時刻の遅れ，夜食の摂取による朝食時の食欲不振などがあげられる．適切な食生活習慣を身に付けることが必要である．学童期の生活習慣は保護者の生活習慣の影響を受けやすいため，保護者に理解を促すことが必要である．

間食については，糖分，塩分，脂質の多い食品が好まれてしまうことが多い．このような間食のとり過ぎは，肥満の原因になったり，栄養バランスの偏りをまねいたりする．間食は，適切な時間，量，および内容を重視した選択が必要である．

6）鉄摂取と貧血

成長期の貧血の多くは鉄欠乏性貧血である．身体の成長にともなう鉄の需要の高まりによる不足と，女子では月経による失血が主な原因である．欠食やダイエットにより鉄が不足することもある．正しい食に関する認識を培うこと，鉄を多く含む食品の摂取が必要である．

7）学校給食

（1）学校給食実施基準

学校給食は，「学校給食が児童及び生徒の心身の健全な発達に資するものであり，かつ，児童及び生徒の食に関する正しい理解と適切な判断力を養う上で重要な役割を果たすものであることにかんがみ，学校給食及び学校給食を活用した食に関する指導の実施に関し必要な事項を定め，もつて学校給食の普及充実及び学校における食育の推進を図ること（学校給食法）」を目的に実施される．

学校給食には，完全給食（パンまたは米飯＋おかず＋ミルク），補食給食（おかず＋ミルク），ミルク給食（ミルクのみ）がある．調理方式としては，単独校方式と共同調理場（給食センター）方式がある．

学校給食は，文部科学省の定めた「学校給食実施基準」に従い実施される．これは，厚生労働省が策定した「日本人の食事摂取基準」を参考とし，その考え方を踏まえるとともに，「食事状況調査（厚生労働省科学研究事業）」より算出された「昼食必要摂取量」等を

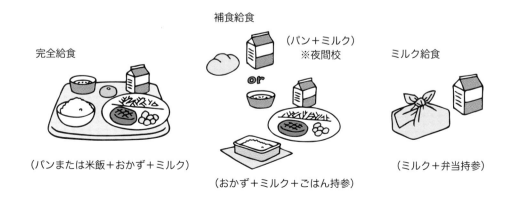

完全給食
（パンまたは米飯＋おかず＋ミルク）

補食給食
（パン＋ミルク）
※夜間校
（おかず＋ミルク＋ごはん持参）

ミルク給食
（ミルク＋弁当持参）

表6-18　児童または生徒1人1回当たりの学校給食摂取基準

区　　分	基　　準　　値			
	児童 （6歳～7歳） の場合	児童 （8歳～9歳） の場合	児童 （10歳～11歳） の場合	生徒 （12歳～14歳） の場合
エネルギー（kcal）	530	650	780	830
たんぱく質（%）	学校給食による摂取エネルギー全体の13％～20％			
脂質（%）	学校給食による摂取エネルギー全体の20％～30％			
ナトリウム（g） （食塩相当量）	1.5未満	2未満	2未満	2.5未満
カルシウム（mg）	290	350	360	450
マグネシウム（mg）	40	50	70	120
鉄（mg）	2	3	3.5	4.5
ビタミンA（μgRAE）	160	200	240	300
ビタミンB$_1$（mg）	0.3	0.4	0.5	0.5
ビタミンB$_2$（mg）	0.4	0.4	0.5	0.6
ビタミンC（mg）	20	25	30	35
食物繊維（g）	4以上	4.5以上	5以上	7以上

（注）　1　表に掲げるもののほか，次に掲げるものについても示した摂取について配慮すること.
　　　　　　亜　　　　　　　鉛…児童（6歳～7歳）2mg，児童（8歳～9歳）2mg，
　　　　　　　　　　　児童（10歳～11歳）2mg，生徒（12歳～14歳）3mg
　　　　2　この摂取基準は，全国的な平均値を示したものであるから，適用に当たっては，個々の
　　　　　健康及び生活活動等の実態並びに地域の実情等に十分配慮し，弾力的に運用すること.
　　　　3　献立の作成に当たっては，多様な食品を適切に組み合わせるよう配慮すること.

勘案し，児童又は生徒の健康の増進及び食育の推進を図るために望ましい栄養量を算出したものである（表6-18）.

①　エネルギー

「学校給食摂取基準」の推定エネルギー必要量の算定に当たっては，文部科学省が毎年度実施する学校保健統計調査の平均身長から求めた標準体重と食事摂取基準で用いている身体活動レベルのレベル2（ふつう）により算出した1日の必要量の3分の1を基準値としている.

②　たんぱく質

「食事摂取基準」の目標量を用いることとし，学校給食による摂取エネルギー全体の13％～20％を基準値としている.

③　脂質

「食事摂取基準」の目標量を用いることとし，学校給食による摂取エネルギー全体の20

表6-19　学校給食の標準食品構成表（幼児，児童，生徒1人1回当たり）

	区分		幼児の場合	児童（6歳〜7歳）の場合	児童（8歳〜9歳）の場合	児童（10歳〜11歳）の場合	生徒（12歳〜14歳）の場合	夜間過程を置く高等学校及び特別支援学校の生徒の場合
主食	米飯の場合	米	50	50	70	90	100	100
		強化米	0.15	0.15	0.21	0.27	0.3	0.3
	パンの場合	小麦	40	40	50	70	80	80
		イースト	1	1	1.25	1.75	2	2
		食塩	1	1	1.25	1.75	2	2
		ショートニング	1.4	1.4	1.75	2.45	2.8	2.8
		砂糖類	1.4	1.4	1.75	2.45	2.8	2.8
		脱脂粉乳	1.4	1.4	1.75	2.45	2.8	2.8
ミルク		牛乳	155	206	206	206	206	206
おかず		小麦粉及びその製品	4	4	5	7	9	9
		芋及びでんぷん	20	26	30	34	35	35
		砂糖類	3	3	3	3	4	4
		豆類	4	4.5	5	5.5	6	6
		豆製品類	12	14	16	18	18	18
		種実類	1.5	2	3	3.5	3.5	3.5
		緑黄色野菜類	18	19	23	27	35	35
		その他の野菜類	50	60	70	75	82	82
		果物類	30	30	32	35	40	40
		きのこ類	3	3	4	4	4	4
		藻類	2	2	2	3	4	4
		魚介類	13	13	16	19	21	21
		小魚類	2.5	3	3	3.5	3.5	4
		肉類	12	13	15	17	19	19
		卵類	5	5	6	8	12	12
		乳類	3	3	4	5	6	6
		油脂類	2	2	3	3	4	4

%〜30%を基準値としている．

④　ナトリウム（食塩相当量）

「食事摂取基準」の目標量の3分の1未満を基準値としている．

⑤ カルシウム

「食事摂取基準」の推奨量の 50% を基準値としている.

⑥ マグネシウム

児童については，「食事摂取基準」の推奨量の 3 分の 1 程度を，生徒については 40% を基準値としている.

⑦ 鉄

「食事摂取基準」の推奨量の 40% 程度とし，生徒は 3 分の 1 程度を基準値としている.

⑧ ビタミン類

ビタミン A，ビタミン B_1，ビタミン B_2 については，「食事摂取基準」の推奨量の 40% を基準値としている. ビタミン C については，「食事摂取基準」の推奨量の 3 分の 1 を基準値としている.

⑨ 食物繊維

「食事摂取基準」の目標量の 40% 以上を基準値としている.

表 6-20 地産地消による教育効果

〈1〉子どもが，より身近に，実感を持って地域の自然，食文化，産業等についての理解を深めることができる.
〈2〉食料の生産，流通などに当たる人々の努力をより身近に理解することができる.
〈3〉地場産業の生産者や生産過程などを理解することにより，食べ物への感謝の気持ちをいただくことができる.
〈4〉「顔が見え，話しができる」生産者などにより生産された新鮮で安全な食材を確保することができる.
〈5〉流通に要するエネルギーや経費の節減，包装の簡素化等により，安価に食材を購入することができる場合があるとともに，環境保護に貢献することができる.
〈6〉生産者などの側で学校給食を始めとする学校教育に対する理解が深まり，学校と地域との連携・協力関係を構築することができる.
〈7〉地域だけでなく，日本や世界を取り巻く食料の状況や，食料自給率に関する知識や理解を深め，意識を向上させることができる.

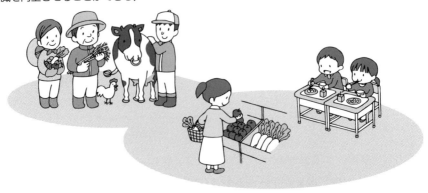

⑩　**亜鉛**

「食事摂取基準」の推奨量の3分の1を学校給食において配慮すべき値としている.

　食品構成については,「学校給食摂取基準」を踏まえ,多様な食品を適切に組み合わせて,児童生徒が各栄養素をバランス良く摂取しつつ,さまざまな食に触れることができるようにする.また,各地域の実情や家庭における食生活の実態把握の上,日本型食生活の実践,我が国の伝統的な食文化の継承について十分配慮して作成する.標準食品構成表の例を表6-20に示す.

(2) 学校給食を通した教育活動

　2018年度学校給食実施状況調査（文部科学省）によると,全国小学校の学校給食実施率は99.1%（完全給食98.5%,補食給食0.3%,ミルク給食0.3%）である.米飯給食は,全国の完全給食実施校全てにおいて実施されており,週当たりの平均実施回数は3.5回である.

　各地の学校給食において,地場産物を活用する取組（地産地消）が積極的に進められおり,表6-20のような効果が期待される.地域の生産や流通に関わる人々と学校の連携を整えたり,各教科等の食に関する指導と関連させた献立作成し,学校給食を「生きた教材」として活用する.

8) 食物アレルギー

「平成25年度学校生活における健康管理に関する調査（文部科学省）」によると,児童生徒の食物アレルギー有病率は,小学生で4.5%,中学生で4.7%と報告されている.

　①個別面談を実施し,アレルゲンや症状,家庭での対応状況を把握する.
　②食物アレルギーを持つ児童生徒の実態を把握し,学級担任,養護教諭などとの連携を図る.
　③学校給食でどのような対応ができるかを判断し学校長に報告する.
　④献立作成や作業工程表の作成時に,アレルゲンの混入がないように注意を払う.
　⑤アレルギー対応食確認表,表示（食札など）を作成する.
　⑥給食時の指導について学級担任に状況を伝えてアドバイスをする.

　学校給食における対応としては,「献立表に使用食品等を表示」,「除去食対応」,「代替食・特別食対応」,「弁当持参」があげられる.成長期に除去食により栄養素が不足することは成長の妨げとなることから,除去については医師の指示による必要最小限とする.また,不足栄養素を補う他の食材（代替食）の積極的な摂取が必要である.しかし,現状としては代替食対応を行う学校は少ない（表6-21）.

　学校給食が原因となるアレルギー症状を発症させないことを前提として,各学校,調理

表6-21　食物アレルギー・アナフィラキシーのある児童生徒への学校給食の対応

	小学校		中学校		高等学校		中等教育学校		合　計	
	学校数	%	学校数	%	学校数	%	学校数	%	学校数	%
a　詳細な献立表対応のみ：レベル1（献立表に使用食品等を表示）	3,501	24.6	2,123	34.1	30	4.3	5	29.4	5,659	26.7
b　一部弁当対応：レベル2（弁当持参）	1,332	9.3	490	7.9	58	8.3	2	11.8	1,882	8.9
c　除去食対応：レベル3（除去食対応）	5,371	37.7	1,500	24.1	50	7.1	4	23.5	6,925	32.7
d　代替食対応：レベル4（代替食・特別食対応）	2,497	17.5	1,095	17.6	69	9.9	5	29.4	3,666	17.3
e　食物アレルギーには対応していない	299	2.1	493	7.9	380	54.3	1	5.9	1,173	5.5
f　食物アレルギーの児童生徒はいない	1,254	8.8	528	8.5	113	16.1	0	0.0	1,895	8.9
合　計	14,254	100.0	6,229	100.0	700	100.0	17	100.0	21,200	100.0

（2013年文部科学省学校生活における健康管理に関する調査）

場の能力や環境に応じて食物アレルギーをもつ児童生徒の視点に立ったアレルギー対応給食を提供することが望まれる．また，学校と家庭が連携して，食物アレルギーを持つ児童生徒が他の児童生徒と同じように食事を楽しみ，必要な栄養素を摂ることができるように目指すことが必要である．食物アレルギー反応は年齢とともに耐性獲得により減少していく．定期的に確認しながら食生活の幅を広げることが大切である．

9）食育

（1）食育とは

学校における食育の目標は，子どもが食に関する正しい知識を身に付け，自らの食生活を考え，望ましい食習慣を実践できるようにすることである．そこで学校では，給食の時間はもとより，各教科や総合的な学習の時間などを利用して食に関する指導が行われている．

（2）栄養教諭の役割

2005年度から，食に関する専門家として児童生徒の栄養の指導と管理をつかさどることを職務とする栄養教諭が制度化された．公立小・中学校などの栄養教諭については，各都道府県教育委員会が地域の状況を踏まえつつ，栄養教諭免許状取得者の中から栄養教諭を採用し配置していくことになっており，2019年5月1日現在で全都道府県において

6,324 名が配置されている．栄養教諭は，教育に関する資質と栄養に関する専門性を生か
して，学校における食育推進の要として，献立作成や衛生管理などの学校給食の管理と学
校給食を活用した食に関する指導を一体的に展開することにより，教育上の高い相乗効果
をもたらしている．

（3）各教科との連携

　食は，各教科などで学習する内容に幅広く関わっており，食に関する指導は，学校教育
活動全体をとおして行うことが重要である．栄養教諭のみならず関係教職員が食に関する
指導の重要性を理解し，必要な知識や指導方法を身に付けるとともに，十分な連携・協力
を行うことにより，体系的，継続的に効果的な指導を行うことができる．栄養教諭は，食
に関する全体的な指導計画の策定に中心的に携わるなど，教職員間の連携・調整の役割を
担わなければならない．

（4）教科・特別活動等における教育指導

　栄養教諭は学校給食の管理業務を実際に担っていることから，各教科などの授業内容と
関連させた献立を作成するなど，学校給食を生きた教材として活用し，効果的な指導を行
う．

　2008 年 3 月には，小学校および中学校の学習指導要領の改訂が行われ，その総則にお
いて，「学校における食育の推進」が明確に位置付けられるとともに，家庭科や保健体育
科など，関連する各教科などにおいても食育の観点からの記述を充実させた．

　さらに 2017 年に行われた学習指導要領の改訂では，引き続き「学校における食育の推
進」が明確に示された．

（5）家庭や地域における栄養教諭を中核とした取組

　子どもの望ましい食生活の実践を目指して，学校教育活動の中で栄養教諭などによる体
系的・継続的な指導を実施するとともに，家庭や地域と連携して取り組む．後者の成果は
特に期待される．

　具体的取り組みとしては，保護者会などを通じた食に関する指導，給食便りやパンフレ
ットの配布など家庭と連携した取組，体験活動や料理教室，給食試食会など地域と連携し
た取り組みなどがあげられる．

　文部科学省では，栄養教諭が中核となって家庭や地域の団体などと連携・協力した食育
の取組を行うとともに，それらの成果の普及を行う「栄養教諭を中核とした食育推進事
業」を平成 21 年度から実施している（内閣府 2012 年版「食育白書」参照）．

10）適切な栄養状態の維持，疾病予防，健康の維持増進

　近年，子どもの生活の乱れや健康への悪影響が生じている背景には「よく体を動かし，よく食べ，よく眠る」という基本的な生活習慣や態度が身に付いていないことが指摘されている．

　2014年文部科学省による「睡眠を中心とした生活習慣と子供の自立等との関係性に関する調査」によると，午後10時までに就寝している小学生は49.2％にとどまっており，中学生については22.0％が0時以降に就寝している．子どもたちが健やかに成長していくためには，適切な運動，調和のとれた食事，十分な休養・睡眠は必要である．

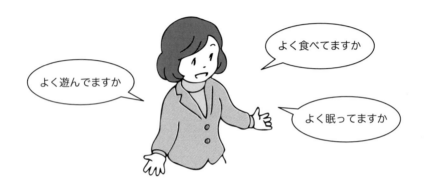

　文部科学省は，学校における食育の一層の推進を図るために，2017年（平成29年）「食に関する指導の手引―第二次改訂版」を発行した．栄養教諭は，児童・生徒の肥満，食物アレルギーや偏食などの問題に適切に対応するために，学級担任，養護教諭，学校医などと連携しつつ，保護者と面談などを重ね，子どもの食生活に関して，栄養に関する専門性を生かしたきめ細かな指導・助言を行う必要がある．さらに，学校給食においても，子どもの状況に応じた対応に努めることが大切である．

11）コ食

　近年，家族がそろって食事をする機会が減少している．そのため，子どもが1人で食事をする「孤食」や，家族が別々の料理を食べる「個食」が社会問題となっている．「平成22年度『児童生徒の食事状況等調査』」（図6-14）によると，「朝食を誰と食べているか」と「身体のだるさや疲れやすさを感じることがある」の関係を見ると，「1人で食べる」子どもは，「身体のだるさや疲れやすさを感じることがある」の問いに，「しばしば」23.3％，「ときどき」28.0％であり，「家族そろって食べる」，「おとなの家族の誰かと一緒に食べる」と回答した子どもより，その割合が高い．

　また，「朝食を誰と食べているか」と「イライラする」の関係をみると，「1人で食べている」子どもは，「イライラする」ことが，「しばしば」18.9％，「ときどき」25.9％あり，「家族そろって食べる」，「おとなの家族の誰かと一緒に食べる」と回答した子どもよ

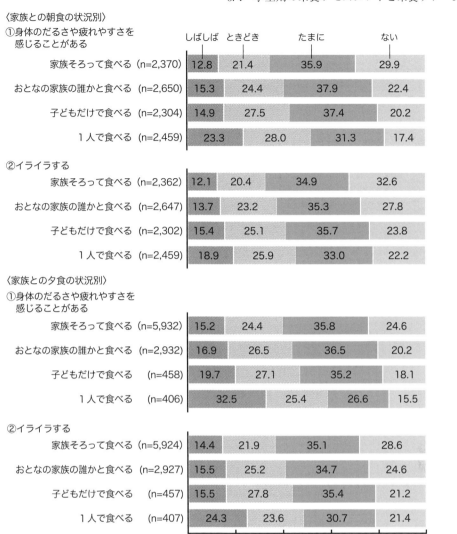

図 6-14　家族との食事と心身の状況
（独立行政法人日本スポーツ振興センター平成 22 年度「児童生徒の食事状況等調査」）

り，その割合が高い．夕食についても，同様の傾向が見られている．

　家庭は，子どもが人と人との繋がりや連帯感を感じる最初の場所である．子どもたちの温かい心が育っていくような家庭を築けるように，社会全体が取り組んでいかなければならない．

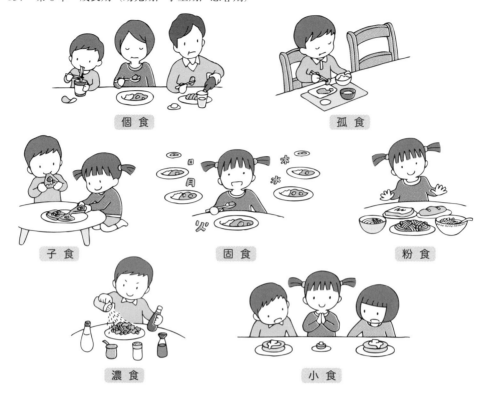

個食　　　孤食

子食　　　固食　　　粉食

濃食　　　小食

III. 思春期

　思春期は 11〜15 歳頃までの期間を指す．子どもから青年への移行期で，発育急進期と第二次性徴を特徴とする．

6.5　思春期の生理的特徴

1）発育急進

　思春期には，急激な発育が見られる．男子の発育急進期は 12〜13 歳，女子の発育急進期は 10〜11 歳頃である（図 6-15）．

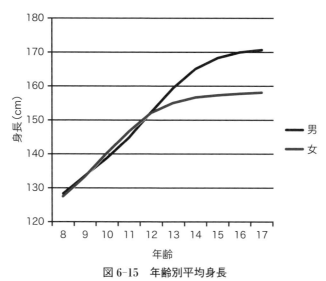

図 6-15　年齢別平均身長

（2012 年度学校保健統計調査）

2）運動機能の発達

　思春期は骨格と筋肉の発達により，体力・運動能力が高まる時期である．平成 29 年度体力・運動能力調査結果（文部科学省）によると，運動・スポーツの実施頻度と新体力テストの合計点との関係を年齢段階別に見た場合，特に思春期前後において，運動を実施する頻度が高いほど，体力テストの合計点が高い傾向にあった（図 6-16）．体力・運動能力が高まるこの時期に，体力向上のため運動習慣をつけることが大切である．

3）精神の発達と精神的不安定

　思春期は，精神的自立や自己同一性の確立，あるいは身体の急激な変化などにより，情緒が不安定になる時期である．また異性を意識し，外見を気にするようになる．このこと

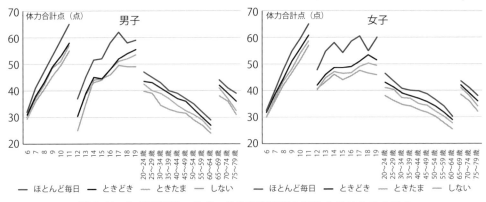

図6-16 年代別運動・スポーツの実施頻度と新体力テストの合計点

が，摂食行動の異常を生むこともある．身体の発育が早まっている一方で，精神の成熟は遅れて発達する．思春期から青年期にかけては身体のケアのみならず，心のケアも大切である．

4）第二次性徴

思春期では，生殖器系の発達が顕著になる．男子ではテストステロン，アンドロステロンの分泌が高まり，生殖器官の発達，精通の始まり，変声，腋毛・陰毛・ひげ・胸毛の発生，骨格・筋肉の成長などが顕著になる．

女子では，卵胞ホルモン（エストロゲン）の分泌が高まり，皮下脂肪の増加，乳房の発育，骨盤の発育，生殖器官の発達，月経，腋毛・陰毛の発生などが始まる．

これらのことにより，男子は男性らしく，女子は女性らしくなり，性差が顕著になる．

5）起立性調節障害

起立性調節障害（orthostatic dydregulation：OD）は，思春期によく見られる立ちくらみ，めまい，だるさ，頭痛，腹痛などを主な症状とする生理現象である（表6-22）．これは自律神経系の失調が原因で，起立時に下半身の血管を収縮させ血圧を維持する機構が働きにくくなり，血液が下半身に貯留して，脳血流や全身への血行が維持されなくなること

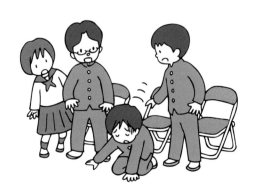

による．自律神経の働きには24時間周期の日内リズム（概日リズム）がある．生活リズムを整えることも改善方法の1つである．

表6-22　起立性調節障害の診断基準

大症状	A．立ち眩み，あるいは眩暈を起こしやすい B．立っていると気持ちが悪くなる，ひどくなると倒れる C．入浴時，あるいはいやなことを見聞きすると気持ち悪くなる D．少し動くと動悸あるいは息切れがする E．朝なかなか起きられず，午前中調子が悪い
小症状	a．顔色が青白い b．食欲不振 c．臍疝痛（強い腹痛）をときどき訴える d．倦怠あるいは疲れやすい e．頭痛をしばしば訴える f．乗り物に酔いやすい g．起立試験で脈圧狭少化16 mmHg以上 h．起立試験で収縮期血圧低下21 mmHg以上 i．起立試験で脈拍数増加1分21以上 j．起立試験で立位心電図 T_{11} の0.2 mV以上の減高，その他の変化

大3以上，大2小1以上，大1小3以上あり，他の器質性疾患を除外すればODと診断する．
立ち眩み：脳幹への血流不全により起こる眩暈（めまい）.
臍疝痛（さいせんつう）：自立神経性の腸管不安定状態により，臍部周辺に起こる一過性の腹痛.

1960年の小児起立性調節障害研究班

6.6　思春期の栄養アセスメントと栄養ケア

1）思春期の食事摂取基準
（1）推定エネルギー必要量，たんぱく質，脂質，炭水化物
　思春期は，身長・体重が急速に成長する時期であるとともに，活発に活動する時期でもあるため，多量の栄養量を必要とする．

①　エネルギー
　推定エネルギー必要量は，エネルギー必要量（1日の基礎代謝量×身体活動レベル）に，成長に必要な組織増加分のエネルギー（エネルギー蓄積量）が加算されている．この時期のエネルギー必要量は成人の値を超える．

②　たんぱく質
　思春期のたんぱく質推定平均必要量は，各年齢の参照体位を維持するために必要なたん

ぱく質量と成長に伴い蓄積されるたんぱく質量から要因加算法によって算出されている．
女性の場合，この時期のたんぱく質推奨量は全年齢区分中，最高値である（巻末付表3-1）．

③ 脂質

脂質の摂取基準は％エネルギー比率で20％以上30％未満とされている．n-6系脂肪
酸およびn-3系脂肪酸の摂取基準については目安量が示されている（巻末付表4）．

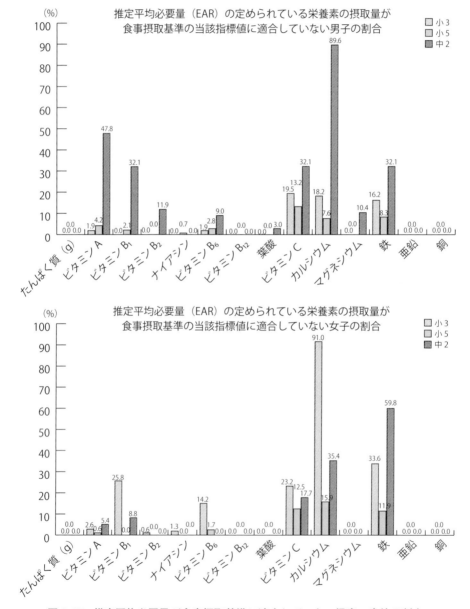

図6-17　推定平均必要量が食事摂取基準に適合していない児童・生徒の割合

（令和2年学校給食摂取基準策定に関する調査研究協力者会議資料）

④　炭水化物

血糖値の維持，たんぱく質および脂質摂取とのバランスを考え，炭水化物の摂取基準は％エネルギーで50％以上65％未満とされている．

(2) ビタミン，ミネラル

成長期に不足しやすい栄養素として，ビタミンA，ビタミンB₁，カルシウム，鉄などがあげられる（図6-17）．ビタミンAは細胞の分化，細胞膜の安定化，骨・歯の発育，表皮の形成・成熟に関わるため，成長に欠かせない栄養素である．発育急進期である思春期にはとくに十分量を摂取することが必要である．各ビタミンの生理作用および特徴は表6-4を参照のこと．

思春期は骨密度が著しく上昇する．この時期のカルシウム摂取が最大骨量に影響する．高齢期の骨粗鬆症を予防するためにも，充分なカルシウム摂取が必要である．

また，思春期は，男子においては筋肉量の増加とそれにともなう血流量の増加により鉄の需要が高まる．女子においては月経による鉄の損出量が高まる．したがって鉄欠乏性貧血になりやすい．予防のためには充分な鉄の摂取が必要である．各ミネラルの生理作用および特徴は表6-5を参照のこと．

2) やせと肥満

近年，思春期の肥満者の割合は男女ともに減少傾向にある（図6-10）．一方で，痩身傾向者が一定の割合で存在している（図6-19）．特に，思春期の女子においては，骨量の減少，不妊，低出生体重児の増加といった将来的な問題をもたらす．食べることの重要性や体型に関する正しい認識についての教育や心的サポートが必要である．

3) 摂食障害

摂食障害には，「拒食症」と「過食症」がある．極端なやせ願望や心的ストレスにより，摂食が低下してやせをきたす「神経性食欲不振症」は，思春期の女子に多く見られる．診断基準（表6-23）および主な合併症（表6-24）を以下に示す．

神経性食欲不振症の治療は，3食を規則的な時間に摂取させ，少量からはじめ，徐々に段階的に増量させていく方法が基本となる．患者には食事摂取に対する種々の心理的抵抗が出現するが，不安の内容，考えや気持ちを丁寧に聞き，食事摂取による肥満恐怖を取り除いていく作業が求められる．

過食症には，「むちゃ食い」の反復と，過食を解消し体重増加防止のための絶食や食事制限，あるいは自己誘発性嘔吐や下剤の乱用も見られる．

拒食症・過食症のいずれも，治療には専門医，カウンセラー，管理栄養士の連携が重要である．家族や周囲の協力も不可欠である．

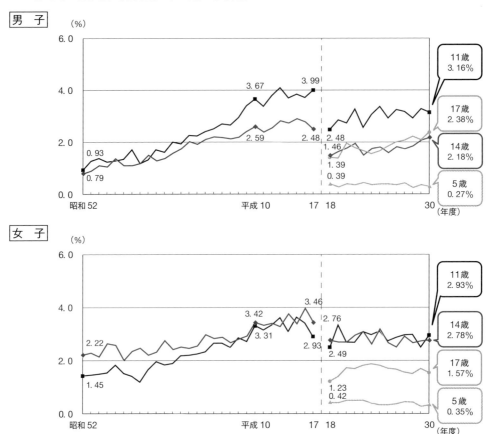

男　子

女　子

図 6-19　痩身傾向児の出現率の推移

（平成 30 年度学校保健統計）

表 6-23　神経性食欲不振症の診断基準

（厚生労働省特定疾患・神経性食欲不振症調査研究班）

1. 標準体重の −20% 以上のやせ
2. 食行動の異常（不食，大食，隠れ食いなど）
3. 体重や体型についての歪んだ認識（体重増加に対する極端な恐怖など）
4. 発症年齢：30 歳以下
5. （女性ならば）無月経
6. やせの原因と考えられる器質性疾患がない.

　　1, 2, 3, 5 は既往歴を含む（例えば，−20% 以上のやせがかつてあれば，現在はそうでなくても基準を満たすとする）. 6 項目すべてを満たさないものは，疑診例として経過観察する. 食べないばかりでなく，経過中には過食になることが多い. 過食には，しばしば自己誘発性嘔吐や下痢利尿剤乱用をともなう. その他，食物の貯蔵，盗食などがみられる. また，過度に活動する傾向をともなうことが多い. 統合失調症による奇異な拒食，うつ病による食欲不振，単なる心因反応（身内の死亡など）による一時的な摂食低下などとは区別する. やせをきたす器質性疾患には下垂体・視床下部腫瘍，慢性炎症性腸疾患，感染症，慢性膵炎，甲状腺機能亢進症，悪性腫瘍などがある.

表6-24　神経性食欲不振症患者の身体的合併症およびその頻度（外来／入院）

1. 60/分以下の徐脈（38%／40%）
2. 36℃ 以下の低体温（31%／15%）
3. 収縮期血圧 90 mmHg 以下の低血圧（36%／23%）
4. 骨量減少[*1]（51%／66%），骨粗鬆症[*2]（26%／24%）
5. 貧血（28%／42%），白血球減少（55%／47%），血小板減少（23%／14%）
6. 低ナトリウム血症（3%／13%），低カリウム血症（13%／22%）
7. ALT 上昇（38%／35%），AST 上昇（47%／29%）
8. 低血糖（70 mg/dL 以下）（26%／26%）
9. 歩行困難や起き上がれないなどの運動障害（2%／7%）
10. 意識障害（1%／7%）

[*1]　若年健常女性の平均値の 80% 以下
[*2]　若年健常女性の平均値の 70% 以下

神経性食欲不振症のプライマリケアのためのガイドライン（2007 年）

4) 鉄摂取と貧血

　思春期の貧血の多くは，鉄欠乏性貧血である．男子では，身体の成長による筋肉および血液量の増大で鉄の体内需要が高まることにより起こりやすくなる．女子では，月経による失血の増大が主な原因である．ダイエットにより鉄が不足することもある．鉄を多く含む食品の摂取を促すことが必要である．

5) 適切な栄養状態の維持，疾病予防，健康の維持増進

　思春期には，家族から自立した行動が増え，その行動範囲は広がり，コンビニエンスストアーやファストフードでの飲食の機会も増える．そのため，糖質，脂質，塩分の多い食品の摂取頻度が高くなりがちである．また，塾通いや，パソコン，ゲーム機の使用時間の増大による夜型生活，睡眠不足，朝食の欠食，運動不足など，この時期からはじまる生活習慣の乱れは多く見られる．思春期の不適切な生活習慣は，その後の生活習慣に悪影響を及ぼす．子どもが健全に育つ環境づくりや教育支援を社会全体で考え実行していくことが大切である．

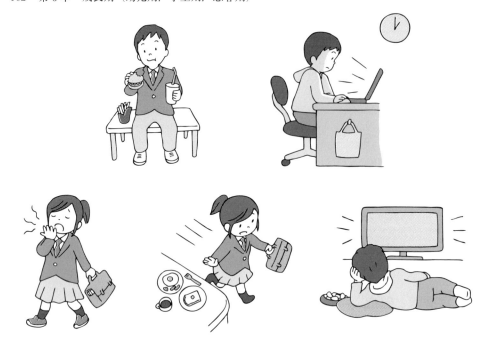

練 習 問 題

以下の記述について，正しいものには○，誤っているものには×を付けなさい.

1. 幼児の水分必要量は，体重あたりで成人の約2倍である.
2. 1〜2歳児の間食が占めるエネルギー量は，1日の摂取エネルギーの約5%である.
3. 基礎代謝基準値は低年齢児ほど低い.
4. 幼児期は乳児期に比べ，身長も体重も著しく増大する.
5. 幼児期の推定エネルギー必要量に男女差は設けられていない.
6. クワシオルコルでは浮腫の症状は見られない.
7. 8歳までは身体活動レベルによる区分がなく，全てレベルⅡである.
8. ローレル指数は学童期の肥満判定に用いられる指数である.
9. 学童期における標準体重を用いた肥満度が+15%以上で肥満とされる.
10. 学童期のカルシウム摂取量に，上限量は定められていない.
11. エネルギー蓄積量は10〜11歳が最も大きい.
12. 学童期のたんぱく質推奨量に男女差は設けられていない.
13. 女子の鉄の推奨量において，月経あり・なしによる区別が設定されているのは12歳以降である.
14. 女子の第二次性徴に関わるホルモンはテストステロンである.
15. カルシウム蓄積量・蓄積速度は思春期に最大となる.
16. 神経性食欲不振症は思春期の女子に比較的多く見られる.
17. 神経性食欲不振症には，やせをきたすような器質的疾患も含まれる.
18. 成長期に見られる貧血の多くは，鉄欠乏性貧血である.
19. 成長期において，短期の栄養状態は体重より身長に反映されやすい.
20. 成長期の肥満は，成人期の肥満と関連しない.

第7章　成人期

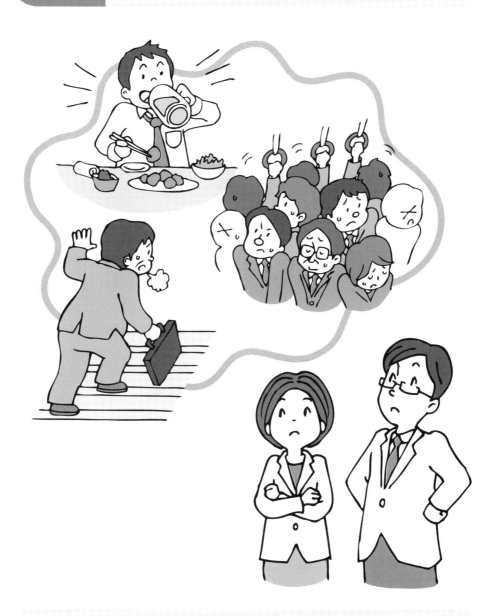

　成人期は，青年期，壮年期，中年期に分けられ，およそ40数年間の期間です．おの
おのの生活は多様化し，一元的にまとめることはできません．成人期には食生活の不摂
生や運動不足，生活リズムの乱れ，ストレスなどが重なり合って生活習慣病を発症しや
すくなります．心身ともに成熟し，社会的責任も担う充実した時期ゆえに生活習慣病の
早期発見・早期治療（二次予防）に加え，健康増進・発病予防（一次予防）が重要にな
ります．それには適切な栄養アセスメントと栄養ケアが必要です．

　この章では，更年期障害など加齢にともなって変化する生理機能を学び，一次予防
としてのエネルギーと各栄養素の適正摂取について詳しく学びます．

7.1 成人期の生理的特徴

　成人期は，身体的な成長・発達段階は終了し，社会的には自立のときである．この時期には，個人の生活習慣の多様化が見られ，成長期とは異なった栄養管理が必要である．また，食生活の不摂生，運動不足，生活リズムの乱れ，ストレスといった諸問題が身体的，精神的に悪影響を及ぼし，生活習慣病を発症させるなどさまざまな問題点が生じる時期でもある．

　成人期の栄養の目的は，日常の身体活動と健康の維持・増進，生活習慣病をはじめとした疾病予防のための適正なエネルギーおよび各栄養素摂取について理解し，その栄養ケア・マネジメント（栄養管理）を正しく実践することである．そのためには，この時期に特徴的な疾病の一次予防対策を中心に，健康な日常生活を営むための自己管理能力を身につける必要がある．このことが後に訪れる高齢期の健康と健康寿命の延伸を図り，ひいては生活習慣病の予防と老化の遅延に繋げることができる．成人期の年齢は，明確には定義されていないが，一般的には思春期を過ぎた18歳頃から高齢期の前段階である64歳までをいう．このように成人期は，40数年にわたることから身体的，社会的にも年齢に応じた変化が見られる時期である．成人期の年齢の目安による区分別特徴を表7-1に示す．

表7-1　成人期の区分別特徴

区分	年齢（歳）の目安	特　徴
青年期	20〜29	・身体的な成長，発達はほぼ終了．一部の組織（骨格筋など）はトレーニングにより発達可能． ・社会的自立を果たす時期もしくはその準備期． ・結婚，妊娠，出産，育児の時期．但し，近年は晩婚化，出産の高齢化傾向が顕著であり，次のステージにまたがることが多い． ・死亡率，有病率が低く，死亡原因は事故死や自殺が多い．生活習慣病は潜在しており，顕在化率は低い．
壮年期	30〜49	・身体的には衰退傾向が見られる時期．但し個人差が大きい． ・社会的，家庭的責任が重く，名実ともに社会を支える時期．多種，多様，多忙な生活が営まれ，ストレスも多い． ・不規則かつ多忙な生活から，栄養バランスが乱れ，肥満や生活習慣病が顕在化してくる． ・40歳代後半から，特に女性は更年期障害がみられる．
中年期 （実年期）	50〜64	・身体面での退行性変化が顕著になる． ・社会的，家庭的活動は個人差が大きくなる．壮年期以上の多忙さで仕事の責任を果たす人もいれば，失職する人もいる．家庭的には子どもの独立，高齢の親の介護などの問題を抱えることがある． ・生活習慣病とともに，加齢に伴う他の疾患も顕在化してくる．

出典）市丸雄平，岡純編「マスター応用栄養学」建帛社，2007，一部改変

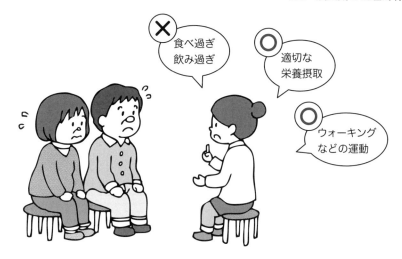

1）生理的変化と生活習慣の変化

(1) 身体機能の変化

　成人期における生体諸機能の加齢変化は，成長期や高齢期に比べると比較的緩やかで，安定しているが，生理的にも機能的にも老化（退行性変化）現象が見られるようになる．人体を構成する実質細胞数は，70歳頃には最盛期の約60%に減少するため，各種臓器の機能低下が見られ，特に呼吸器系，循環器系の機能低下は著しい．また，骨格筋や脳重量の低下も見られるようになる．しかし，各種臓器の機能は，一律に低下するのではなく，人体の生命維持に重要な働きを担う脳，心臓，肺などは比較的保たれる．また，各個人間においても遺伝的素因をはじめ，食生活，労働環境，居住環境および精神活動などの影響を受け，暦年齢，生理的機能年齢，精神活動年齢に個人差が見られるようになる．表7-2に日本人の各種臓器重量の加齢変化を示す．

表7-2　日本人の臓器重量（g）の加齢変化（男性）

年齢	肝臓	心臓	腎臓（左）	膵臓	甲状腺	副腎（左）
20～29	1,540	360	163	124	18.8	8.05
30～39	1,609	374	168	137	18.5	9.07
40～49	1,604	393	168	137	18.9	8.70
50～59	1,488	313	165	133	19.2	8.10
60～69	1,369	417	151	126	18.6	6.42
70～79	1,206	422	143	113	18.7	—
80～89	1,049	380	129	105	16.2	—

出典）鈴木隆雄「日本人のからだ，健康・身体データ集」朝倉書店，1996より作成

(2) 代謝の変化

　基礎代謝量は，基礎代謝基準値で比較すると，最も高い1～2歳児に比べ30～49歳では

約1/3と著しく低下するが，成人期内での変動は少なく加齢とともに徐々に低下する．同様に神経系の伝導速度や細胞内水分量も比較的保たれる．

　一方，循環器系や呼吸器系では，加齢の影響を受け，耐糖能の低下（インスリン感受性の低下，インスリン分泌の減少など）により食後血糖値が上昇しやすくなる．また最大換気量や肺活量の低下も見られる（図7-1）．さらに加齢に伴いIgA抗体の分泌低下やTリンパ球の産生能力の低下による免疫機能の低下が見られる．

　脂質代謝では，基礎代謝量の低下に伴い身体活動量も低下し，総エネルギー消費量は減少するが，若いころと同じような食事摂取量を続けるとエネルギー消費量に対し，摂取量が増加するため肥満をまねく．その結果，血中トリグリセリド（中性脂肪）値や血中総コレステロール値が上昇する．血中総コレステロール値は，男性は30歳代以降，女性は40歳代以降上昇するが，50歳代以降は男性より女性の方が高値となる．血中HDL-コレステロール値は，20歳代以降いずれの年代も女性の方が男性より高値であるが，50歳代以降は閉経によるエストロゲンの分泌低下により減少する．

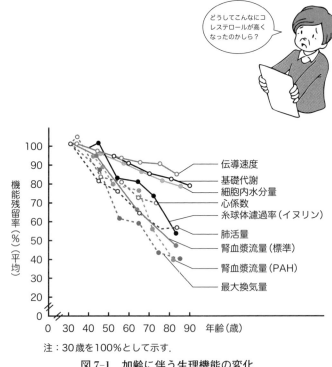

図7-1　加齢に伴う生理機能の変化

伝導速度：刺激により生じた神経の活動電位の伝導速度（m/s）．加齢に伴い生理的な髄鞘の変性により伝導速度は低下する．

心係数：心拍出量を体表面積で補正した値．心係数＝心拍出量/体表面積．心係数が2.2以下を示した場合，心不全に罹患している可能性が疑われる．基準値：2.5〜4.5L/min/m²

腎血漿流量（標準）：単位時間当たりの腎臓を流れる血漿量（RPF）．　基準値：500〜600 mL/min

腎血漿流量（PAH）：パラアミノ馬尿酸ナトリウム（PAH）は，主として近位尿細管から排出され，PAHクリアランスはRPFとよく一致し，同時に近位尿細管の機能を示す．

（3）生活習慣の変化

　成人期は，社会的には仕事上の責任や人間関係，家庭的には結婚，子どもの教育，親の介護といった年齢に応じた諸問題が多発し，心身ともにストレスがかかる時期である．現代社会においてはこのストレスが生活習慣病や精神疾患の引き金となるため，適度な身体活動とそれに応じたエネルギーや栄養素を適切に補給し，上手にストレスコントロールを図りながら健康の維持・増進に努めることが重要である．成人期に発症しやすい生活習慣病は，長年にわたる食生活の不摂生，運動不足，飲酒，喫煙といった生活習慣がその発症や進行に関与する．その発症を予防もしくは遅延させるためには，青年期あるいはそれ以前から適切な食習慣や運動習慣を身につけることが重要で，次の高齢期での健康生活と健康寿命の延伸につなげなければならない．生活習慣に起因する主な死因別にみた死亡率の年次推移を図7-2に示す．

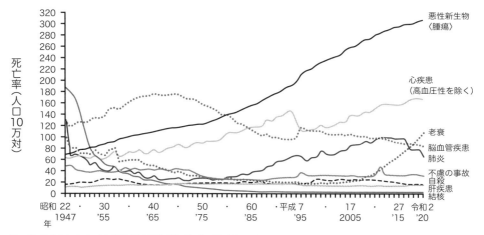

注：1）平成6年までの「心疾患（高血圧性を除く）」は，「心疾患」である．
　　2）平成6・7年の「心疾患（高血圧性を除く）」の低下は，死亡診断書（死体検案書）（平成7年1月施行）において「死亡の原因欄には，疾患の終末期の状態としての心不全，呼吸不全等は書かないでください」という注意書きの施行前からの周知の影響によるものと考えられる．
　　3）平成7年の「脳血管疾患」の上昇の主な要因は，ICD-10（平成7年1月適用）による原死因選択ルールの明確化のよるものと考えられる．
　　4）平成29年の「肺炎」の低下の主な要因は，ICD-10（2013年版）（平成29年1月適用）による原死因選択ルールの明瞭化によるものと考えられる．

図 7-2　主な死因別にみた死亡率の年次推移

出典）厚生労働省，令和2年人口動態統計月報年計（概数）の概況．2020

2）更年期の生理的変化

　更年期は，日本産科婦人科学会によると「生殖期から老年期への移行期で，閉経期の前後数年間をいう」とされている．この時期では，加齢に伴い女性が性成熟期の終わりに達し，特に卵巣では排卵などの機能が衰退し始め，やがて不順から完全に閉止し，閉経となる．その時期を「閉経期」という．わが国では閉経（平均年齢51歳）の前後5年間がこの時期に相当する．閉経の判定は，「12か月以上の無月経を確認するか，あるいは黄体ホルモンを投与しても消退出血を認めないことによる」としている．更年期は単に生殖能力の終焉を告げるものではなく，新たなライフステージに向けてのスタートでもある．しか

しながら，更年期の数年間は，卵巣機能の低下によるホルモン分泌の不規則な変動とともに，身体的，精神的な不安定によりさまざまな不定愁訴をともなう．これを更年期症状と呼ぶ．特に日常生活に支障をきたすほど強い場合を更年期障害と呼ぶ．更年期の女性は内分泌機能の低下に加え，家庭環境の変化，加齢にともなう身体機能の低下や社会的不安など様々なストレスにさらされる．更年期には，更年期障害の軽減およびQOLの向上のためにも，ホルモン補充による薬物的支援と心理的支援の両面からのサポートが望まれる．表7-3に簡略更年期指数（SMI）を示す．

表 7-3　簡略更年期指数（simplified menopausal index：SMI）

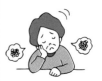
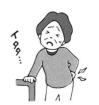

症状	症状の程度（点数）				点数
	強	中	弱	無	
1．顔がほてる	10	6	3	0	
2．汗をかきやすい	10	6	3	0	
3．腰や手足が冷えやすい	14	9	5	0	
4．息切れ，動悸がする	12	8	4	0	
5．寝つきが悪い，または眠りが浅い	14	9	5	0	
6．怒りやすく，すぐイライラする	12	8	4	0	
7．くよくよしたり，憂うつになることがある	7	5	3	0	
8．頭痛，めまい，吐き気がよくある	7	5	3	0	
9．疲れやすい	7	4	2	0	
10．肩こり，腰痛，手足の痛みがある	7	5	3	0	
合計点					

注）・症状がどれか1つでもあれば"あり"とする．
　　・症状に応じ，自分で点数を入れて，その合計点をもとにチェック．
〈更年期指数の自己採点の評価法〉
　　症状項目　1〜4：血管運動神経系症状，5〜8：精神・神経系症状，9〜10：運動・神経系症状
　　0〜25点＝問題なし
　　26〜50点＝食事，運動に気をつけ，無理をしないように
　　51〜65点＝更年期・閉経外来で生活指導カウンセリング，薬物療法を受けたほうがよい
　　66〜80点＝長期（半年以上）の治療が必要
　　81〜100点＝各科の精密検査を受け，更年期障害のみである場合は，更年期・閉経外来で長期の治療が必要
　　出典）小山嵩夫他，更年期夫人における漢方治療；簡略化した更年期指数による評価，産婦人科
　　　　　漢方研究のあゆみ，9，30-34，1992より一部改変

（1）内分泌系

　更年期には卵巣機能の低下によりエストロゲンとプロゲステロンの分泌は低下し，とくにエストロゲンにおいて著しい．エストロゲンとプロゲステロンの血中濃度が低下すると，その分泌を促すように視床下部から性腺刺激ホルモン放出ホルモン（GnRH）が分泌される．さらにその刺激により下垂体から黄体形成ホルモン（LH）と卵胞刺激ホルモン（FSH）が分泌されて卵巣を刺激するが，卵巣からエストロゲンやプロゲステロンは産生されないため，フィードバック抑制がかからず，より一層LHとFSHが分泌され，これらホルモンの血中濃度が上昇する．図7-3に更年期における卵巣機能および発症しやすい疾患群を示す．

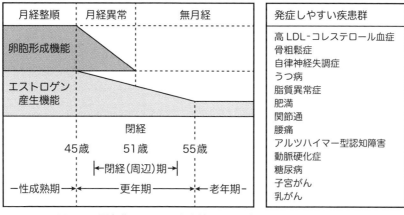

図7-3　更年期における卵巣機能および発症しやすい疾患群

(2) 生殖器系

閉経にともない卵巣機能に支配されている生殖器系は，他の臓器と異なり早くに加齢の影響を受ける．卵巣からのエストロゲンの分泌低下は FSH の分泌増加により卵胞発育に異常が生じ，さらに子宮筋・内膜，膣・尿道粘膜，乳房の乳腺組織などの萎縮をもたらす．

(3) 代謝機能

エストロゲンは，生殖器系のみならず，全身の臓器や機能に対しても重要な影響を与えている．更年期におけるエストロゲンの分泌低下は，脂質代謝，糖代謝および骨代謝，あるいは脳機能に対しても大きな影響を及ぼす．

① 脂質代謝

エストロゲンは，肝臓や末梢組織における LDL レセプターの増加や活性化により LDL の取り込みを促進し，肝臓での HDL の生成を亢進するなど，血中脂質濃度をコントロールしている．しかし，更年期ではエストロゲンの分泌低下により，LDL の取り込みが減少し，エストロゲン合成に利用されていたコレステロールの減少などにより血中のコレステロール濃度は高値を示すようになる（図7-4）．一方，エストロゲン分泌の低下にともなって，HDL のアポたんぱく質であるアポ A-1 の産生が抑制されることから，HDL の生成が減少し，HDL-コレステロール濃度は減少する．

② 骨代謝

骨は骨芽細胞による骨形成と破骨細胞による骨吸収が繰り返し行われ，骨量のバランスが維持されている（骨のリモデリング）．しかし，エストロゲンの分泌低下により破骨細胞が活性化され，骨形成と骨吸収のバランスが崩れ，骨量の急速な減少が見られる．

このように，更年期における全身機能の変化は，高齢期での動脈硬化性疾患，脂質異常

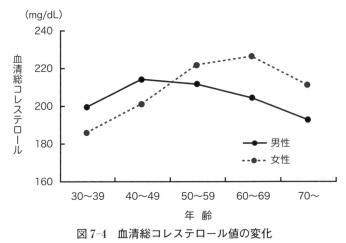

図7-4 血清総コレステロール値の変化

出典）厚生労働省，平成22年国民健康・栄養調査結果の概要より作成，2012

症，虚血性心疾患，骨粗鬆症，脳血管疾患などの発症に繋がり，その危険性も高くなる（表7-3）.

7.2 成人期の栄養アセスメントと栄養ケア

成人期は各ライフステージの中でも，心身ともに成熟し，社会的責任も担う充実した時期である．しかし同時に，これまでの食生活，運動，喫煙，飲酒などの生活習慣の乱れにより生活習慣病が発症しやすい時期でもある．したがって，栄養リスクを抱える対象者に対しては，適切な栄養アセスメント，および栄養ケアを実施し，健康で自立した生活，すなわちQOLの向上を目指さなければならない．

対象者の栄養状態を，特別な手技や検査機器類を用いずに主観的に評価する主観的包括的評価表（subjective global assessment：SGA）を表7-4，客観的な方法による栄養アセスメント指標を表7-5に示す（アセスメントの詳細は，第1章　1.3栄養アセスメントを参照のこと）.

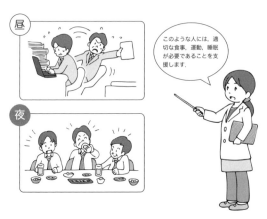

表7-4　主観的包括的評価（subject global assessment：SGA）表

1. 対象者自身の記録（病歴など）
    a．体重変化
    　　過去6か月間における体重減少量：＿＿＿＿＿＿kg（減少率＝　　　　%）
    　　過去2週間における体重変化：□増加　　　　□変化なし　　　　□減少

    b．食物摂取状態の変化（平常時との比較）
    　　□変化なし
    　　□変化あり：期間＿＿＿＿＿＿＿＿週
    　　　　　タイプ：□不十分な固形食　　□完全液体食　　□低カロリー液体食　　□絶食

    c．消化管症状（2週間の持続）
    　　□なし　　　　□悪心　　　　□嘔吐　　　　□下痢　　　　□食欲不振

    d．身体機能
    　　□機能不全なし
    　　□機能不全あり：期間＿＿＿＿＿＿＿＿週
    　　　　　タイプ：□日常生活可能　　　　□歩行可能　　　　□寝たきり

    e．疾患名・疾患と栄養必要量との関係
    　　初期診断名＿＿＿＿＿＿＿＿＿＿＿＿＿＿＿＿＿＿＿＿＿＿＿＿＿＿＿＿＿
    　　代謝亢進に伴う必要量／ストレス：□なし　　　□軽度　　　□中等度　　　□高度

2. 身体状況（スコアによる評価：0＝正常，1+＝軽度，2+中等度，3+＝高度）
    　皮下脂肪の減少（上腕三頭筋部，胸部）＿＿＿＿＿＿＿＿
    　筋肉の減少（下腿四頭筋，三角筋）＿＿＿＿＿＿＿＿
    　踝部（下肢）浮腫＿＿＿＿＿＿　　　仙骨浮腫＿＿＿＿＿＿　　　腹水＿＿＿＿＿＿

3. 主観的包括的評価
    　□A　栄養状態良好
    　□B　中等度の栄養不良
    　□C　高度の栄養不良

出典）木戸康博他編「栄養ケア・マネジメント　基礎と概念」医歯薬出版，2012，一部改変

表7-5　栄養アセスメント指標

臨床診査	**問診** 主訴，既往歴，家族歴，現病歴，食習慣，生活習慣など **身体観察** 体格，皮膚，頭髪，爪，眼瞼，眼球，口唇，口腔，舌，咽頭，四肢など
身体計測	身長，体重，BMI，体脂肪量，腹囲，皮下脂肪厚，上腕周囲長，上腕筋囲，上腕筋面積，骨塩量，体重減少率，体脂肪率，除脂肪組織率，ウエスト／ヒップなど
臨床検査	**血液生化学検査** 血清総たんぱく質，アルブミン，総ビリルビン，トランスフェリン，プレアルブミン，AST，ALT，総コレステロール，LDL-コレステロール，HDL-コレステロール，トリグリセリド，尿酸，クレアチニン，HbA1c，空腹時血糖など **尿生化学検査** 尿量，色調，比重，尿たんぱく，尿糖，尿潜血，尿ウロビリノーゲン，尿中ケトン体など **免疫学的検査** 総リンパ球数，遅延型皮膚過敏反応，リンパ球幼若化反応，免疫グロブリンなど
食事調査	**食事調査方法** 24時間思い出し法，食事記録法，食物摂取頻度調査法，秤量法， （食行動，食習慣調査，嗜好調査など）

1）成人の食事摂取基準

（1）年齢区分

日本人の食事摂取基準（2020）では，18歳以上を成人とし，さらに基礎代謝量の違いなどを考慮した場合は，65歳以上を高齢者として区分している．成人期は，18〜29歳，30〜49歳，50〜64歳の3区分と高齢者については，65〜74歳，75歳以上の2つの区分で示されている．

（2）エネルギー摂取の過不足の評価と栄養ケア

成人の推定エネルギー必要量は，次式より求められる．

$$推定エネルギー必要量（kcal/日）＝基礎代謝量（kcal/日）×身体活動レベル$$

推定エネルギー必要量は，エネルギー必要量の推定値であり，性，年齢，体重，身長，身体活動レベルが主な要因として関連する．エネルギー摂取過不足の評価は，BMIまたは体重変化量が用いられている．個人の場合，習慣的なエネルギーの摂取量をよく反映するBMIが18.5未満であれば「不足」，25.0以上であれば「過剰」と評価し，BMIが正常範囲内にとどまるような食事改善の計画を立案実施する．

（3）各栄養素の摂取不足の評価と栄養ケア

個人の場合は，推定平均必要量，推奨量，目安量の指標を用いる．測定された摂取量と推定平均必要量ならびに推奨量から不足の可能性およびその確率を評価する．目安量を用いる場合は，目安量と測定値を比較し，不足していないことを確認する．食事摂取状態が推奨量または目安量よりも少ない場合は，推奨量または目安量をめざす計画を立て栄養ケアを実施する．

（4）各栄養素の過剰摂取の評価と栄養ケア

指標には耐容上限量を用いる．測定された摂取量と耐容上限量から過剰摂取の可能性の有無を推定し，耐容上限量を超えて摂取している場合は，耐容上限量未満になるための計画を立て栄養ケアを実施する．ただし，通常の食品を摂取している限り，耐容上限量を超えることは，ほとんどあり得ない．

（5）生活習慣病の一次予防を目的とした評価と栄養ケア

指標には，目標量を用いる．測定された摂取量と目標量を比較し，摂取量がなるべく目標量の範囲に入るような計画を立て栄養ケアを実施する．しかし，短期間に強く管理するものではない．

2）各種疾病とその予防
（1）生活習慣病の一次予防

　生活習慣病とは,「食習慣, 運動習慣, 休養, 喫煙, 飲酒などの生活習慣がその発症, 進行に関与する疾患群」と定義づけられている. 喫煙と肺がん・心臓病, 動物性脂肪の過剰摂取と大腸がん, 肥満と糖尿病など成人期に発症しやすい疾病は, 食習慣や運動習慣などの生活習慣との関連が明らかとなり, 生活習慣の改善こそが発症の予防につながると考えられている. 特に生活習慣とがんについては,「日本人のためのがん予防法」(表 7-6) および科学的根拠に基づく発がん性・がん予防効果の評価 (表 7-7) が示されている. すなわち, 生活習慣病の予防とは, これまでの疾病の予防対策として重点をおいていた二次予防 (早期発見, 早期治療) に加え, 一次予防 (健康増進, 発病予防) 対策を推進し, 発症そのものを予防することである.

　わが国の健康増進対策としては, 1964 年の東京オリンピックを期に健康・体力づくりが始まった. その後さまざまな啓発普及が行われ, 2012 年 7 月には, 21 世紀における第 2 次国民健康づくり運動 (健康日本 21 (第 2 次):2013～2022 年度) が策定され, 国民の健康の増進に関する基本的な方向が示された (表 7-8).

表 7-6　日本人のためのがん予防法
―現状において日本人に推奨できる科学的根拠に基づくがん予防法―

項目	推奨	目標
1. 喫煙	たばこは吸わない. 他人のたばこの煙を避ける.	たばこを吸っている人は禁煙. 吸わない人も他人のたばこの煙を避ける.
2. 飲酒	飲むなら, 節度のある飲酒をする.	飲む場合は 1 日当たりアルコール量に換算して約 23 g 程度まで (日本酒なら 1 合, ビールなら大瓶 1 本, 焼酎や泡盛なら 1 合の 2/3, ウイスキーやブランデーならダブル 1 杯, ワインならボトル 1/3 程度). 飲まない人, 飲めない人は無理に飲まない.
3. 食事	偏らずバランスよくとる. ＊塩蔵食品, 食塩の摂取は最小限にする. ＊野菜や果物不足にならない. ＊飲食物を熱い状態でとらない.	＊食塩は 1 日当たり男性 8.0 g 未満, 女性 7.0 g 未満, 特に高塩分食品 (例えば塩辛, 練りうになど) は週に 1 回未満に控える.
4. 身体活動	日常生活を活動的に過ごす.	例えば歩行またはそれと同等以上の強度の身体活動を 1 日 60 分行う. また息がはずみ汗をかく程度の運動は 1 週間に 60 分程度行う.
5. 体形	成人期での体重を適正な範囲に維持する (太りすぎない, やせすぎない).	中高年期男性の BMI (体重 (kg) ／身長 (m²)) で 21～27, 中高年期女性では 21～25 の範囲内になるように体重を管理する.
6. 感染	肝炎ウイルス感染検査と適切な措置をとる. 機会があればピロリ菌検査を.	地域の保健所や医療機関で, 一度は肝炎ウイルスの検査を受ける. 機会があればピロリ菌検査を受ける.

出典）独立行政法人国立がん研究センター, 日本人のためのがん予防法より作成, 2017

表 7-7　科学的根拠に基づく発がん性・がん予防効果の評価

	全がん	肺がん	肝がん	胃がん	大腸がん	結腸	直腸	乳がん	食道がん	膵がん	前立腺がん	子宮頸がん
喫煙	確実↑	確実↑	確実↑	確実↑	可能性あり↑		可能性あり↑	可能性あり↑	確実↑	確実↑		確実↑
飲酒	確実↑		確実↑		確実↑	確実↑	確実↑		確実↑			
肥満	可能性あり↑（BMI男18.5未満,女30以上）		ほぼ確実↑		ほぼ確実↑	ほぼ確実↑	ほぼ確実↑	確実↑（閉経後）				
運動						ほぼ確実↓	ほぼ確実↓	可能性あり↓				
感染症		可能性あり↑（肺結核）	確実↑（HBV HCV）	確実↑（H.ピロリ菌）								確実↑（HPV 16, 18）
食べ物 野菜				可能性あり↓					ほぼ確実↓			
食べ物 果物		可能性あり↓		可能性あり↓					ほぼ確実↓			
食べ物 大豆								可能性あり↓			可能性あり↓	
食べ物 肉					可能性あり↑（加工肉/赤肉）							
食べ物 食塩・塩蔵食品				ほぼ確実↑								
食べ物 緑茶				可能性あり↓（女）								
食べ物 コーヒー			ほぼ確実↓									
食べ物 熱い飲食物									ほぼ確実↑			

出典）独立行政法人国立がんセンター　がん予防・検診研究センター予防研究部，2017 より一部抜粋して作成

表 7-8　健康日本 21（第 2 次）の主な目標

	項　目	目　標
健康寿命・健康格差	健康寿命の延伸（日常生活に制限のない期間の平均の延伸）	平均寿命の増加分を上回る健康寿命であること（平成 34 年度）
	健康格差の縮小（日常生活に制限のない期間の平均の都道府県格差の縮小）	都道府県格差を縮小すること（平成 34 年度）
がん	75 歳未満のがんの年齢調整死亡率の減少（10 万人当たり）	73.9（平成 27 年）
	がん検診の受診率の向上	50%（胃がん，肺がん，大腸がんは当面 40%）（平成 28 年）
循環器疾患	脳血管疾患・虚血性心疾患の年齢調整死亡率の減少（10 万人当たり）	脳血管疾患　男性 41.6　　　　　　　　　女性 24.7　虚血性心疾患　男性 31.8　　　　　　　　　　女性 13.7（平成 34 年度）
	高血圧の改善（収縮期血圧の平均値の低下）	男性　134 mmHg　女性　129 mmHg（平成 34 年度）
	脂質異常症の減少	総コレステロール 240 mg/dL 以上の者の割合　14%　LDL コレステロール 160 mg/dL 以上の者の割合　7.7%（平成 34 年度）
	メタボリックシンドロームの該当者及び予備群の減少（糖尿病の項目でもある）	平成 20 年度と比べて 25% 減少（平成 27 年度）
	特定健康診査・特定保健指導の実施率の向上（糖尿病の項目でもある）	平成 25 年度から開始する第二期医療費適正化計画に合わせて設定（平成 29 年度）
糖尿病	合併症（糖尿病腎症による年間新規透析導入患者数）の減少	15,000 人（平成 34 年度）
	治療継続者の割合の増加	75%（平成 34 年度）
	血糖コントロール指標におけるコントロール不良者の割合の減少（HbA1c が JDS 値 8.0%（NGSF 値 8.4%）以上の者の割合の減少）	1.0%（平成 34 年度）
	糖尿病有病者の増加の抑制	1,000 万人（平成 34 年度）
COPD	COPD の認知度の向上	80%（平成 34 年度）

出典）厚生労働統計協会，厚生の指標　増刊　国民衛生の動向，2012/2013，p.90，2012

(2) 肥満とメタボリックシンドロームの一次予防

日本肥満学会では，BMIが25.0以上を肥満，18.5未満をやせと定義している．2011年国民健康・栄養調査による肥満者の割合は，男性30.3%，女性21.5%と男性が多く，さらに男性は30歳代以降のいずれの年代においてもその割合が30%を超えている．

基礎代謝量や身体活動量は，年齢とともに低下してくる．それにもかかわらずエネルギー量をはじめ，食塩や高脂肪，高コレステロール食品の過剰摂取や，一方では野菜・果物類の摂取が少ないため，食物繊維やビタミン類の不足をまねく栄養のアンバランスが生じる．これらは肥満を招く原因と考えられている．肥満対策は，成人期における食事と運動の併用と同時に，青年期，さらには小児期からの対応も重要である．

メタボリックシンドロームは，心血管疾患予防を第一の目的として動脈硬化のハイリスク群を絞り込むために定義された疾患概念である．内臓脂肪（腹腔内脂肪）の蓄積によりインスリン抵抗性（耐糖能異常），脂質代謝異常，血圧高値を合併する病態である．これらの複合型リスク症候群は，過剰栄養や運動不足を原因として内臓脂肪の蓄積をまねくことを基盤としている．よってメタボリックシンドロームは，肥満の是正や，特に内臓脂肪量の減少により確実な予防が期待できる症候群である．メタボリックシンドロームの診断基準を表7-9に示す．

表7-9　メタボリックシンドロームの診断基準

内臓脂肪（腹腔内脂肪）蓄積

ウエスト周囲径（腹囲）　男性≧85 cm　女性≧90 cm

（内臓脂肪面積　男女ともに100 cm² 以上に相当）

上記の条件を満たし以下のうち2項目以上

血清脂質	血圧	血糖値
トリグリセリド（TG）≧150 mg/dL かつ／または HDL-コレステロール＜40 mg/dL	収縮期血圧≧130 mmHg かつ／または 拡張期血圧≧85 mmHg	空腹時血糖値≧110 mg/dL

・CTスキャンなどで内臓脂肪量測定を行うことが望ましい．
・ウエスト径は立位，軽呼気時，臍レベルで測定する．内臓脂肪が著明で臍が下方に偏位している場合は，肋骨下縁と前上腸骨棘の中点の高さで測定する．
・メタボリックシンドロームと診断された場合，糖負荷試験が薦められるが診断には必須ではない．
・高TG血症，低HDL-C血症，高血圧，糖尿病に対する薬剤治療を受けている場合は，それぞれの項目に含める．
・糖尿病，高コレステロール血症の存在は，メタボリックシンドロームの診断から除外される．

出典）日本動脈硬化学会他，2005

(3) インスリン抵抗性と糖尿病の一次予防

　糖尿病とは，インスリンの作用不足による慢性的高血糖状態を主徴とする代謝疾患群である．慢性的な高血糖状態は，糖尿病細小血管合併症（網膜症，腎症，神経障害）を引き起こし，患者の QOL を著しく低下させる．日本人の糖尿病患者のうち，約 95％ は，インスリン分泌低下やインスリン抵抗性をきたす複数の遺伝素因に環境因子（肥満，過食，運動不足，ストレスなど）および加齢が加わり発症する 2 型糖尿病である．過食による肥満や運動不足は内臓脂肪の蓄積をまねき，インスリン抵抗性を引き起こす原因となる．すなわち，インスリン抵抗性によるインスリン作用の低下は，耐糖能異常を生じさせることになる．したがって，糖尿病を予防するためには，インスリンの分泌および作用を正常に保ち，日頃から適度なエネルギー量の補給と習慣的な運動により正常な血糖状態を維持することが重要である．図 7-5 に 2 型糖尿病の発症メカニズムを示す．

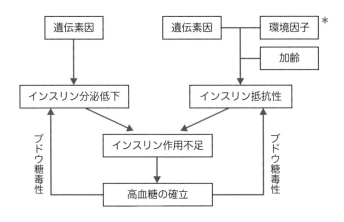

＊肥満，過食（とくに高脂肪食），運動不足，ストレス

図 7-5　2 型糖尿病の発症メカニズム

出典）近藤和雄，中村丁次編「臨床栄養学 II　疾患と栄養編」第一出版，
　2005．一部改変

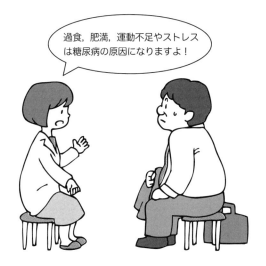

(4) 脳血管疾患の一次予防

　脳血管疾患とは，脳の血管が詰まる「脳梗塞」と，脳の血管が切れる「脳内出血」，「くも膜下出血」に代表される脳血管疾患の総称である．脳血管疾患の死亡率（人口10万対）は，これまでわが国の3大死因である悪性新生物，心疾患に続く第3位であったが，2020年の人口動態統計によると老衰が上昇し，第4位となっている．脳血管疾患のうち脳内出血による死亡率は，1960年以降食事指導による減塩，高血圧の治療薬（降圧剤）により低下している．一方，脳梗塞による死亡率は1980年頃まで上昇した後，横ばい状態で推移したが，近年ではアテローム血栓性脳梗塞が増加しつつある（図7-6）．脳梗塞の予防には，高血圧や糖尿病，脂質異常症といった動脈硬化のハイリスク状態を防ぐことが重要である．そのためには肥満を防ぎ，高塩分，高脂肪食に気をつけ，とくに血清中のLDL-コレステロールの上昇を防止する．それが一次予防に繋がる．脳血管疾患の危険因子を表7-10に示す．

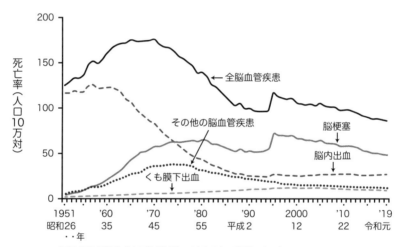

資料 厚生労働省「人口動態統計」（令和元年は概数である）
注：1）全脳血管疾患は，脳内出血と脳梗塞とその他の脳血管疾患の合計である．
　　2）くも膜下出血は，その他の脳血管疾患の再掲である．
　　3）脳血管疾患の病類別死亡率は，昭和26年から人口動態統計に掲載されている．

図7-6　脳血管疾患の死亡率（人口10万対）の推移

出典）厚生労働統計協会．国民衛生の動向．2020/2021

表7-10　脳血管疾患の危険因子

1. 年齢	中高年, 高齢者に多い. くも膜下出血は40〜50歳代に多い.
2. 性別	男性に多い. くも膜下出血は女性が2倍ほど多い.
3. 脳血管疾患の家族歴	家族歴があればリスクは高くなる.
4. 高血圧	高血圧が続くと血管が傷つき動脈硬化から脳梗塞, 脳出血の原因となる.
5. 糖尿病	高血糖状態が続くと動脈硬化が進行し, 脳梗塞の原因となる.
6. 脂質異常症	動脈硬化のハイリスクは高LDL-コレステロール血症.
7. 不整脈	高血圧, 冠動脈の動脈硬化, 心筋症によって起こりやすくなる.
8. 肥満	酸素や栄養の運搬に大量の血液が必要となり, 高血圧をまねく.
9. たばこ	非喫煙者に比べ2.5倍リスクが上昇する. ニコチン, タール, 一酸化窒素により血管の収縮が起こり, 血圧上昇, 脳の虚血, LDL-コレステロールの上昇により動脈硬化が促進される.
10. お酒	適量を超えると肥満, 動脈硬化, 高血圧, 糖尿病をまねく.
11. 食事	食塩, 脂肪, エネルギーをコントロールし, 栄養バランスを整える.
12. 運動	適度な運動を習慣化し, ストレスをためない.

出典）特定非営利活動法人　日本成人病予防協会ホームページ　一部改変

(5) 虚血性心疾患の一次予防

　虚血性心疾患とは, 動脈硬化や血栓などで冠動脈が狭くなり, 血液が流れにくくなるか, あるいは流れなくなることにより発症する疾患で, 狭心症や心筋梗塞などがその代表である. 虚血性心疾患は, 1999年以降, ほぼ横ばいで推移している. 虚血性心疾患の一次予防も脳血管疾患同様に動脈硬化性疾患の予防が基本である. 虚血性心疾患の危険因子および一次予防ガイドラインを表7-11, 表7-12に示す.

表7-11　日本人における虚血性心疾患の危険因子

(1) 加齢（男性45歳以上, 女性55歳以上）
(2) 冠動脈疾患の家族歴
(3) 喫煙習慣
(4) 高LDLコレステロール血症（LDL-コレステロール140 mg/dL以上）, 高トリグリセライド血症（150 mg/dL以上）, 低HDL-コレステロール血症（40 mg/dL未満）
(5) 高血圧（収縮期血圧140 mmHg以上, あるいは拡張期血圧90 mmHg以上）
(6) 耐糖能異常（境界型および糖尿病型）
(7) 肥満（BMI25以上かつウエスト周囲径が男性で85 cm, 女性で90 cm以上）
(8) メタボリックシンドローム
(9) 慢性腎臓病（CKD）
(10) 精神的, 肉体的ストレス

出典）虚血性心疾患の一次予防ガイドライン, 2011より作成

表 7-12 虚血性心疾患の一次予防ガイドライン

生活習慣	目標	欧米	日本	特記事項	欧米	日本
喫煙	完全な禁煙を実施	Ⅲ	Ⅲ	受動喫煙も回避すべき	Ⅲ	Ⅲ
運動	中等度の運動を週3〜4回,1回30分以上	Ⅲ	Ⅲ	できれば毎日行うことが望ましい	Ⅲ	Ⅶ
栄養	糖質エネルギー比を 50% 以上に	Ⅲ	Ⅶ	飽和脂肪酸:一価不飽和脂肪酸:多価不飽和脂肪酸=3:4:3.	Ⅲ	Ⅶ
	脂肪エネルギー比を 20〜25% に	Ⅲ	Ⅶ			
	脂肪酸摂取バランスに注意	Ⅲ	Ⅶ	n-6/n-3 比を 3〜4 に	Ⅲ	Ⅶ
	食物繊維を十分に摂取	Ⅲ	Ⅶ	20〜25g/日	Ⅲ	Ⅶ
	食塩摂取 10 g/日未満に	Ⅲ	Ⅲ	高血圧合併時は 6 g/日未満に	Ⅲ	Ⅲ
	抗酸化物質を摂取	Ⅰ	Ⅲ	ビタミン E, ビタミン C, カロテノイド, ポリフェノール	Ⅲ	Ⅲ
	ホモシステインを減らす	Ⅲ	Ⅶ	葉酸, ビタミン B₂, ビタミン B₆, ビタミン B₁₂	Ⅲ	Ⅶ
	ミネラルを不足なく摂取	Ⅲ	Ⅲ	カルシウム, カリウム, マグネシウム, セレン	Ⅲ	Ⅲ
体重	BMI を 25 未満に BMI 25 以上の場合, ウエスト周囲径を男性では 85 cm 未満に, 女性では 90 cm 未満に	Ⅲ	Ⅵ	糖尿病患者は BMI を 23 未満に	Ⅲ	Ⅵ
精神保健	作業量を工夫し, 長時間労働を避け, 休日・休息をきちんととる タイプ A 行動に気づきコントロールする	Ⅲ	Ⅲ	仕事の要求度と裁量権のバランスを確保する 職場における社会的支援を増やす	Ⅲ	Ⅲ

危険因子

生活習慣	目標	欧米	日本	特記事項	欧米	日本
高血圧	若年者,中年者では 130/85 mmHg 未満に, 糖尿病患者では 130/80 mmHg 未満に	○	Ⅲ	高齢者では 140/90 mmHg 未満が望ましい	○	Ⅲ
高脂血症	総コレステロール 220 mg/dL 未満	○	Ⅲ	糖尿病もしくは高脂血症以外の危険因子を 3 つ以上有する場合は総コレステロール 200 mg/dL 未満, LDL-コレステロール 120 mg/dL 未満に, レムナント, small dense LDL, Lp (a) に留意	○	Ⅲ
	LDL-コレステロール 140 mg/dL 未満	○	Ⅲ			
	トリグリセライド 150 mg/dL 未満	○	Ⅲ			
	HDL-コレステロール 40 mg/dL 以上	○	Ⅲ		Ⅲ	Ⅲ
糖尿病	空腹時血糖 110 mg/dL 未満 HbAlc 6.5% 未満	○	Ⅲ	総コレステロールを 180 mg/dL 未満 LDL-コレステロールを 100 mg/dL 未満	○	Ⅲ

治療

生活習慣	目標	欧米	日本	特記事項	欧米	日本
アスピリン	危険因子を多数有する患者で投与を考慮	○	Ⅲ	糖尿病患者では他の危険因子を合わせ持つ場合, 投与を考慮	○	Ⅲ

エビデンスのグレーディング
0. メタアナリシス
Ⅰ. 大規模なよく管理された無作為対照比較試験
Ⅱ. 小規模だがよく管理された無作為対照比較試験
Ⅲ. よく管理されたコホート研究
Ⅳ. よく管理されたケースコントロール試験
Ⅴ. 非比較対照試験または対照の少ない比較対照試験
Ⅵ. 一致しないデータであるが, 治療指針作成に有用
Ⅶ. 専門家の意見

出典) 虚血性心疾患の一次予防ガイドライン, 2006

(6) 更年期障害の一次予防

　更年期障害は，「更年期に現れる多種多様な症状のなかで，器質変化に起因しない症状を更年期症状とし，これらの症状のなかで日常生活に支障をきたす病態を更年期障害」と日本産科婦人科学会では定義している．症状としては，のぼせ（ホットフラッシュ），冷え症，めまい，抑うつ気分などが見られ，血管運動神経系や精神神経系，運動器官などあらゆる器官を介して心身に現れる（表7-13）．特に更年期の女性においては，エストロゲンの減少により起こる場合が多く，ほとんどが不定愁訴である．一方，更年期障害は女性のみならず，50歳代の男性にも性機能の低下とともに不眠，不安，孤独感，食欲，性欲の減退などが見られる場合があり，心理的・社会的要因が影響している可能性が考えられる．

表7-13　更年期障害の症状

分　類	症　状
血管運動神経系	のぼせ（ホットフラッシュ），発汗，心悸亢進，冷え症
精神神経系	頭痛，めまい，不眠，憂うつ，不安感，神経過敏，記憶力減退，忍耐力低下，判断力低下，怒りやすい
知覚障害	しびれ感，掻痒感
運動器官	腰痛，肩こり
他覚症状	性器萎縮，乳房萎縮，脱毛，皮膚乾燥
その他	疲労感，下痢，頻尿，浮腫

出典）五明紀春他編，スタンダード人間栄養学　応用栄養学，朝倉書店，2011，一部改変

(7) 骨粗鬆症の一次予防

　骨粗鬆症とは，「低骨量と骨組織の微細構造の異常を特徴とし，骨の脆弱性が増大し，骨折の危険性が増大する疾患である」と骨粗鬆症の予防と治療のガイドラインでは定義している．骨塩量は男女ともに加齢にしたがって低下するが，とくに女性は閉経前後のエストロゲンの分泌低下に伴い破骨細胞が活性化し，閉経後急激な骨量減少が見られる．このように骨粗鬆症は，閉経後の女性に多く見られる疾患である．したがって，骨粗鬆症の予防は，適度な運動を成長期の頃から行い，骨密度を高めておくことが極めて重要である．さらに食事においては，骨形成のためのカルシウム，マグネシウム，たんぱく質，ビタミンK，腸管からのカルシウム吸収を促進するビタミンDや，コラーゲン合成に必要なビタミンCなどを十分に摂取し，骨量を増やしておくことが，更年期以降の骨粗鬆症発症の予防につながる．

練 習 問 題

以下の記述について，正しいものには○，誤っているものには×を付けなさい．

1. 各種臓器の機能は，経年とともに一律に低下する．
2. 基礎代謝量は，基礎代謝基準値で比較すると1～2歳児に比べ30～49歳では約1/2に低下する．
3. 女性の血中総コレステロール値は，40歳代以降上昇する．
4. ストレスは，生活習慣病の引き金とはならない．
5. わが国における女性の更年期は，40～45歳に相当する．
6. エストロゲンの分泌低下は，乳房の乳腺組織等の萎縮をもたらす．
7. エストロゲンの分泌低下は，LDL-コレステロールの取り込みに関係ない．
8. 成人期の推定エネルギー必要量（kcal/日）は，基礎代謝量と身体活動レベルから求めることができる．
9. 生活習慣病の一次予防は，早期発見，早期治療である．
10. メタボリックシンドロームは，糖尿病のハイリスク群の判定のために定義された疾患概念である．
11. 動脈硬化のハイリスクは，低LDL-コレステロール血症である．
12. 喫煙習慣は，虚血性心疾患の危険因子とはならない．
13. 加齢は，虚血性心疾患の危険因子とはならない．
14. 「ホットフラッシュ」とは，更年期に見られる不定愁訴である．
15. 骨粗鬆症とは，骨の脆弱性が増大し，骨折の危険性が増大する疾患である．

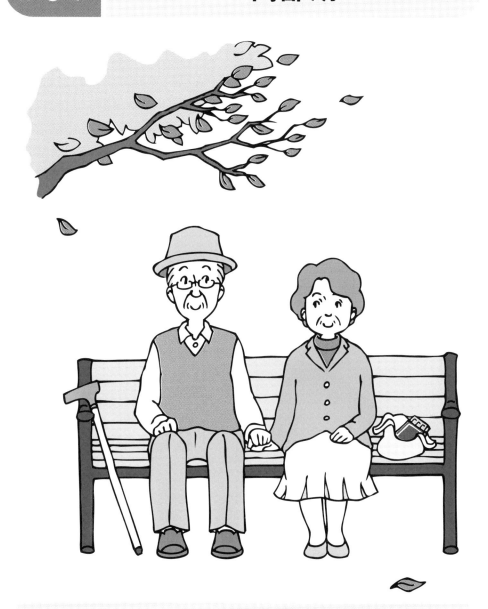

第8章　高齢期

　　暦年齢は同じであっても若々しい人もいれば，老けている人もいて，高齢者の身体および生理機能は個人差が大きいのが特徴です．しかし，老化に伴って組織重量や各種臓器の予備能力が低下し，視力や聴力，味覚などの感覚機能の低下をはじめ，摂食・嚥下，消化・吸収機能の低下などによって日常生活に支障をきたすようになってきます．また，基礎代謝量や身体活動量の低下によって食事量が減少し，栄養状態の悪化，体力の低下を招くようになります．健康寿命を長くするには，言うまでもなく適切な栄養マネジメントが重要になります．

　　この章では，高齢期の生理的特徴および栄養アセスメントと栄養ケアについて学びます．

8.1　高齢期の生理的特徴

　高齢期は，個人差が大きいものの，実質細胞数の減少により組織の重量や各種臓器の予備力が低下し，日常生活に支障をきたすようになる．また，基礎代謝量や身体活動量の低下にともなって食事量が減少し，栄養状態の悪化や体力低下をまねく．さらに，転倒や骨粗鬆症による骨折，脳血管疾患，起立性低血圧などに罹患することが多く，これらの治療と同時に介護やケアが重要となる老年症候群が見られる（図 8-1）．世界的にも長寿国であるわが国においては，このような老年症候群の予防には，発症要因のひとつである低栄養状態の改善をはじめ，諸臓器，器官の機能低下（表 8-1）の早期対応による QOL の維持・向上の対策が必要不可欠である．

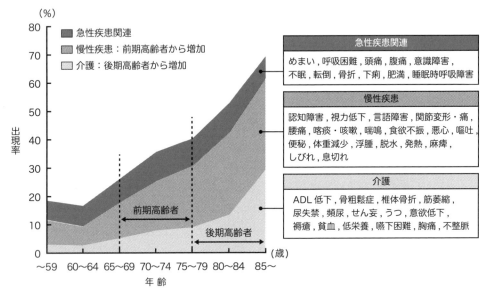

廃用症候群：筋萎縮，関節拘縮，褥瘡，便秘，失禁，認知機能障害（認知症），抑うつ，不眠，摂食嚥下障害，
　　　　　廃用性骨萎縮（骨粗鬆症），心肺機能低下，起立性障害

図 8-1　加齢による老年症候群の特徴

資料）佐竹昭介，鳥羽研二「月間レジデント」医学出版，2012

1）感覚機能

　高齢期には，加齢に伴い視覚，聴覚，嗅覚，味覚，触覚（皮膚感覚）の感覚機能が低下し，外界の環境情報を正確にすばやく獲得することが困難となり，また活動性は著しく低下する．

（1）視力

　生理的な老化現象にともない，水晶体の弾力性が低下し，水晶体を支える毛様体筋が衰え

表 8-1　加齢に伴う身体各臓器・器官系の変化

中枢神経系	・脳細胞は 20 歳代をピークとして減少していくと考えられている ・脳血流量も 20 歳以降減少 ・脳波においても基礎 α 波の徐波化が認められ，脳波の振幅の減少，開眼による α 波抑制の減退
内分泌系	・基礎代謝は低下 ・加齢により増加：ゴナドトロピン，膵性ポリペプチド ・加齢により低下：副甲状腺ホルモン，副腎性アンドロジェン，エストロゲン，テストステロン ・ホルモンに対する組織受容体の反応性低下
呼吸器系	・肺の弾性収縮力は減少する ・肺活量，1 秒量，最大換気量なども減少 ・動脈血ガス分析にて PO_2 の低下
消化器系	・胃粘膜の萎縮が進行し，胃酸濃度低下 ・ペプシンの分泌減少 ・肝機能や膵機能での加齢的変化はあまりない
感覚器系	・客観的表示は一般的に困難であるが，臭覚，聴覚などは鈍化する．視覚では老眼が出現してくる．また白内障が高頻度に発生する
免疫系	・免疫監視機構の機能低下により発がんや老化が促進 ・血中自然抗体価は加齢とともに徐々に低下
循環器系	・心拍出量は 20 歳以降直線的に減少 ・心係数では 1 年に約 0.8％ ずつ減少 ・末梢血管抵抗は加齢とともに直線的に上昇，動脈硬化が進行する ・心電図では QRS 前額面平均電気軸の加齢にともなう左軸偏位
泌尿器系	・腎血流量が低下．したがって糸球体濾過値は低下し，クレアチニンクリアランス（Ccr）は減少している ・尿細管機能も加齢とともに低下し，尿濃縮能も低下する．膀胱容積が小さくなり，夜間尿が頻繁となる ・男性においては前立腺が肥大する
反射・運動機能	・筋力は 20 歳代をピークとして直線的に低下 ・動作をはじめるまでの反応時間の低下 ・末梢神経運動伝導速度は軽度に低下
骨格系	・身長および体重はともに減少傾向を示す ・脊柱での変化は背筋の萎縮，椎骨の変化が著しい．骨塩量は中年以降減少する（とくに女性では閉経後の骨塩量の減少が著しく，比較的早くから骨粗鬆症を呈する） ・筋力（握力）は 40 歳以降低下 ・関節柔軟度も 18 歳前後をピークとして減少するが 40 歳以降の変化は少ない

出典）鈴木隆雄「臨床栄養（臨時増刊号）」医歯薬出版，2011

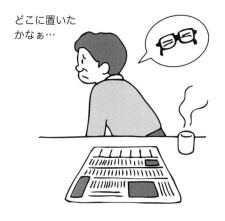

て，調節機能が低下し老眼となる．また，網膜黄斑部の変性による加齢黄斑変性，視細胞の感覚能力の減退，水晶体への色素沈着による光感受性の低下などが起こる．さらに，たんぱく質変性により水晶体が白く混濁し，視力低下をきたす白内障が好発する．また，加齢により脳萎縮，脳動脈硬化が生じると，視野 狭 窄，視覚失認などが起こる場合もある．

(2) 聴力

　加齢により可聴周波数範囲が狭くなり，40歳代から徐々に高音域が聞き取りにくくなり，50歳代では3,000 Hz以上の周波数の低下が顕著になる．米本（1997）は，年齢が高くなるにつれ，とくに高音域での聴力レベル閾値が顕著に上昇することを報告している（図8-2）．さらに60歳代以降になると低音域での聴力低下も起こる．とくに鼓膜，耳小骨などの硬化，音響エネルギー伝導率の低下，内耳の蝸牛にある有毛細胞数やらせん神経節数の減少などを原因とした老人性難聴が見られ，コミュニケーション能力が低下する．図8-3に語音聴力の加齢変化を示す．

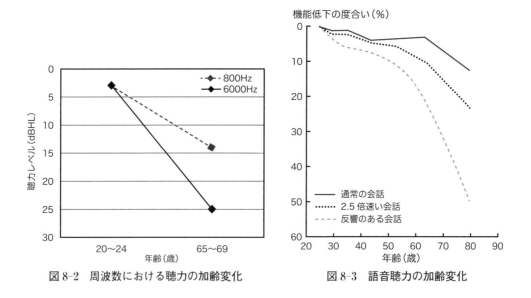

図8-2　周波数における聴力の加齢変化　　図8-3　語音聴力の加齢変化

(3) 嗅覚

　加齢にともない他の感覚器官と同様に低下する．50歳代から低下がはじまり，70歳代で急速に悪化する．高齢者では嗅覚感度（検知閾値）の低下は認められるが，基本的な嗅ぎ分け能力（認知閾値）は，嗅覚感度の低下に比べ少ない．高齢者は複数の疾病に罹患していることが多く，嗅覚機能の低下要因として，服薬している薬剤が影響しているとの指摘もある．

(4) 味覚

視覚，聴覚，嗅覚に比べると相対的に衰えにくく，脳障害などによる味覚不全症を除けば食生活に及ぼす影響は少ない．しかし，加齢や薬物の常用などによる味蕾数および唾液量の減少，義歯や歯牙の欠損などによる咀嚼能力の低下は食欲に影響を及ぼす．基本五味のうち，とくに塩味に対する味覚閾値は加齢により上昇するが，苦味，酸味に対する識別能は比較的保たれる．

(5) 温度感覚・皮膚感覚

65歳を超えた頃から鈍くなる．たとえば，入浴時の火傷，寒冷環境下での「震え」出現の遅延による体温の低下，暑熱環境下での発汗量の減少による熱中症などが見られる．

2) 摂食・嚥下機能

加齢にともなう摂食・嚥下機能変化の知識は，栄養管理を行う上で不可欠である．高齢になると咀嚼がゆっくりとなり，嚥下機能が低下する．摂食・嚥下機能の低下は，窒息，低栄養，脱水および誤嚥性肺炎などを誘発し，また精神的にも「食べられない」といったことからうつや心身症なども誘発する．高齢者は歯牙の欠損，不適合な義歯や舌の運動機能低下，咽頭部の嚥下反射機能の低下などにより摂食・嚥下障害を起こしやすい（表8-2）．また，向精神薬，抗コリン剤，鎮静剤などによる副作用も摂食・嚥下障害の原因となりうる．摂食・嚥下のメカニズムおよび嚥下機能障害症状を表8-3に示す．

表8-2 摂食・嚥下障害の原因

器質的原因	・口内炎，舌炎，歯槽膿漏 ・咽頭炎，喉頭炎，扁桃炎 ・頭頸部腫瘍（舌がん，口腔，咽頭がん，上顎がん　など） ・食道炎，潰瘍 ・食道の変形・狭窄 ・腫瘍　など
機能的原因	・脳血管障害，脳腫瘍 ・パーキンソン病，線条体黒質変性症 ・筋萎縮性側索硬化症 ・多発性硬化症 ・ギラン・バレー症候群，糖尿病性末梢神経炎 ・筋ジストロフィー ・重症筋無力症 ・加齢にともなう変化　など
心理的原因	・異食症 ・神経性食欲不振症 ・うつ病 ・神経症 ・心身症（ストレス性胃潰瘍，神経性胃炎　など）

表8-3 摂食・嚥下のメカニズムおよび嚥下機能障害症状

過程	先行期 →	準備期 →	口腔期 →	咽頭期 →	食道期
	食物を視覚・嗅覚などから認識する	食物を咀嚼し,飲み込みやすいように食塊を作る	口腔から咽頭へ食塊を送り込む	咽頭から食道へ食塊を送り込む(咽頭蓋が気道をふさぎ食塊が気道に入らないようになる)	食道から胃へ食塊が送り込まれる
嚥下機能障害症状	・食物を見せても反応しない ・スプーンをあてても開口しない ・いつまでも飲み込まない ・むせながら食べる ・むさぼるように食べる ・一度に多量に食べる	・開口できない ・食物を噛めない ・食物が口からこぼれる	・咽頭の準備ができる前に,食物が咽頭に流れ込む ・口からこぼれる ・食物が口の中に残留する	・誤嚥する(むせる) ・飲み込んだ後に喉がゼロゼロという ・食事中に声がかすれる ・食塊が鼻にもれる	・食物食道内を通過できない ・一旦入った食塊が逆流する ・飲み込んだ後にむせる

3) 消化・吸収機能

　人体は消化・吸収機能の予備的能力を備えていることから，高齢者になっても特別な消化管疾患がない限り，若年者と比較しても加齢にともなう影響は少ない．しかし，消化管粘膜の萎縮により各種消化酵素の分泌量や活性は低下する．特にトリプシン，膵アミラーゼ，リパーゼなどの消化酵素は40歳頃から低下する（図8-4）．

　また，近年では高脂肪・高たんぱく質食の増加および衛生環境の整備にともなうヘリコバクター・ピロリ菌感染率の低下などにより，胃酸分泌が増加し，さらには加齢とともに逆流性食道炎の頻度が増加している．加齢による逆流性食道炎の発症には，食道運動機能の低下，逆流した胃酸を中和する唾液分泌量の低下，骨粗鬆症による脊髄圧迫などが関与している．胃では胃粘膜の抵抗力の低下により胃酸分泌が低下し，萎縮性胃炎を生じることもある．高齢者では慢性萎縮性胃炎の発症頻度が高く，消化不良の原因となる．胃食道逆流の誘発因子を表8-4に示す．

　また，高齢者は便通異常が高頻度に見られるが，その原因としては，加齢にともなう消化管運動機能の低下，身体活動の減少，食生活の変化，併存する疾患とそれにともなう薬剤治療などが考えられる．高齢者は表8-5に示すように二次的に便秘をきたしている場合も多い．

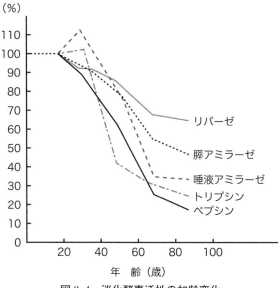

図 8-4　消化酵素活性の加齢変化

表 8-4　胃食道逆流の誘発因子

酸分泌亢進	下部食道括約筋圧低下 一過性下部食道括約筋圧弛緩増加	胃排出低下
・過食 ・高脂肪食 ・高たんぱく質食 ・コーヒー ・アルコール	・過食 ・高脂肪食 ・高たんぱく質食 ・コーヒー ・アルコール ・喫煙	・温かい食事 ・高浸透圧食 ・高脂肪食 ・高たんぱく質食 ・高糖質食

出典）足立経一他，臨床栄養（臨時増刊号），p.635，医歯薬出版，2011，一部改変

表 8-5　高齢者における便秘の二次的原因

各種疾患によるもの	薬剤によるもの
・器質的疾患：大腸がん，大腸憩室 ・内分泌疾患：糖尿病，甲状腺機能低下症 ・神経筋疾患：自律神経障害，脳血管疾患， 　　　　　　　パーキンソン病 ・精神疾患：不安神経症，うつ病 ・過敏性腸症候群 ・その他	・酸分泌抑制剤 ・カルシウム拮抗薬 ・抗コリン作動薬 ・向精神薬 ・抗パーキンソン薬 ・利尿剤 ・オピオイド（モルヒネ，フェンタニールなど）

出典）足立経一他，臨床栄養（臨時増刊号），p.636，医歯薬出版，2011，一部改変

4) 食欲不振，食事摂取量の低下

　高齢者は，健康で自立した日常生活を送っていても，身体活動の低下，精神的ストレス，消化管の機能低下，発熱，慢性的な便秘，睡眠不足，孤独感などさまざまな原因で食欲不振が起こる．また，多くの高齢者は何らかの慢性疾患を複数抱えている場合が多く，多種類の治療薬を長期間服用することから，治療薬による副作用で食事摂取量が低下し，

時として特定の微量栄養素であるビタミンやミネラルの代謝や吸収障害を起こすことがある．さらに高齢者には嗜好の変化も見られ，とくに塩味に対して鈍くなり，濃い味付けを好むようになる．一方，固いものや食物繊維の多い食物の摂取量が減少する結果，栄養バランスが崩れて低栄養状態になりやすくなる．高齢者には，数十年もの間に培ってきた独自の食習慣があり，その習慣を変容することは容易ではない．高齢者には，身体的，社会的，精神的な面から十分な観察を行い，的確な栄養管理を行うことが必要である．表8-6に「高齢者のための食生活指針」を示す．

表8-6 高齢者のための食生活指針

高齢者のための食生活指針

1. 低栄養に気をつけよう
 ～体重低下は黄信号～

2. 調理の工夫で多様な食生活を
 ～何でも食べよう，だが食べ過ぎに気をつけて～

3. 副食から食べよう
 ～年をとったらおかずが大切～

4. 食生活をリズムに乗せよう
 ～食事はゆっくりかかさずに～

5. よく体を動かそう
 ～空腹感は最高の味つけ～

6. 食生活の知恵を身につけよう
 ～食生活の知恵は若さと健康づくりの羅針盤～

7. おいしく，楽しく，食事をとろう
 ～豊かな心が育む健やかな高齢期～

「健康づくりのための食生活指針（対象特性別）」，厚生省（現厚生労働省），1990年

5) たんぱく質・エネルギー代謝の変化

　骨格筋は，加齢とともに総重量，体重当たり重量ともに減少し，日常の身体活動を低下させる．骨格筋の総重量は体重の40～45% を占め，肝臓などの内臓に比べると代謝活性は低い．しかし，加齢による骨格筋の重量減少は，総重量が多いことから総体たんぱく質代謝に大きく影響する．総体たんぱく質代謝のうち骨格筋たんぱく質代謝が占める割合は，青年期に比べると高齢期男性では約1/3，高齢期女性では約1/2にまで低下する．一方，コラーゲンたんぱく質の割合は，青年期の約30%～50% 増加する．

　骨格筋量の減少は，高齢期における運動機能と密接に関わっている．つまり瞬発的運動に必要な速筋（白筋）は筋原線維数，直径ともに減少するため瞬発的運動能力は低下する

が，持久的運動に必要な遅筋（赤筋）は筋原線維数のみの減少のため持久的運動能力は比較的緩やかに低下する．高齢期は，生活環境や健康状態により個人差が大きいが，加齢に伴う実質細胞数の減少や骨格筋量の減少により基礎代謝は，20歳代に比べ70歳代男性は約15%，女性は約10%減少する．また，日常の身体活動量も減少するため，エネルギー消費量も低下する．老齢期における臓器重量の変化および身体組成の割合を図8-5，図8-6に示す．

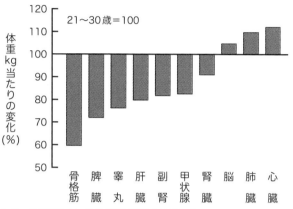

図 8-5　老齢期における臓器重量の変化（Korenchevsky, 1961）

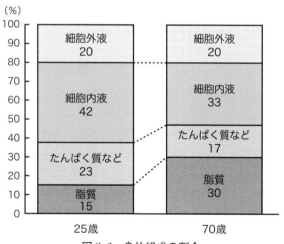

図 8-6　身体組成の割合

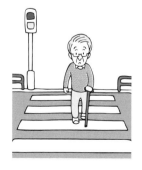

6) カルシウム代謝の変化

カルシウムは，骨や歯の主要構成成分であり，神経の興奮作用，筋肉の収縮，酵素の活性化，ホルモン分泌など生体機能の維持，調節に不可欠な栄養素である．通常，食事として摂取したカルシウムは，主に十二指腸および空腸で摂取量の約 20〜30% が吸収される．日本人の食事摂取基準（2020 年版）における推奨量は，男性 65〜74 歳は 750 mg/日，75 歳以上は 700 mg/日，女性はそれぞれ 650 mg/日と 600 mg/日である．しかし，高齢期では食事摂取量自体が低下することから，高齢期のカルシウム摂取量は推奨量を下回っている．

高齢期に発症しやすい骨粗鬆症は，カルシウム摂取量の減少，腸管でのカルシウム吸収率の低下に加え，カルシウム吸収に関与するビタミン D や骨形成に関わるビタミン K の摂取不足，身体活動量の低下などが相まって，骨吸収の亢進と骨形成の低下が起こり，その結果，骨梁（海綿骨）が減少することにより発症する．また骨粗鬆症は，転倒や骨折のリスクを増大させ，寝たきりや介護を必要とする原因となる．また，女性は閉経以降エストロゲンの急激な減少により，骨吸収が促進し骨量および骨強度が低下する．したがって，骨粗鬆症の予防のためには，カルシウムの十分な摂取と，上述したカルシウムの吸収を高める栄養素を積極的に摂取し，適度な運動により骨量低下の防止を図ることが大切である．図 8-7 に骨粗鬆症の概念を示す．

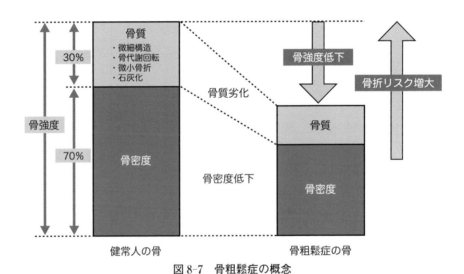

図 8-7 骨粗鬆症の概念

7) 身体活動レベルの低下

身体活動レベルは，自立した日常生活を送っている在宅高齢者よりも病院や施設入所高齢者の方が低い傾向を示す．施設入所高齢者のうち，とくに寝たきりや閉じこもりがちな高齢虚弱者は，さらに身体活動レベルが低下するため，消費エネルギー量に見合った摂取エネルギー量の提供が必要である．身体活動レベルの低下は，骨格筋量の低下をまねくと

低下させ，グルコースの取り込みを低下させることから，血糖値の上昇をもたらす．健康で活動的な日常生活を送るためにも習慣的な運動が必要である．厚生労働省は「健康づくりのための身体活動基準 2013」において，高齢者がより長く自立した生活を送るためには，運動器の機能を維持する必要があるとし，65 歳以上の身体活動（生活活動・運動）の基準を公表した（表 8-7）．図 8-8 は，高齢者福祉施設における身体活動レベルを示す．

表 8-7 65 歳以上の身体活動（生活活動・運動）基準

〈65 歳以上の身体活動（生活活動・運動）の基準〉
強度を問わず，身体活動を 10 メッツ・時/週行う．具体的には，横になったままや座ったままにならなければどんな動きでもよいので，身体活動を毎日 40 分行う．

【参考】3 メッツ未満の身体活動（生活活動・運動）
・皿洗いをする（1.8 メッツ）
・洗濯をする（2.0 メッツ）
・立って食事の支度をする（2.0 メッツ）
・こどもと軽く遊ぶ（2.2 メッツ）
・時々立ち止まりながら買い物や散歩をする（2.0〜3.0 メッツ）
・ストレッチングをする（2.3 メッツ）
・ガーデニングや水やりをする（2.3 メッツ）
・動物の世話をする（2.3 メッツ）
・座ってラジオ体操をする（2.8 メッツ）
・ゆっくりと平地を歩く（2.8 メッツ）

注）十分な体力を有する高齢者は，3 メッツ以上の身体活動を行うことが望ましい．
出典）厚生労働省，「健康づくりのための身体活動基準 2013」，2013

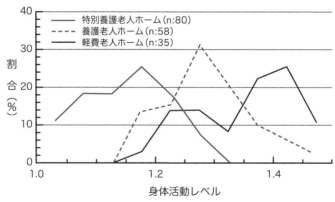

図 8-8 高齢者福祉施設における身体活動レベル

出典）藤田美明編「管理栄養士講座ライフステージ栄養学」，建帛社，2007，一部改変

8）日常生活動作（ADL）の低下

現在，長寿国であるわが国では，中高年以降増大する生活習慣病を予防し，単に寿命の延伸だけではなく，元気で活動的に自立した生活を送ることができる健康寿命の延伸が重要な課題である．

日常生活を営むうえで繰り返し行う基本的な行為，行動を日常生活動作（activities of

daily living：ADL）という．ADL は，日常的な食事，トイレ動作，入浴，歩行，着替え
などの身のまわりの基本的な動作をいう．一方，買い物，食事の準備，電話での対応，公
的機関を利用した外出など複雑でより高度な動作を手段的日常生活動作（instrumental
activities of daily living：IADL）という．これらは患者の機能障害や評価判定に用いら
れたが，現在では高齢者の生活自立度評価として利用されている．ADL の評価には，バ
ーセルインデックス（barthel index：BI）（表 8-8）が一般的だが，機能的自立度評価表
（functional independence measure：FIM）（表 8-9）は信頼および妥当性が高く，広く医
療や福祉施設で利用されている．その他 IADL 評価には，手段的日常生活活動尺度（表
8-10）や老研式活動能力指標（表 8-11）などが用いられる．

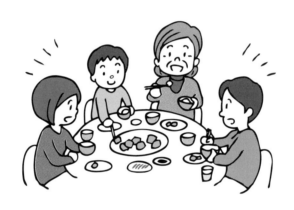

表 8-8　バーセルインデックス（Barthel Index：BI 機能的評価）

		点数	質問内容	得点
1	食事	10 5 0	自立，自助具などの装着可，標準的時間内に食べ終える 部分介助（たとえば，おかずを切って細かくしてもらう） 全介助	
2	車椅子から ベッドへの 移動	15 10 5 0	自立，ブレーキ，フットレストの操作も含む（非行自立も含む） 軽度の部分介助または監視を要する 座ることは可能であるがほぼ全介助 全介助または不可能	
3	整容	5 0	自立（洗面，整髪，歯磨き，ひげ剃り） 部分介助または不可能	
4	トイレ動作	10 5 0	自立（衣服の操作，後始末を含む，ポータブル便器などを使用している場合はその洗浄も含む） 部分介助，体を支える，衣服，後始末に介助を要する 全介助または不可能	
5	入浴	5 0	自立 部分介助または不可能	
6	歩行	15 10 5 0	45 M 以上の歩行，補装具（車椅子，歩行器は除く）の使用の有無は問わず 45 M 以上の介助歩行，歩行器の使用を含む 歩行不能の場合，車椅子にて 45 M 以上の操作可能 上記以外	
7	階段昇降	10 5 0	自立，手すりなどの使用の有無は問わない 介助または監視を要する 不能	
8	着替え	10 5 0	自立，靴，ファスナー，装具の着脱を含む 部分介助，標準的な時間内，半分以上は自分で行える 上記以外	
9	排便コント ロール	10 5 0	失禁なし，浣腸，坐薬の取り扱いも可能 ときに失禁あり，浣腸，坐薬の取り扱いに介助を要する者も含む 上記以外	
10	排尿コント ロール	10 5 0	失禁なし，収尿器の取り扱いも可能 ときに失禁あり，収尿器の取り扱いに介助を要する者も含む 上記以外	

最高：100 点，最低：0 点.
60 点以上：介助が少ない
40 点以下：かなりの介助を要する
20 点以下：全介助
出典）Mahoney. F. L. & Barthel et al: Maryland. State. Mad. J. 14: 61-65, 1965

表8-9　機能的自立度評価表（Functional Independence Measure：FIM）および採点基準

大項目	中項目	小項目	内容
運動項目	セルフケア	①食事	咀嚼，嚥下を含めた食事動作
		②整容	口腔ケア，整髪，手洗い，洗顔など
		③清拭	風呂，シャワーなどで首から下（背中以外）を洗う
		④更衣（上半身）	腰より上の更衣および義肢装具の装着
		⑤更衣（下半身）	腰より下の更衣および義肢装具の装着
		⑥トイレ	衣服の着脱，排泄後の清潔，生理用具の使用
	排泄	①排尿コントロール	排尿管理，器具や薬剤の使用を含む
		②排便コントロール	排便管理，器具や薬剤の使用を含む
	移乗	①ベッド，椅子，車椅子	それぞれの間の移乗，起立動作を含む
		②トイレ	便器へ（から）の移乗
		③浴槽・シャワー	浴槽，シャワーへ（から）の移乗
	移動	①歩行・車椅子	屋内での移動，または車椅子移動
		②階段	12〜14段の階段昇降
認知項目	コミュニケーション	理解（聴覚・視覚）	聴覚または視覚によるコミュニケーションの理解
		表出（音声・非音声）	言語的または非言語的表現
	社会認識	社会的交流	他患者，スタッフなどとの交流，社会的状況への順応
		問題解決	日常生活上での問題解決，適切な判断能力
		記憶	日常生活に必要な情報の記憶

合計（126-18）

	点数	介助者	手助け	手助けの程度
自立	7. 完全自立	不要	不要	自立
	6. 修正自立	不要	不要	時間がかかる，装具や自助具が必要，投薬している，安全性の配慮が必要
部分介助	5. 監視	必要	不要	監視，準備，指示，促しが必要
介助あり	4. 最小介助	必要	必要	75％以上自分で行う
	3. 中等度介助	必要	必要	50％以上，75％未満自分で行う
完全介助	2. 最大介助	必要	必要	25％以上，50％未満自分で行う
	1. 全介助	必要	必要	25％未満しか自分で行わない

出典）千野直一編，現代リハビリテーション医学，2004，金原出版，一部改変

表8-10 手段的日常生活動作（Instrumental Activities of Daily Living：IADL）尺度

項　　　　目	採点 男性	女性
A　電話を使用する能力		
1. 自分から電話をかける（電話帳を調べたり，ダイアル番号を回すなど）	1	1
2. 2，3のよく知っている番号をかける	1	1
3. 電話に出るが自分からかけることはない	1	1
4. 全く電話を使用しない	0	0
B　買い物		
1. 全ての買い物は自分で行う	1	1
2. 小額の買い物は自分で行える	0	0
3. 買い物に行くときはいつも付き添いが必要	0	0
4. 全く買い物はできない	0	0
C　食事の準備		
1. 適切な食事を自分で計画し準備し給仕する		1
2. 材料が供与されれば適切な食事を準備する		0
3. 準備された食事を温めて給仕する，あるいは食事を準備するが適切な食事内容を維持しない		0
4. 食事の準備と給仕をしてもらう必要がある		0
D　家事		
1. 家事を1人でこなす，あるいは時に手助けを要する（例：重労働など）		1
2. 皿洗いやベッドの支度などの日常的仕事はできる		1
3. 簡単な日常的仕事はできるが，妥当な清潔さの基準を保てない		1
4. 全ての家事に手助けを必要とする		1
5. 全ての家事にかかわらない		0
E　洗濯		
1. 自分の洗濯は完全に行う		1
2. ソックス，靴下のゆすぎなど簡単な洗濯をする		1
3. 全て他人にしてもらわなければならない		0
F　移送の形式		
1. 自分で公的機関を利用して旅行したり自家用車を運転する	1	1
2. タクシーを利用して旅行するが，その他の公的輸送機関は利用しない	1	1
3. 付き添いがいたり皆と一緒なら公的輸送機関で旅行する	1	1
4. 付き添いか皆と一緒で，タクシーか自家用車に限り旅行する	0	0
5. まったく旅行しない	0	0
G　自分の服薬管理		
1. 正しいときに正しい量の薬を飲むことに責任が持てる	1	1
2. あらかじめ薬が分けて準備されていれば飲むことができる	0	0
3. 自分の薬を管理できない	0	0
H　財産取り扱い能力		
1. 経済的問題を自分で管理して（予算，小切手書き，掛金支払い，銀行へ行く）一連の収入を得て，維持する	1	1
2. 日々の小銭は管理するが，預金や大金などでは手助けを必要とする	1	1
3. 金銭の取り扱いができない	0	0

採点法は各項目ごとに該当する右端の数値を合計する（男性0〜5，女性0〜8点）
（Lawton. M.P. & Brody. E.M. Assessment of older people :Self-Maintaining and instrumental activities of daily living, Geroulologist, 9: 179-168, 1969 より）

表 8-11 老研式活動能力指標

尺度	質問項目	答え	得点
手段的自立	（1）バスや電車を使って1人で外出できますか	1. はい　　2. いいえ	
	（2）日用品の買い物ができますか	1. はい　　2. いいえ	
	（3）自分で食事の用意ができますか	1. はい　　2. いいえ	
	（4）請求書の支払いができますか	1. はい　　2. いいえ	
	（5）銀行預金・郵便貯金の出し入れが自分でできますか	1. はい　　2. いいえ	
知的能動性	（6）年金などの書類が書けますか	1. はい　　2. いいえ	
	（7）新聞を読んでいますか	1. はい　　2. いいえ	
	（8）本や雑誌を読んでいますか	1. はい　　2. いいえ	
	（9）健康についての記事や番組に関心がありますか	1. はい　　2. いいえ	
社会的役割	（10）友だちの家を訪ねることがありますか	1. はい　　2. いいえ	
	（11）家族や友だちの相談にのることがありますか	1. はい　　2. いいえ	
	（12）病人を見舞うことができますか	1. はい　　2. いいえ	
	（13）若い人に自分から話しかけることがありますか	1. はい　　2. いいえ	
		合計得点	点

各質問項目について「できる：1点」，「できない：0点」とし，13点満点の合計得点で評価する
出典）小谷野亘他，日本公衆衛生雑誌，34，109-114，1987，一部改変

9）精神心理的変化

　ヒトの精神心理機能は，ライフステージに応じて変化するが，高齢期は心理的ストレスや恒常性の維持機能の低下により心身ともに影響を受けやすい．高齢者の心理状態は，心理社会的および身体的要因が強く，特に喪失体験からのうつ状態やうつ病が発症しやすく，めまいや食欲不振，血圧上昇など身体症状として現れることが多い．うつ病は日常生活に支障をきたす要因となり，うつに起因する体調の変化が栄養状態に与える影響は大きいため，とくに低栄養状態にならないような配慮が必要である．わが国の高齢者のうつの頻度は 10～20％ で女性の方が多い．表 8-12 に老年期におけるうつ病の誘因を示す．

表 8-12 老年期におけるうつ病の誘因

重大なライフイベント	慢性的ストレス
・"重要な他者" の喪失や死別（ペットも含む） ・自分や身近な人が生命の危機にさらされること（病気など） ・家族や友人とのいさかい ・急性の身体疾患 ・住み慣れた家を離れること（施設入所や子との同居に伴う転居など） ・深刻な経済的危機　など	・健康の減退 ・感覚喪失 ・認知機能の低下 ・行動力の低下（依存性の増加） ・住居環境の問題（同居家族との問題など） ・経済的な問題 ・社会的役割の低下（退職など） ・家族の介護 ・社会的孤立　など

出典）厚生労働省，介護予防マニュアル（改訂版），2012 より作成

8.2　高齢期の栄養アセスメントと栄養ケア

　高齢者には，身体的・生理的機能の低下から，栄養障害や低栄養状態を示す人の割合が多い．生命維持の栄養補給のみならず，低栄養のリスクを減らすためにも栄養管理は重要である．高齢者に対して適切な栄養管理を行うためには，まず栄養状態のスクリーニングを NSI（nutrition screening initiative）（表 8-13）などを用いて実施しなければならない．

　低栄養状態が認められる高齢者にはより詳細なアセスメントを行う．アセスメントの指標としては，身体計測値，血液生化学検査値，身体状況観察，食物摂取状況調査，栄養障害の有無などが用いられるが，これらの検査結果より総合的に評価する．特別な検査機器類を用いずに高齢者の栄養状態を評価する方法には，主観的包括的評価法の SGA（表7-4）や MNA（mini nutritional assessment）（表 8-14）がある．これらは介護保険施設等でも実施できるため広く利用されている．身体計測と低栄養指標を表 8-15，血液生化学検査データと低栄養指標を表 8-16 に示す．

表 8-13　NSI（nutrition screening initiative）チェックリスト

質問項目	はい
（1）最近，病気のために食べる物の種類や量が変わりましたか？	
（2）1 日に 1 食だけ，あるいは全く食べないことがありますか？	
（3）果物や野菜，乳製品を食べていますか？	
（4）ビールやお酒，ワインなどのアルコール類をほとんど毎日 3 杯以上飲んでいますか？	
（5）歯や口の中の具合が悪いために，食べることが困難なことがありますか？	
（6）お金のことが気になって，食べ物を買うのを控えることがありますか？	
（7）ひとりで食事をすることが多いですか？	
（8）1 日に 3 種類以上の薬を飲んでいますか？	
（9）そうしようとしたわけでもないのに，この半年で体重が 4〜5 kg 以上変わりましたか？	
（10）体の具合が悪いために，買い物や食事の支度ができないことがありますか？	
合計	点

合計点数　　0〜2 点：栄養状態良好
　　　　　　3〜5 点：栄養状態低下傾向
　　　　　　6 点以上：低栄養リスクあり

出典）高橋龍太郎，日本老年医学会雑誌，2006，一部改変

表8-14 MNA（mini nutritional assessment）

スクリーニング

A 過去3ヶ月間に食欲不振，消化器系の問題，咀嚼・嚥下困難などで食事摂取が減少しましたか？
　　0点＝強度の食事量の減少
　　1点＝中等度の食事量の減少
　　2点＝食事量の減少なし　☐

B 過去3ヶ月間の体重減少がありましたか？
　　0点＝3kgを超す減少
　　1点＝わからない
　　2点＝1−3kgの減少
　　3点＝体重減少なし　☐

C 運動能力
　　0点＝寝たきりまたは車椅子を常時使用
　　1点＝ベッドや車椅子を離れられるが，外出はできない
　　2点＝自由に外出できる　☐

D 精神的ストレスや急性疾患を過去3ヶ月間に経験しましたか？
　　0点＝はい　　2点＝いいえ　☐

E 神経・精神的問題の有無
　　0点＝高度の認知症またはうつ状態
　　1点＝中程度の認知障害
　　2点＝精神的問題なし　☐

F BMI指数
　　0点＝BMIが19未満
　　1点＝BMIが19以上，21未満
　　2点＝BMIが21以上，23未満
　　3点＝BMIが23以上　☐

スクリーニング値：小計（最大14ポイント）☐

12ポイント以上：正常，危険なし→これ以上の検査必要なし
11ポイントまたはそれ以下：栄養不良の疑いあり→検査続行

アセスメント

G 独立して生活（養護施設入所・入院していない）
　　0点＝いいえ　　1点＝はい　☐

H 1日に4種類以上の処方薬を内服
　　1点＝いいえ　　0点＝はい　☐

I 身体のどこかに擤痛または皮膚潰瘍がある
　　1点＝いいえ　　0点＝はい　☐

J 1日に何回食事を摂っていますか？
　　0点＝1回　1点＝2回　2点＝3回　☐

K たんぱく質摂取状態を示す指標
　・1日に少なくとも1品の乳製品（牛乳，チーズ，ヨーグルト）を摂取
　　☐はい　　☐いいえ
　・1週間に豆類または卵を2品以上摂取
　　☐はい　　☐いいえ
　・肉類，魚のいずれかを毎日摂取
　　☐はい　　☐いいえ
　　0.0点＝はい，0〜1つ
　　0.5点＝はい，2つ
　　1.0点＝はい，3つ　☐

L 1日に2品以上の果物または野菜を摂取
　　0点＝いいえ　　1点＝はい　☐

M 水分（水，ジュース，コーヒー，茶，牛乳など）を1日どのくらい摂取しますか？
　　0.0点＝コップ3杯未満
　　0.5点＝3〜5杯
　　1.0点＝6杯以上　☐

N 食事の状況
　　0点＝介護者なしでは食事不可能
　　1点＝多少困難ではあるが自分で食事可能
　　2点＝困ることなしに自分で食事可能　☐

O 栄養自己評価
　　0点＝栄養状態は不良と思う
　　1点＝わからない
　　2点＝問題ないと思う　☐

P 同年齢の他人と比べ自分の健康状態をどう思いますか？
　　0.0点＝良いとは思わない
　　0.5点＝わからない
　　1.0点＝同じだと思う
　　2.0点＝他人より良いと思う　☐

Q 上腕（利き腕でない方）の中央の周囲値（cm）：MAC
　　0.0点＝MACが21未満
　　0.5点＝MACが21以上，22未満
　　1.0点＝MACが22以上　☐

R ふくらはぎの周囲値（cm）：CC
　　0点＝CCが31未満
　　1点＝CCが31以上　☐

アセスメント値：小計（最大：16ポイント）☐

スクリーニング値　☐
総合評価（最大30ポイント）☐

栄養不良指標スコア
17〜23.5ポイント：栄養不良の危険性あり
17ポイント未満：栄養不良

出典）http://www.mna-elderly.com/forms/MNA_japanese.pdf

表 8-15 身体計測と低栄養指標

body mass index（BMI）= 体重（kg）÷［身長（m）］^{2}

18.5 未満	やせ
18.5〜25 未満	標準
25〜30 未満	肥満
30 以上	高度肥満

% usual body weight（% UBW）= 測定時体重 ÷ 平常時体重 × 100（%）

75% 未満	高度栄養障害
75〜85% 未満	中等度栄養障害
85〜95% 未満	軽度栄養障害

% loss of body weight（% LBW）=
（平常時体重 − 現在の体重）÷ 平常時体重 × 100（%）

期間	有意な体重減少	重度な体重減少
1 週間	1〜2%	2% 以上
1 カ月	5%	5% 以上
3 カ月	7.5%	7.5% 以上
6 カ月	10%	10% 以上

triceps skinfold thickness, TSF（上腕三頭筋皮下脂肪厚）
midupper arm circumference, AC（上腕周囲長）
midupper arm muscle circumference, AMC（上腕筋囲）= AC − π × TSF
midupper arm muscle area, AMA（上腕筋面積）= AMC^2 ÷ 4π
　日本人年齢別標準値を基準とする[1]
　　標準値の 60% 以下　高度栄養障害
　　60〜80% 未満　　　中等度
　　80〜90% 未満　　　軽度
　　90% 以上　　　　　正常

1) 日本人の身体計測基準 JARD 2001，栄養評価と治療 2002：19（suppl.），一部改変

表 8-16 血液生化学検査データと低栄養指標

検査項目	検査値
血清アルブミン	3.5 g/dL 未満を PEM
プレアルブミン	10 mg/dL 未満を PEM
トランスフェリン	200 mg/dL 未満を PEM
血清総コレステロール	150 mg/dL 未満を PEM
免疫パラメータ ・遅延型皮膚過敏反応 ・リンパ球数	・PPD 等の抗原を皮内注射し，48 時間後の発疹，硬結を評価 ・1,500/mm^3 以下で低栄養と判断

PEM（protein energy malnutrition）：たんぱく質・エネルギー低栄養状態
出典）臨床栄養（臨時増刊号），118，p.578，2011，一部改変

1）高齢者の食事摂取基準

　高齢者においては，フレイルに関する危険因子を有していたりしても，おおむね自立した日常生活を営んでいる者やこのような者を中心として構成されている集団も含むとされている（日本人の食事摂取基準（2020年版））．また，高齢者の身体機能の低下は，高齢になるほど個人差が大きいため，暦年齢よりも現在の心身の状態や生活状況，身体活動レベルなども考慮したうえで，適切な栄養管理を実施する必要がある．高齢者の栄養状態に影響を与える代表的な低栄養の要因を表8-17に示す．

表8-17　高齢者のさまざまな低栄養の要因

1. 社会的要因 　独居 　介護力不足・ネグレスト 　孤独感 　貧困	4. 疾病要因 　臓器不全 　炎症・悪性腫瘍 　疼痛 　義歯など口腔内の問題 　薬物副作用
2. 精神的心理的要因 　認知機能障害 　うつ 　誤嚥・窒息の恐怖	咀嚼・嚥下障害 　日常生活動作障害 　消化管の問題（下痢・便秘）
3. 加齢の関与 　嗅覚，味覚障害 　食欲低下	5. その他 　不適切な食形態の問題 　栄養に関する誤認識 　医療者の誤った指導

出典）厚生労働省，日本人の食事摂取基準（2020年版）

2）低栄養の予防・対応

　高齢者は，日常の食事内容が簡素になりやすく，嗜好の変化や咀嚼機能の低下などにより摂取量も低下するため，たんぱく質やビタミン，ミネラル（特にカルシウムや鉄，亜鉛）などが不足しがちである．とくに後期高齢者（75歳以上）では栄養障害（PEMなど），免疫能や予備能力の低下，急性疾患，転倒・骨折，慢性疾患（悪質液*）などにより低栄養をまねく．また低栄養は在宅高齢者に褥瘡（じょくそう）を発生させる最大要因との報告もある．さらに低栄養は，老化にともなう機能低下により健康障害を発症しやすい状態となるフレイルや，さまざまな原因による筋肉量，筋力，身体機能の低下を特徴とする症候群であるサルコペニアを認める場合が多い．

> ＊悪質液：多くの要因による症候群．従来の栄養サポートでは十分な回復がむずかしい骨格筋減少の進行が見られる．脂肪の喪失が見られることもある．食欲不振や代謝異常の併発によりたんぱく質とエネルギーのバランスが負になることが病態生理の特徴

　高齢者の低栄養の予防には，食事摂取状況をはじめ，SGA（表7-4）やMNA（表8-14）による低栄養の評価，身体計測による体重減少の有無や上腕周囲長測定による筋肉量低下

の有無（表 8-15）などのアセスメントを行い，高齢者を取り巻く生活環境や経済状況に加え，身体機能や精神状態など総合的に評価し，健康で自立した生活が送れるような栄養ケアが必要である．図 8-9 に低栄養とフレイルおよびサルコペニアとの関連を示す．

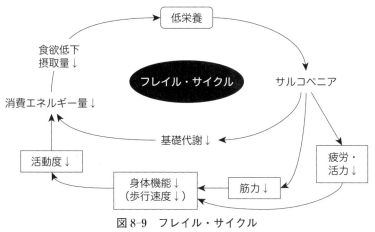

図 8-9　フレイル・サイクル

出典）厚生労働省，日本人の食事摂取基準（2020 年版）

3）脱水と水分補給

　高齢者は若年者と比べ，実質細胞数の減少にともない細胞内液が減少し，いわば体内貯水量が低下した状態にある．このような状態に加え高齢者は，口渇感の欠如，関節痛や脳血管疾患，ADL の低下による不十分な水分摂取，糖尿病などによる多尿，さらには食事摂取量の低下，消化不良による嘔吐や下痢，夜間尿を避けるための睡眠前の意図的な水分制限などにより脱水状態に陥りやすい．脱水の症候としては，口渇，悪心，立ちくらみなどがみられ，重症化した場合は精神症状としてせん妄，昏睡などの意識障害を示す．とくに夏場での脱水症状は熱中症を発生しやすく，直ちに適切な対応をしなければ死をもまねく恐れがある．また，認知症などを発症している場合は，自覚症状を訴えることはむずかしく，食事量が低下したり元気がないなどの症状を示すことがあるので，ふだんから身体

表 8-18　脱水の診断につながる所見

1	●体重の減少
2	●循環血液量減少による所見 口渇，頻脈，血圧低下，起立性低血圧，頸静脈の虚脱，中心静脈圧の低下，下大静脈径の縮小
3	●血液濃縮 ヘマトクリット値の上昇，血液総たんぱく質濃度の上昇
4	●体液量保持の反応 レニン，アルドステロンの分泌亢進，尿量減少，尿 Na 濃度の低下，BUN/Cr 比の上昇

出典）木村玄次郎，脱水，内科学，第 8 版，朝倉書店，p.202-204，2003

状況などの変化を観察することが重要である．高齢者の水分補給は，失われた水分を適宜自分の嗜好にあったお茶などで十分に摂取するよう習慣化することが望ましい．脱水の診断につながる所見を表8-18に示す．

4) 転倒，骨折の予防

高齢者の転倒・骨折は，介護が必要となる原因の第3位（全体の約12%）に位置づけられる（図8-10）．予後も寝たきりや日常生活動作（ADL）および意欲の低下などが見ら

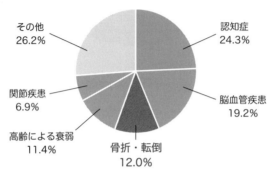

図8-10　介護が必要となった原因

出典）厚生労働省，2019年国民生活基礎調査の概況より作成

表8-19　転倒リスク評価表

項　目	はい / いいえ	
① つまずくことがありますか	○はい	○いいえ
② 手すりにつかまらず，階段の昇り降りをできますか	○はい	○いいえ
③ 歩く速度が遅くなってきましたか	○はい	○いいえ
④ 横断歩道を青のうちに渡りきれますか	○はい	○いいえ
⑤ 1キロメートルくらい続けて歩けますか	○はい	○いいえ
⑥ 片足で5秒くらい立っていられますか	○はい	○いいえ
⑦ 杖を使っていますか	○はい	○いいえ
⑧ タオルを固く絞れますか	○はい	○いいえ
⑨ めまい，ふらつきがありますか	○はい	○いいえ
⑩ 背中が丸くなってきましたか	○はい	○いいえ
⑪ 膝が痛みますか	○はい	○いいえ
⑫ 目が見えにくいですか	○はい	○いいえ
⑬ 耳が聞こえにくいですか	○はい	○いいえ
⑭ 物忘れが気になりますか	○はい	○いいえ
⑮ 転ばないかと不安になりますか	○はい	○いいえ
⑯ 毎日お薬を5種類以上飲んでいますか	○はい	○いいえ
⑰ 家の中で歩くとき暗く感じますか	○はい	○いいえ
⑱ 廊下，居間，玄関によけて通る物が置いてありますか	○はい	○いいえ
⑲ 家の中に段差がありますか	○はい	○いいえ
⑳ 階段を使わなくてはなりませんか	○はい	○いいえ
㉑ 生活上，家の近くの急な坂道を歩きますか	○はい	○いいえ
	合計　　点	

項目「2, 4, 5, 6, 8」は「○いいえ」を1点，それ以外は「○はい」を1点とする．
合計10点以上を「ハイリスク」と考え，何らかの予防対策が必要と判断する．

出典）内閣府：平成22年度高齢者の住宅と生活環境に関する意識調査結果，2010

れ要介護になるリスクは大きい．また，転倒によるけがは「打撲」が最も多く，次いで「すり傷，切り傷」，「捻挫，脱臼，突き指」である．寝たきりの原因ともなりやすい下半身の大腿骨頸部骨折では，歩行困難により再度転倒するのではないかとの恐怖心から外出の機会が減少し，心身の健康状態の急速な悪化が見られる場合も多い．けがと骨折の頻度は，女性の方が男性より多く，その割合も増加しつつある．これらの原因には体力の虚弱，筋力低下，骨粗鬆症，歩行障害をともなう変形性関節炎やパーキンソン病，つまずきやすい段差，すべりやすい床や履物などがあげられる．転倒・骨折の予防には，「転倒リスク評価表」（表8-19）などを用いてアセスメントを行うとともに，生活環境要因の改善を図り，転倒時の骨折リスクを低下させるために，骨形成や筋力維持に必要なたんぱく質，カルシウム，ビタミンD，ビタミンKなどを十分に摂取させることが必要である．

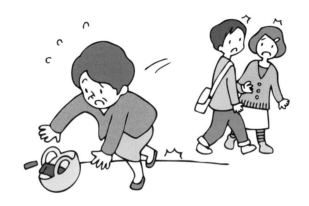

5）認知症への対応

　認知症は，後天的な器質要因により知的機能が低下して日常生活が困難になった状態である．介護が必要となる要因としては，認知症が最も多く，次いで脳卒中の順となっている（平成30年版高齢社会白書）．認知症の中でも頻度が高いのは，脳内にβ-アミロイドが蓄積するアルツハイマー型認知症で，記憶障害や認知機能障害により社会生活を営むことが困難となる．精神症状や行動障害をともなうことが多く，認知症全体の約半数を占める．また，高齢者が認知症になると特有の行動・心理症状を示し（表8-20），食行動に異常をきたす．たとえば，食べたことを忘れてしまい，再度，食べてしまうことによる肥満や，偏食や拒食，さらには自立した食事ができず脱水や低栄養により体重減少がみられる場合もある．認知症が進行すると嚥下障害により誤嚥から肺炎を起こすことが多くなる．現時点での認知症の治療は対症療法であり，基本的には症状に対応したQOLの維持，低栄養の回避と栄養状態の維持・改善，他の疾患の発症予防が中心となる．しかしながら，認知症における栄養ケア・マネジメントは高齢者のQOLを改善するため，とくに嚥下障害が見られる高齢者においては，個人のペースに合わせた介助と嚥下食を検討し，管理栄養士他，多職種と連携した栄養ケアが望まれる．図8-11には認知症の発症と経過を示す．

表 8-20 認知症の行動および心理症状

心理症状	行動症状
妄想	身体的攻撃性
幻覚	徘徊
抑うつ	不穏
不眠	焦燥
不安	逸脱行動・性的脱抑制
誤認	落ち着きのなさ，叫声

出典）池田学，認知症　臨床の最前線, p.159,
医歯薬出版, 2012, 一部改変

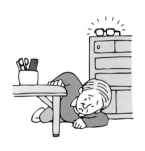

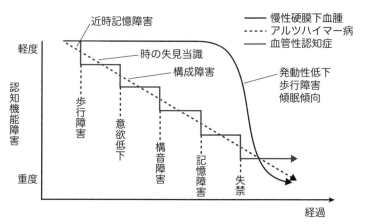

図 8-11　認知症の発症と経過

6) 摂食・嚥下障害への対応

　高齢者は肺炎での死亡率が高く，その原因として誤嚥性肺炎の関与が大きいことが知られている．したがって，高齢者の摂食・嚥下機能に関する知識は，栄養を管理する上でとくに重要である．

　加齢に伴う咽頭および喉頭周辺の筋力の低下，また，唾液分泌腺の減少や舌の萎縮，咀嚼能力の低下などに加え，脳血管障害などによっても嚥下障害が生じる．そして，味覚や嗅覚機能の低下が食欲を減退させ，低栄養を招く結果となる．嚥下障害への対応は，早期にスクリーニング法（表 8-21）により誤嚥やむせなどの障害の有無を知ることが大切である．障害がある対象者には嚥下造影検査などを行い，食物を使用しない基礎的訓練（間接訓練）を実施する．その後，誤嚥リスクの低下が認められた場合は，嚥下調整食学会分類 2013（図 8-12）に準じた訓練食を用いて段階的に直接訓練（図 8-13）を行う．誤嚥しやすい食品とその形態を表 8-22 に示す．

表 8-21　反復唾液嚥下テストおよび改訂水飲みテストの判定

テスト項目	方法	判定基準
反復唾液嚥下テスト	口腔内を湿らせた後，空嚥下を 30 秒間繰り返す	30 秒で 2 回以下であれば異常（喉頭が 1 横指以上挙上するのを確認する）
改訂水飲みテスト	冷水 3 mL を嚥下させる	①嚥下なし　むせる and/or 呼吸切迫 ②嚥下あり　呼吸切迫の疑い ③嚥下あり　呼吸良好　むせる and/or 湿性嗄声 ④嚥下あり　呼吸良好　むせない ⑤④に加え，追加嚥下が 30 秒以内に 2 回可能 ＊④以上なら問題なし．合計 3 回施行し，最も悪い嚥下を評価する．

出典）佐々木雅也他編，栄養ケアマネジメントファーストトレーニング，臨床栄養ケア別冊，p.31，一部改変

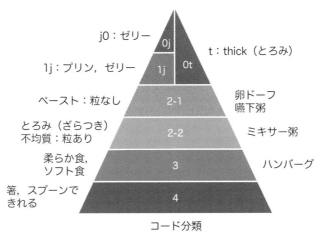

図 8-12　嚥下調整食学会分類 2013

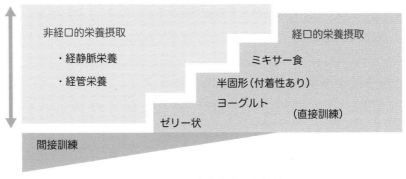

図 8-13　段階的食事療法と栄養管理

表8-22 誤嚥しやすい食品とその形態

形　態	食　品
1. 硬くて食べにくいもの	肉，りんご，干し物など
2. 水分状で咽頭への流れ込みが速いもの	水，お茶，ジュース，味噌汁など
3. 水分が少なく，パサパサしているもの	食パン，ゆで卵，カステラなど
4. 繊維の多いもの	竹の子，もやし，れんこん，アスパラガスなど
5. 粘稠性が強いもの	もち，増粘剤の使用過多のもの
6. 弾力があり，つぶれにくく，まとまりにくいもの	こんにゃく，かまぼこなどの練り製品，魚介類（いか，たこなど）
7. 口腔内に付着しやすいもの	わかめ，のり，葉野菜など
8. 酸味が強く，むせやすいもの	柑橘類，柑橘系ジュース，酢の物，梅干しなど
9. 喉に詰まりやすい種実類	ごま，ピーナツ，大豆など

出典）田中弥生他，おいしい，やさしい介護食，症状に合わせて選べる5段階食増補版，臨床栄養別冊，p.4，2008，一部改変

7) 日常生活動作の支援

　高齢者は，加齢にともない身体機能の低下，低栄養，あるいは認知症や独居などの社会的要因，薬剤による副作用などにより日常生活動作（ADL）が低下する．よってバーセルインデックス（表8-8）などの指標を用いて評価を行い，身体機能および摂食機能障害を有する場合は，生活支援または介助が必要となる．特に対象者の栄養状態を把握した適切な栄養管理は，能力障害（活動制限）や社会的不利（参加制約）を起こす諸条件の悪影響を軽減させるためのリハビリテーションを実施するうえにおいても重要である．そのためADL低下時における食事支援としては，障害の状況に応じたスプーンや食器など自助具の利用，摂食・嚥下障害においては，食事量や食べやすくするために食形態を整え，また低栄養に対しては，食欲を見ながら栄養補助食品などを利用し，管理栄養士をはじめ，多職種の関係者と連携しながら支援することが重要である．

8) 介護予防・合併症予防のための栄養ケア

　高齢者が介護を必要とせず，自立した健康的な日常生活を送るためには，まず食べる能力を保つことが基本的要因である．そのためには，エネルギーおよびたんぱく質を十分に摂取し，身体機能，生活機能および免疫能を維持すること，すなわち要介護状態や合併症および重症化を予防することが重要である．それらが，QOLの維持・向上ひいては健康寿命の増大につながる．食を介した栄養ケアは，「食べること」が身体面だけでなく，家族や友人，知人との「食べる楽しみ」となり，心理面においても自立しているという自覚，使命感あるいは生きがい感を得るための役割として重要である．

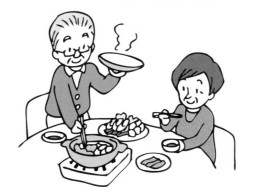

練 習 問 題

以下の記述について，正しいものには○，誤っているものには×を付けなさい．

1. 加齢黄斑変性とは，水晶体への色素沈着である．
2. 聴力は，加齢により可聴周波数範囲が広くなる．
3. 加齢にともなう味覚機能の低下は，視覚，聴覚，嗅覚に比べると衰えやすい．
4. 摂食・嚥下機能の低下は，うつや心身症の原因とはならない．
5. パーキンソン病は，摂食・嚥下障害の原因となる．
6. 逆流性食道炎は，加齢とともに低下する．
7. 消化酵素活性は，加齢とともに低下する．
8. 歯の喪失は，低栄養状態を生じる原因とはならない．
9. 加齢による速筋（白筋）の減少は，遅筋（赤筋）より著しい．
10. 骨粗鬆症は，骨密度は低下するが，骨質の変化はない．
11. 「健康づくりのための身体活動基準2013」における65歳以上の身体活動（生活活動・運動）の基準では，強度を問わず身体活動を15メッツ・時/週としている．
12. 買い物や電話での対応などの動作は，日常生活動作（ADL）という．
13. 体重減少率（% LBW）は，低栄養状態の指標とはならない．
14. 高齢者の実質細胞数は，若年者と比べると多いため脱水状態に陥りやすい．
15. 水は咽頭への流れ込みが速いため，誤嚥しにくい．

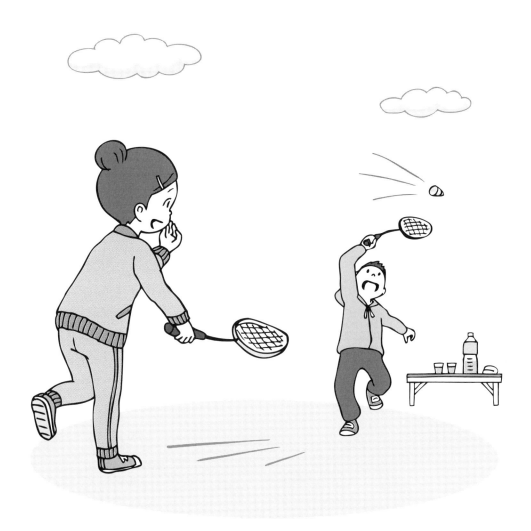

第9章　運動・スポーツと栄養

　最大酸素摂取量（$\dot{V}O_2$max）ってご存知ですか．「大きく息を吸って，すべて吐き出す」という肺活量ではありません．$\dot{V}O_2$max は，身体が利用できる最大の酸素量です．スポーツ選手，とくに中長距離選手の $\dot{V}O_2$max は大きく，全身持久力はこの $\dot{V}O_2$max と正比例するといわれています．運動の強度は $\dot{V}O_2$max の何 % かでも示されることがあります．成人期や高齢期の健康増進には，とくに体脂肪がエネルギー源となりやすい有酸素性運動が勧められ，どれくらい適切かが「健康づくりのための身体活動基準」に示されています．

　この章では，運動時の生理的特徴とエネルギー代謝，さらにスポーツパフォーマンスの向上に必要とされる栄養補給について学びます．

9.1　運動時の生理的特徴とエネルギー代謝

1）骨格筋とエネルギー代謝

　日常生活活動や運動・スポーツといったすべての身体活動は，骨格筋（筋肉）の収縮なくしてはありえない．この際，筋肉内では，食物から得られる化学的エネルギーを機械的エネルギーに変え，筋収縮が行われる（図9-1）．筋収縮の直接のエネルギー源は，アデノシン三リン酸（adenosine triphosphate: ATP）という高エネルギーリン酸化合物である．身体活動を継続するためには，ATPが必要であるが，筋中に貯蔵されているATPはごくわずかであるので，ただちに再合成されなければ運動ができなくなる．この供給機構には，無酸素的過程と有酸素的過程に大別される3つの機構がある（図9-2）．

（1）非乳酸性機構（ATP-CP系）

　細胞質に局在するクレアチンリン酸（creatine phosphate：CP）の分解によりATPを再合成し，エネルギーを「素早く使える」供給系である（図9-1）．この反応は，酸素の供給なしに起こる無酸素的過程である．ただし，CPの量には限界があり，ATP-CP系によるエネルギー容量は体重当たり100 cal程度と少ない．一方，供給速度（パワー）は13 cal/kg体重/秒と極めて速い．したがって，ATPとCPのエネルギーが最大利用されると，7〜8秒程度（100 cal/kg÷13 cal/kg/秒≅7.7秒）で枯渇してしまう（図9-2）．このように，発揮パワーは大きいが超短時間しか使えないという特徴がある．たとえば，ジャンプやラケットのスイング，50 m走などの高強度かつ超短時間で完了する運動時に働く．

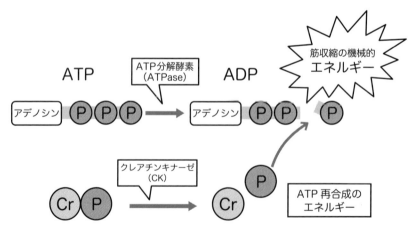

図9-1　筋収縮のエネルギー ATP代謝と非乳酸性機構（ATP-CP系）の概略図
ATP-CP系は，無酸素性過程（嫌気的代謝）によりATPを産生する．
P：リン酸，Cr：クレアチン

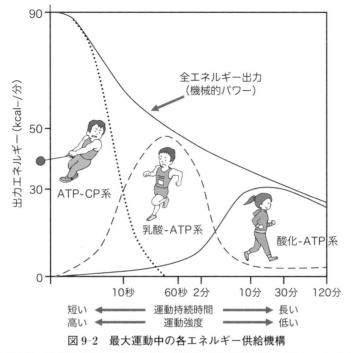

図 9-2 最大運動中の各エネルギー供給機構

(橋本勲, 進藤宗洋, 熊谷秋三ほか：新エスカ 21 運動生理学, 同文書院, 1995, p. 86 を転載し改変)

(2) 乳酸性機構（乳酸-ATP 系）

主に筋細胞内のグリコーゲンの無酸素的解糖により ATP 再合成が行われ乳酸が生成される「短時間運動用のエネルギー」供給系である（図 9-3）．この機構での代謝産物である乳酸は，肝臓に送られてピルビン酸に戻され，糖新生やミトコンドリア内にて完全に二酸化炭素（CO_2）と水（H_2O）にまで分解される．ただし，運動強度が高く，生成された乳酸の蓄積による pH 低下が起こり酵素の働きを阻害し ATP の再合成が抑制されてしまうと，たとえ骨格筋にグリコーゲンが残っていても筋収縮が制限される．乳酸-ATP 系によるエネルギー容量は体重当たり 230 cal 程度で，供給速度は 7 cal/kg 体重 /秒である．したがって，この機構では，33 秒程度（230 cal/kg÷7 cal/kg/秒≅32.9 秒）という短時間で枯渇する．ATP-CP 系に本機構をあわせた 40 秒程度が無酸素性のエネルギー供給の限界時間である（図 9-2）．たとえば，400 m 走や 100 m 競泳などの運動の際に働く．

(3) 酸化的リン酸化機構（酸化-ATP 系）

身体の酸化工場といえる筋細胞のミトコンドリアで，主に脂質と糖質をエネルギー源とし，酸素を用いて ATP を産生する「長時間運動用のエネルギー」供給系である（図 9-3）．糖質の場合，ピルビン酸をアセチル CoA に分解し，TCA 回路（クレブス回路，クエン酸回路）と電子伝達系でいくつもの反応を経て ATP が生成される．この際，最終的に CO_2 と H_2O に分解される．また，脂質の場合，脂肪酸はアシルカルニチンとしてミト

コンドリア内に取り込まれ，β酸化を経てアセチル CoA となり，引き続き TCA 回路と電子伝達系とで CO_2 と H_2O まで分解される．このように酸化-ATP 系では複雑なプロセスを経るため先に説明した2つの機構に比べてエネルギー供給速度は遅く，3.6 cal/kg 体重/秒である．しかし，エネルギー容量は，酸素が供給されて体内の糖質・脂質がある限り，供給時間が無限であるので，比較的軽い強度の長時間持続的な身体活動の際の ATP 再合成に適したエネルギー供給機構である（図9-3）．このように，発揮パワーは小さいが長時間使えるという特徴がある．

　たんぱく質は，ヒトのエネルギー源の主役ではないが，十分な量の糖質や脂質が利用できないときは，アミノ酸に分解され TCA 回路を経て ATP の生成に利用される．激しい長時間の運動中にはエネルギー源の一部にたんぱく質が利用されているとの報告もあり，エネルギー源として体たんぱく質が使用されるのを抑制するには，炭水化物と脂質の適切な摂取が重要である．

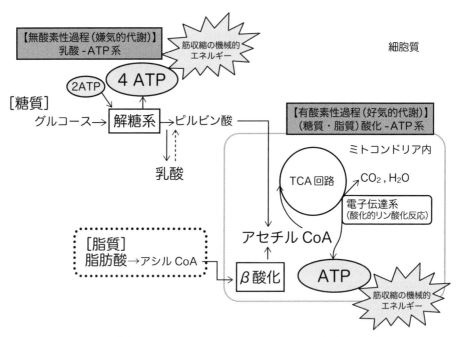

図9-3　骨格筋細胞における糖質・脂質からの ATP 産生経路の概略

　乳酸-ATP 系では，グルコース1分子から正味2分子の ATP が再合成される（4分子が生成されるが，過程の途中で2分子の ATP が消費されるため，筋収縮に利用できる ATP は2分子となる）．酸化-ATP 系では，グルコース1分子から36分子（解糖系で生じた NADH をミトコンドリア内へ輸送する物質の違いによっては38分子と記述されることもある）の ATP が生成される．代表的脂肪酸のパルミチン酸1分子は，最終過程までに合計129分子もの ATP を生成する（131分子が生成されるが，はじめに脂肪酸を活性化するために2分子の ATP が消費されるため）．

(4) 骨格筋の分類とエネルギー代謝

　動物の骨格筋は，肉眼的に赤く見える赤筋と，白く見える白筋に分けられる（表9-1）．筋肉が赤く見えるのは，ミオグロビンという色素たんぱく質が多いからであり，ミトコン

ドリアおよびコハク酸脱水素酵素が多く持久的能力に優れている．一方，白筋はクレアチンキナーゼやホスホフルクトキナーゼ活性が高く，グリコーゲンの含有量が多いので，急激な収縮に優れている．このような機能的特性から赤筋を遅筋線維（タイプI線維），白筋を速筋線維（タイプII線維）とも呼ぶ．タイプII線維は，タイプIIA線維とタイプIIB線維のサブタイプに分類される．タイプI線維は収縮速度が遅いが疲労しにくく持久力に優れており，エネルギー供給は酸化-ATP系が主体となる．また，タイプIIB線維は，収縮速度が速く発揮張力が大きいという瞬発型の特徴を有し，ATP-PC系を主体としたエネルギー供給機構である．タイプIIA線維は，他の2タイプ両方の特性を持ち，持久的能力と瞬発的能力の両方とも比較的優れており，乳酸-ATP系とATP-CP系がエネルギー供給の主体となる．

表 9-1　筋線維の分類と特性

	赤筋 遅筋線維	白筋 速筋線維	
	タイプI slow-twitch oxidative fiber (SO：緩収縮性酸化的線維)	タイプIIA fast-twitch oxidative glycolytic fiber (FOG：速収縮性酸化的解糖線維)	タイプIIB(IIx) fast-twitch glycolytic fiber (FG：速収縮性解糖的線維)
形態学的			
線維直径	小さい	中間	大きい
毛細血管密度	高い	中間	低い
ミトコンドリア	多い	中間	少ない
組織化学／生化学的			
ATPase活性	低い	高い	高い
酸化酵素活性	高い	中間～高い	低い
解糖酵素活性	低い	高い	高い
機能／収縮性			
収縮速度	遅い	速い	速い
収縮力	小さい	中間	大きい
疲労耐性	高い	中間～高い	低い

（McArdle WD, Katch Fl, Katch VL. : Exerclse physlology : energy, nutrition, and human performance 4 th ed., Williams & Wilkins, Baltimore, 1996, p. 331 を引用改変）

骨格筋に含まれる遅筋線維と速筋線維の割合には個人差があり，スポーツ選手においては，競技種目の運動様式に適した筋線維組成を有していることが知られている（図9-4）．たとえば，短時間に高いパワーの発揮を要求される短距離走・跳躍，投てき選手では速筋線維の占める割合が多く（速筋線維が70～80%に達する選手もいる），一方，マラソンなどの長距離選手では主導筋に遅筋線維の割合が多い（速筋線維が20～30%の選手もい

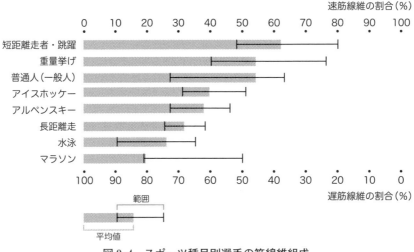

図9-4 スポーツ種目別選手の筋線維組成

(金久博昭：人間の筋線維組織の推定．筋肉はエンジンである．（宮
下充正，勝井三雄編），大修館書店，1989，p.14 を転載し改変)

る）．筋線維組成は，後天的影響（運動トレーニングなど）によっても変化する可能性も
あるものの，遺伝的要因が強いと考えられている．筋線維を正確に調べるには筋生検（バ
イオプシー）を行う必要があるが，侵襲性のないフィールドテストの成績より推定する方
法も提案されている．筋線維組成から選手の競技適正を捉え，素質に見合った種目やトレ
ーニング方法を検討できる可能性があることは興味深い．

2) 運動時の呼吸・循環応答

(1) 呼吸循環器系の反応

身体活動を継続するためには，筋収縮のエネルギーである ATP の再合成に必要となる
酸素需要に応じて酸素を供給する必要がある．したがって，運動強度が高まると呼吸循環
器系の機能が亢進され，肺では呼吸数と換気量が増加し，心臓では心拍数や1回心拍出量
が上昇する．最大運動時には，心拍出量は安静時の4～6倍（15～35 L/分）になることが
あり，その増大した血液の多くは活動筋や皮膚組織へと配分される．

呼吸調節は，「受容器」により体内の変化を知り，その情報が「呼吸中枢」に入力統
合・判断され，「効果器（呼吸筋）」へ出力するという3つのシステム（フィードバック調
節系）が調和をもって行われる（図9-5）．とくに，身体活動中は，必要な酸素や代謝産
物である二酸化炭素の増減，水素イオン濃度の上昇を感知し，呼吸中枢に伝える経路（化
学受容器反射）が最も重要な役割を担っている．その他に，関節や筋に存在する張力，乳
酸産生などを検知する受容器が呼吸中枢に情報を送る経路（末梢神経反射）もある．ま
た，呼吸中枢は，大脳皮質の影響を受けており（セントラルコマンド），意識的に大きな
息をしたり止めたりすることもできる．

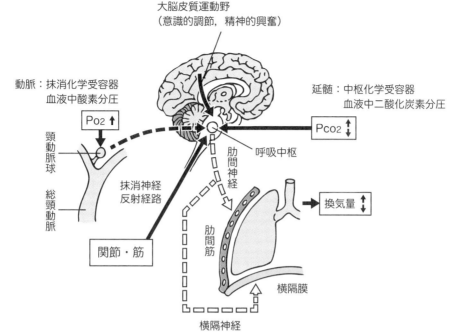

大脳皮質運動野
（意識的調節，精神的興奮）

動脈：抹消化学受容器
血液中酸素分圧

延髄：中枢化学受容器
血液中二酸化炭素分圧

P_{O_2} ↑

P_{CO_2} ↕

頸動脈球

総頸動脈

抹消神経
反射経路

呼吸中枢

肋間神経

換気量 ↕

関節・筋

肋間筋

横隔膜

横隔神経

図 9-5　換気を調節する仕組み

脳幹部の呼吸中枢は血液の分圧，pH（液性因子）や大脳（神経性因子）からの情報をもとに，呼吸運動を調節する．

（朝山ほか：イラスト運動生理学，東京教学社，2011，p. 47 を転載し改変）

(2) 身体活動時の酸素摂取

　身体活動がはじまると酸素摂取量は増加するが，運動開始直後は酸素摂取量が活動筋での酸素需要に対して十分な供給が行われず，無酸素性の ATP 産生が働く（酸素借：図 9-6 の A）．その後，最大下運動時では，酸素摂取量と需要量が一致するようになる（定常状態）．酸素摂取量の最大値を最大酸素摂取量（maximum oxygen uptake: $\dot{V}O_2$max）といい，通常，1 分間当たり身体全体で消費した絶対量（L/分）または単位体重当たりの相対値（mL/kg/分）で表される．これは，有酸素的に得られるエネルギー量の限界を示し，酸素運搬と利用にかかわる呼吸循環器系能力（全身持久力：有酸素性作業能）の程度を表す指標として広く用いられている．つまり，身体外から酸素を身体内に取り込み，骨格筋や心筋に酸素を運搬する系統（呼吸，循環，血液）と運ばれてきた酸素を筋肉でエネルギー代謝に利用する系統（酸素消費）の総括的な働きが反映される．スポーツ競技選手（特に持久系競技）の最大酸素摂取量は，一般人よりはるかに高く，一流選手では男性で 80 mL/kg/分，女性で 65 mL/kg/分程度にまで達する．また，運動強度を $\dot{V}O_2$max の何％か（百分率：% $\dot{V}O_2$max）というように相対評価し，運動トレーニングの強度の目安として用いられることも多い．

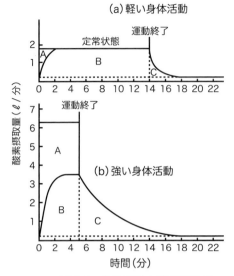

図 9-6　身体活動と酸素摂取量

　最大下運動時（a）の場合，酸素需要量＝A＋B，A＝C（酸素負債）の関係が成り立つ.
　超最大運動時（b）のような強度が高い場合は，酸素需要に供給量が追いつかず，ゆっくりとした回
復を示すこととなり A＜C（EPOC: excess postexercise oxygen consumption）となる場合もある.
　　　　　　　　　　（朝山ほか：イラスト運動生理学，東京教学社，2011，p. 49 を転載し改変）

（3）身体活動時のエネルギー供給

　安静時のエネルギー源は，主に血漿遊離脂肪酸であるが，身体活動中では運動強度（図
9-7）と運動継続時間（図 9-8）により変化する. 図 9-7 は，運動強度にともない糖質と
脂質がどの程度の割合で代謝されているかを示したものであり，最大酸素摂取量の 40〜
60% 程度の運動強度を超えた強度では急激に脂質の動員が抑えられ糖質依存となること
が分かる. たとえば，25% $\dot{V}O_2$max から 65% $\dot{V}O_2$max に運動強度を高めると筋中の中性
脂肪の代謝も高まり遊離脂肪酸とをあわせたエネルギー供給は増しているが，
85% $\dot{V}O_2$max では脂質代謝は増加せず，筋グリコーゲンが主な供給源となる.

　運動強度が上がるほどエネルギー需要が高まり，利用に手間のかかる脂肪より利用しや
すい糖にエネルギー源が移行する. したがって，運動筋では，糖を分解する過程でできる
乳酸の産生が急増するとともに，乳酸-ATP 系のエネルギー供給に優れた速筋線維が動員
される（図 9-9）. このような無酸素性のエネルギー供給機構の働きが強くなる閾値は，
運動強度が徐々に高くなるような運動をした際に観察できる換気閾値（ventilatory
threshold）（同意で無酸素性作業閾値：anaerobic threshold とよばれることもある）や血
中乳酸閾値（lactate threshold）などにより評価できる（図 9-9）.

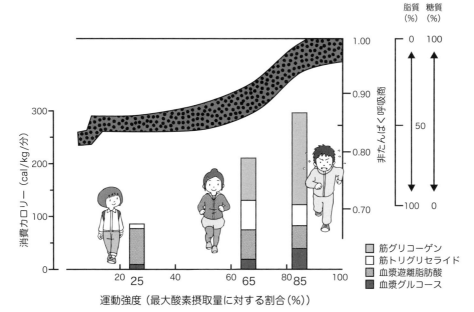

図 9-7 運動強度の変化に伴う糖質と脂質の利用割合

呼気ガス中の二酸化炭素排出量と酸素摂取量の比から算出できる呼吸商（$VCO_2(L) \div VO_2(L)$: Respiratory Quotient: R または RQ と略すことが多い）を測定すると，脂質と糖質の動員比率を知る事ができる．つまり，糖質の動員率が大きくなると R は高くなる．

(Astrand PO, Rodahl K.: Text book of work physiological bases of exercise 3rd ed, MacGraw-Hill, 1986, p. 544. ならびに Romijn JA et al. Am J Physiol Endocrinol Metab 265: E380-391, 1993 を基に一部転載し作成)

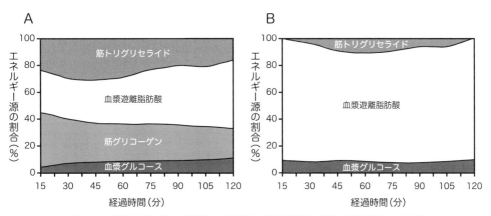

図 9-8 運動時間（120 分間）の経過に伴う糖質と脂質の利用割合の変化

65% $\dot{V}O_2$max の運動強度（A）においては，運動時間が延長するにつれて遊離脂肪酸と血糖の利用割合が徐々に増し，一方，骨格筋由来の基質の供給割合が減少していることが分かる．25% $\dot{V}O_2$max の運動強度（B）においては，このような有意な変化は認められなかった．

(Romijn JA et al. Am J Physiol Endocrinol Metab 265: E380-391, 1993 を一部転載し作成)

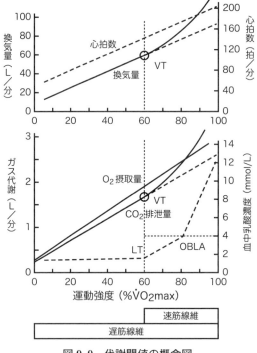

図 9-9 代謝閾値の概念図

40～60% $\dot{V}O_2$max 程度を境に血中乳酸濃度，換気量および二酸化炭素排泄量が急増する．

LT：乳酸閾値，OBLA: onset of blood lactate accumulation，VT：換気閾値

(池上晴夫．運動処方―理論と実際―，朝倉書店，1987，p.100 を転載し改変)

(4) 無酸素性運動と有酸素性運動

骨格筋の収縮のためのエネルギーである ATP をどのように再合成するかによって定義され，どの再合成系を主体とする身体活動かによって運動種目を特徴づけることがおおい．つまり，ATP を合成する過程で酸素の働きによらない ATP-CP 系や乳酸-ATP 系を主体とする運動を無酸素性（アネロビクス）運動といい，ボール投げやジャンプ，100 m 走のような全力疾走などの短時間でへばるような高強度の運動を指す．一方，酸化-ATP 系を主体とする運動を有酸素性（エアロビクス）運動といい，ウォーキングやジョギング，中・長距離水泳やエアロビクスダンスなどの長時間続けられる低～中強度の運動を指す．ただし，多くのスポーツは，無酸素性運動と有酸素性運動の両方の要素を持っていると考えるのが正しい理解といえる．サッカーを例にあげると，パスやシュートを打つ動作，相手とのボールの競り合いは無酸素性運動であるが，プレー間には有酸素性運動を行っていることになる．なお，比較的低い強度で行える有酸素性運動は，スポーツ選手のトレーニングに限らず，健康づくりや介護予防などにも広く薦められており，その効果として，インスリン感受性の向上（糖尿病の予防改善）や HDL-コレステロール増加（脂質代謝異常症の予防改善）などといった生活習慣病のコントロールに有効であることが知られている．

3) 体力

　体力（physical fitness）とは，ヒトの身体活動や生命活動の基礎となる身体的能力であり，「身体的要素」と「精神的要素」に大別される．さらにそれぞれを「行動体力」と「防衛体力」に分類できる（図9-10）．前者は，能動的に外部に働きかける能力のことを示し，後者は外部環境の変化やストレスに対して内部環境を一定に保つ（恒常性）能力をいう．スポーツ競技の特性によるが，筋力やスピード，持久性体力といった行動体力の身体的機能の諸要素は，高いスポーツパフォーマンスの発揮に関連した運動能力（motor fitness）といえる．また，持久性，筋力・筋持久力，柔軟性および身体組成（体格）は，健康の保持増進の観点よりとくに重視され，健康関連体力（health-related physical fitness）と呼ぶことがある．この4要素の中でも，持久性体力は，古くから健康との関連が検討されてきている．$\dot{V}O_2$max で表すことのできる持久性体力は，生活習慣病の危険因子である HDL コレステロールと正相関関係，中性脂肪，血圧，体脂肪量と負の相関関係を示すとともに，有疾患者で低く，健康状態の良好な者ほど高値を示す．このように，$\dot{V}O_2$max は競技者の全身持久力の指標としてだけではなく，健康状態を把握する重要な目安ともされており，「健康づくりのための身体活動基準」においても性・年代毎に充足すべき $\dot{V}O_2$max の基準値が明記されている（(9.2-5)を参照）．

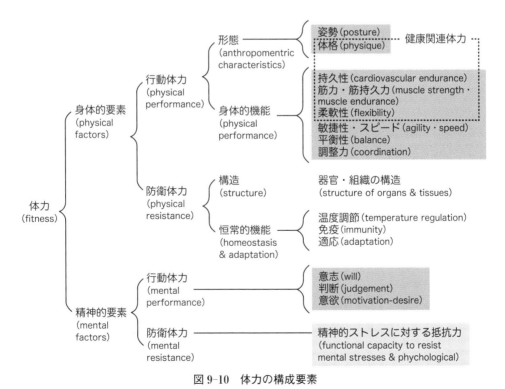

図 9-10　体力の構成要素

（橋本，進藤ら，運動生理学，同文書院，1987，p.147 より転載し改変）

4) 運動トレーニング

運動を習慣的に繰り返すと（トレーニング），種々の身体機能に「適応（adaptation）」が生じ，同じような運動が容易にできるようになる（トレーニング効果）．運動トレーニングで成果を得るためには，「トレーニングの原則」（表9-2）を念頭において行う必要がある．第一に，過負荷により現在持っている身体の適応能力以上の負荷を与え，適応水準の向上にあわせて負荷を上げていくことが基本となる．たとえば，トレーニングを継続すると，呼吸筋や肺の毛細血管の発達により，同じような運動をした際の呼吸数が減少する．また，血漿量と一回拍出量が増加するので，心拍数も減少する．骨格筋では，毛細血管が発達し，ミオグロビンやミトコンドリア，TCA回路系の酸化酵素が増えるなど，有酸素的な代謝能力（筋線維の酸化能力）が向上し，$\dot{V}O_2max$ が増大する．

表9-2　トレーニングの原則

原則	内容
①過負荷（オーバーロード）の原則	体力の向上には通常受けている刺激以上に強い負荷（過負荷）を与える必要がある．
②漸進性（漸増性）の原則	トレーニングプログラムの進行に従い，徐々に負荷強度を強めていかねばならない．
③反復性（継続性）の原則	トレーニングは規則正しく繰り返し行う（継続する）必要がある．
④可逆性の原則	トレーニング効果は，中断すると徐々に失われていく．
⑤特異性の原則	トレーニングした部位に効果は現われる．つまり，目的に合わせて様式（種目）を選択する必要があるということ．
⑥個別性の原則	対象となる人に合わせたプログラムを行う．トレーニング刺激に対する反応の仕方は一律であっても，結果が出るまでの時間や効果の現れ方は個人差（性・年齢・体力）がある．
⑦全面性（全身性）の原則	全身をバランスよく鍛える．
⑧意識性（自覚性）の原則	トレーニング効果を高めるためには目的意識が重要である．

9.2　運動と栄養ケア

1) 運動の健康影響（メリット・デメリット）

(1) 運動と健康増進

身体活動量の多い人は，少ない人と比べて冠状動脈疾患，高血圧，II型糖尿病，血清脂質異常症，一部の癌疾患の発症や死亡の相対危険度が低いことがわかってきている．また，積極的な運動は，心身の健康の保持増進に有益であり，もたらされる体力の増加は，生活習慣病の予防ならびに生活機能の向上と健康感を増し，生活の質（quality of life：QOL）の向上に寄与するなど複合的なメリットが期待できる．さらに，運動は，骨密度や免疫機能を高めることも期待できる．しかし，過度の運動は，循環器系に過剰な負担を

強いたり，骨格筋系に傷害を及ぼすなど逆に健康を損なってしまうというデメリットがあることも忘れてはならない．とくに生活習慣病患者などが積極的に運動を行う際には，より安全性への配慮が必要となる．また，若年のスポーツ競技者であっても試合に勝つことを目指すあまりオーバートレーニングなどのスポーツ障害をまねく可能性もある．したがって，支援者や指導者は，このような運動のメリットとデメリットを理解した上で，個々人の安全限界と有効限界の観点から運動処方の自由度（範囲）を見極め，体力や年齢，身体的特性，健康状態などの個体特性に応じた運動条件（強度，様式，時間，頻度）を設定することが望ましい（図 9-11）．

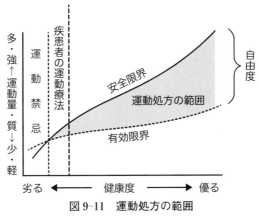

図 9-11 運動処方の範囲

（進藤宗洋，田中宏暁，田中守編．健康づくりトレーニングハンドブック．朝倉書店，2010，p. 184 を転載）

(2) 運動と糖代謝

食物により吸収した糖質は血中にグルコース（血糖）として細胞膜に発現する糖輸送担体（glucose transporter: GLUT）を介してそれぞれの細胞に取り込まれる．インスリンは，細胞膜に介在するインスリン受容体に結合すると細胞内から GLUT が細胞膜表面上へ移行し，グルコース取り込みが促進される（インスリン依存性の糖取り込み：図9-12）．運動刺激は，筋細胞中の輸送担体 GULT-4 を増加し，グルコース取り込みを促進する．運動を持続すると骨格筋内の ATP は減少し，AMP/ATP 比が増加することにより AMP キナーゼが活性化する．この AMP キナーゼの活性化も GULT4 の筋細胞膜表面上への移行に大きく関与していると考えられている．このように運動時は，インスリン非依存性の糖取り込み機構が積極的に動員される（図9-12）．そもそも運動時に骨格筋は，血中のグルコースを貪欲に取り込み利用しエネルギーをまかなうので，運動を行うことそのものが骨格筋における血中グルコースの取り込みと利用を増大し，血糖コントロールに有効となる．さらに，長時間の運動直後には，肝臓や骨格筋内で減少したグリコーゲンの再貯蔵のために血糖が利用される．すなわち，耐糖能異常者が食後に運動を行えば，食後血糖値の上昇が抑えられ，血糖コントロールが良好となることが期待できる．このような

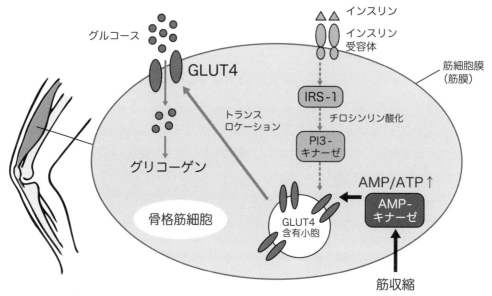

図9-12　骨格筋におけるインスリン依存性(点線)・非依存性(実線)の糖取込み機構の概略図

　　AMPキナーゼは，筋収縮，低酸素，pH低下などのさまざまなストレス刺激によって活性化することが知られており，細胞内のエネルギー状態を感知しATPの合成と分解を制御する代謝スイッチのひとつである．骨格筋において，運動刺激はGLUT4たんぱく量を増大させ，グルコース取込みを亢進させる．身体運動は，グルコース取込みを亢進させる一方，脂肪酸の酸化も促進させる．

　　IRS-1: Insulin receptor substrate-1(インスリン受容体基質)，R13-キナーゼ: phosphoinositide 3-kinase(リン酸化酵素)

　急性の糖代謝改善効果は24～48時間程度つづくと考えられている．また，定期的な運動トレーニングでは，インスリン感受性を改善するなどといった慢性効果もある．

(3) 運動と脂質代謝

　酸化-ATP系のエネルギー代謝を伴う長時間の有酸素性運動では，脂質の利用が著しく増大するので，骨格筋中の中性脂肪（TG）や血中の遊離脂肪酸が積極的に動員されると共に，全身の沢山の脂肪組織からもTGを分解し血液を介して骨格筋に運搬され利用される．有酸素性運動トレーニングは，TGや総コレステロール，低比重リポたんぱく質（LDL）コレステロールの低下およびHDLコレステロールの増加といった効果があることが報告されている．

(4) 運動と血圧

　日常身体活動量の低下または全身持久性体力の低下が高血圧症の危険率を増すことがよく知られている．また，有酸素性運動トレーニングは，高血圧症を改善する．運動が血圧を下げるメカニズムは，血漿量や血液量の減少，一回拍出量や末梢血管抵抗の減少に関与する交感神経系の沈静化やナトリウム利尿作用などといった生理的変化のほか，多くの潜在的要因が複合的に関連すると考えられている．

　一方，中程度強度のレジスタンス・トレーニング（筋力トレーニング）でも降圧効果が期待できるが，負荷の程度やその運動様式次第でとくに循環器系に悪影響を及ぼし重大な事故にも繋がる恐れがあるので，その内容を対象者の状態とあわせた十分な配慮が必要である．たとえば，同じ筋運動でも，関節の角度が変わらずに力を発揮している状態（筋長は変らない：等尺性（アイソメトリック））では（図9-13），筋の強い圧力によって血管が圧迫されたままとなり，収縮期血圧と拡張期血圧の両方が上昇し，とくに高血圧患者には危険である．一方，歩行やジョギングなどのように筋が短縮と伸張を繰り返す動的運動（等張性（アイソトニック））では，末梢血管抵抗は緩和されるので，等尺性筋収縮よりも血圧の上がり方が小さく，拡張期血圧はほとんど変わらない．

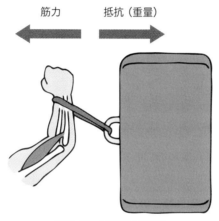

図 9-13　等尺性筋収縮

　筋力と抵抗が拮抗しており，筋長を変えずに収縮している状態．これに対する等張性筋収縮のうち，発揮筋力が抵抗を上回り筋が短縮するものを短縮性収縮，抵抗が発揮筋力も強く，筋が短縮しようとしながらも実際には伸びているものを伸縮性収縮と言う．

(5) 運動強度の設定

　有酸素性運動は，実施・継続の安全性と効果の面から多くの疾病の治療において最も勧められる運動であり，糖尿病や高血圧症，動脈硬化症などの疾病改善のガイドラインにおいて，最大酸素摂取量の40〜60%程度の強度の運動が安全性と効果の面から有効な運動強度として推奨されている．このような，至適運動強度を判定する厳密法としては，無酸素性作業閾値（換気閾値）や血中乳酸閾値などがあるが（図9-9），高度な設備や検者・専門知識が必要となる．したがって，最大下の多段階漸増負荷試験により定常が成立した際の心拍数と強度の関係からノモグラム（計算図表）や推定式を用いて評価する簡便法が用いられることが多い．また，最大心拍数に対する割合（% heart rate max：% HRmax）や心拍予備能（heart rate reserve：HRR または Karvonen 法という）を用いる方法もある．これらは，心拍数が % $\dot{V}O_2max$ との間に一応の直線関係があることを根拠とする方法である．

① **心拍予備能（HRR）**

体力水準が高い例では％$\dot{V}O_2$max に一致し，％$\dot{V}O_2$R との間ではより幅広い体力レベルで合致する．そのことは，体力水準が低い人たちにとっても有用であることを意味する．

目標心拍数＝（最大心拍数－安静時心拍数）×目標運動強度＋安静時心拍数

（例）最大心拍数 180 拍/分，安静時心拍数 60 拍/分，設定強度が 60% HRR の場合

目標トレーニング強度＝（[180－60]×0.60）＋60＝132 拍/分

② **％最大心拍数（％ HRmax または Zero to Peak 法）**

単純に年齢に基づく HRmax の何％という表現を用いる．計算が簡単である利点があるが，とくに軽い強度に目標幅を設置した際には精度が著しく落ちる．

目標心拍数＝最大心拍数×目標運動強度

（例）最大心拍数 180 拍/分，設定強度が 70% HRmax の場合

目標トレーニング強度＝180×0.70＝126 拍/分

最大心拍数は，年齢から推定する方法がある．かつては「220－年齢」という式が使用されていたが，シンプルで使い易いという反面，誤差が大きく，男女ともに 40 歳未満で過小評価，40 歳以上で過大評価となることが明らかとなり，最近になってより正確な予測式が提案されている．

年齢推定最大心拍数＝206.9－（0.67×年齢）

以上のような心拍数による推定法の場合，心拍数の個人差や疾病状態や服薬内容に影響されることを念頭に置く必要がある．また，運動強度の調節には主観的強度（rate of perceived exertion：RPE）を用いる方法もあり，脈拍数を測ることが困難な人や心拍数に影響する服薬をしている人にはとくに有効である．たとえば，11「楽である」〜13「ややきつい」を 50% $\dot{V}O_2$max の強度のめやすにすることができる．

2）運動基準

健康づくりのための身体活動基準 2013（厚生労働省の資料を基に概要を示す）．

（1）基準改定の目的

　　主に冠動脈疾患を対象とした「健康づくりのための運動所要量」（平成元年）と「健康づくりのための運動指針」（平成 5 年）の策定を経て，平成 18 年に糖尿病や高血圧症，血清脂質異常症等のメタボリックシンドロームに起因する生活習慣病を対象とした「健康づくりのための運動基準 2006」ならびに「健康づくりのための運動指針 2006（エクササイズガイド 2006）」が策定されて現在に至る．前基準の策定から 6 年以上が経過し，身体活動に関する新たな科学的知見が蓄積されてきた．また，日本人の歩数減少や運動習慣を有する者が低迷したままであることが指摘されており（健康日本 21 最終報告書，平成 23 年），身体活動の重要性について普及啓発を一層推進する必要がある．
　　これらの状況を踏まえ，「健康づくりのための身体活動基準 2013」は，ライフステージに応じた健康づくりのための身体活動（生活活動・運動）を推進することで，平成 25 年度からの「健康日本 21（第二次）」の推進に資するよう，現在得られている科学的根拠に基づき旧基準を改定したものである．前基準より変更を不可避とする強固な知見が得られた場合以外は，基準値を変更しないこと，基準値は我が国の現状を下回らないことを新しい基準決定法の原則とし，システマティックレビューとメタ解析に基づき基準値を検討した．

（2）改定のポイント

「運動基準 2006」からの改訂のポイントを以下に要約する．

- ・「運動基準」から「身体活動基準」に名称を改め，身体活動（生活活動と運動）全体に着目することの重要性を強調した．
- ・新たに 205 本の身体活動に関する原著論文のレビューを追加し，科学的根拠がより強固となった．従来の糖尿病や循環器疾患（心筋梗塞や脳卒中）等の予防だけでなく，一部のガンやロコモティブシンドローム（運動器症候群），認知症の予防も視野に入れて基準値を検討した．
- ・子どもから高齢者（65 歳以上）の基準を検討し，科学的根拠のあるものについて新たに基準値を示した．
- ・利用者の視点に立って旧基準を見直し，身体活動の普及啓発を強化することを重視した．基準値をより分かり易い具体的な表現でも付記したり，「歩数」による代替基準を改めて検討した．
- ・現在の身体活動量が少ない人など個人差に配慮し，身体活動量と健康影響との間の量反応関係に基づき，全ての世代に共通する身体活動の考え方の方向性を示した（＋10：プラステン；今より 10 分多くからだを動かそう）．「健康づくりのための身体活動指針（アクティブガイド）」を策定し国民への啓蒙を図る．
- ・生活習慣病の重症化予防も念頭に置き，生活習慣病患者やその予備群の者および生活機能低下者における身体活動の在り方についても言及した．
- ・年代・性別ごとの全身持久力（最大酸素摂取量）の基準値およびその表現方法を見直した．
- ・全身持久力以外の体力の基準値策定の可能性を探った．

・保健指導における運動実施可否判断の手順や運動指導を安全に推進する際の留意事項を示した.
・身体活動を推進するための社会環境整備を重視し，まちづくりや職場づくりの視点の重要性を示し，それぞれにおける保健事業の活用例を紹介した.

(3) 身体活動強度の表現方法

●メッツ（METs：Metabolic equivalent（s））
　身体活動の強度を安静時の何倍に相当するかで表す単位で，座って安静にしている状態が1メット．身体活動中の酸素摂取量(mL/kg/分)÷安静時酸素摂取量(3.5 mL/kg/分)
●メッツ・時
　身体活動の量を表す単位で，メッツに実施時間（時）をかけたもの.
　（例）・3メッツの身体活動を1時間行った：3メッツ×1時間＝3メッツ・時
　　　　・6メッツの身体活動を30分行った：6メッツ×0.5時間＝3メッツ・時

　また，メッツ・時が計算できれば，以下の式を用いて運動中の総エネルギー消費量あるいは身体活動エネルギー消費量を推定できる.
　　　　総エネルギー消費量(kcal)＝「メッツ・時」×「体重(kg)」
　　　　ただし，上記の式に「1.05」を乗じるのがより正確である.
　（例）60 kgの人がヨガ（2.5メッツ）を1時間行った：2.5メッツ×1時間×60 kg＝150 kcal

　ただし，体重減少を目的としたエネルギー出納バランスを想定する際などは，安静時のエネルギー消費量を引いた値を算出する必要がある．前述の例であれば，次のように計算する：身体活動エネルギー消費量＝(2.5メッツ−1メット)×1時間×60 kg＝90 kcal

(4) 身体活動の目標

　表9-3に身体活動の基準をまとめた．18歳〜64歳の基準値は，新たなエビデンスを加え検討した結果において旧基準の数値と同じ23メッツ・時間/週とした．さらに，全ての世代に共通する身体活動量と運動の方向性が示されている．身体活動量が1メッツ・時/週増加する（2〜3分の身体活動）ごとに，生活習慣病等および生活機能低下のリスクが0.8% 減少することが示唆され，身体活動を10分増すことで，3.2% のリスク低減が期待できるという科学的根拠に基づいている．たとえば，一回の身体活動で20分以上継続しなければ効果がないといった身体活動の持続時間に関する指摘は，科学的根拠が乏しいため，ごく短い時間の積み重ねでよいので，個々人のライフスタイルに合わせて毎日身体活動に取り組むことを推奨している.

　65歳以上を対象とした基準値が新たに策定された．高齢期においては，骨粗鬆症や変形性関節症やサルコペニアによる寝たきりを予防するために身体活動不足に至らないよう注意喚起することに主眼を置くために基準を設定した．ただし，十分な体力を有する高齢者は，3メッツ以上の運動を含めた身体活動に取り組みことが望ましい.

　18歳未満に関しては，身体活動が生活習慣病等および生活機能低下のリスクを低減す

表 9-3　身体活動の基準

		身体活動		運　動	
		基準	目安	基準	目安
健診結果が基準値範囲内である者	65歳以上	強度を問わず（3メッツ未満を含む）. 10メッツ・時/週	横になったままや座ったままにならなければどんな動きでもよいので，身体活動を毎日40分行う	—	—
	18〜64歳	3メッツ以上の強度の身体活動を23メッツ・時/週	・歩行またはそれと同等以上の強度の身体活動を毎日60分行う. ・歩数に換算すると1日当たり8,000〜10,000歩	3メッツ以上の強度の運動を4メッツ・時/週	息が弾み汗をかく程度の運動を毎週60分行う
	18歳未満	—			
	全ての世代に共通する方向性	今より少しでも増やす （例えば，毎日10分ずつ長く歩く：「＋10プラス・テン」）		運動習慣をもつようにする （30分以上・週に2日以上）	
血糖・血圧・脂質のいずれかが保健指導レベルの者		医療機関にかかっておらず，「身体活動のリスクに関するスクリーニングシート」でリスクがないことを確認できれば，対象者が運動開始前・実施中に自ら体調確認ができるよう支援した上で，保健指導の一環としての運動指導を積極的に行う.			
リスク重複者またはすぐ受診を要する者		生活習慣病患者が積極的に運動をする際には，安全面での配慮がより重要になるので，まずはかかりつけの医師に相談する			

「身体活動」＝「運動」＋「生活活動」として考えられ，それぞれ以下のように定義されている：
- ●「身体活動」：安静にしている状態より多くのエネルギーを消費する全ての身体動作
- ●「運動」：スポーツなどの，特に体力の維持・向上を目的として計画的・意図的に実施し，継続性のあるもの
- ●「生活活動」：日常生活における労働（職業上の活動），家事・通勤など運動以外の身体活動をいう

（厚生労働省．健康づくりのための身体活動基準2013より引用改変）

る効果について十分な科学的根拠がないため，現段階では定量的な設定がされていない．しかし，18歳未満についても積極的に身体活動に取り組み，子どもの頃から生涯を通じた健康づくりが始まるという考え方を育むことが重要である．文部科学省は，平成24年に3〜6歳の就学前の子どもを対象とした「幼児期運動指針」策定し，「様々な遊びを中心に毎日合計60分以上楽しく体を動かすことが望ましい」としている．また，財団法人日本体育協会も「子どもの身体活動ガイドライン（アクティブ・チャイルド60min）」を提言したり，小中高等学校の学習指導要領においても体育科・保健体育科目を通じた身体運動の取り組みが重視されている．

　身体活動は生活習慣病の改善においても有益であるが，病態によってはメリットよりも

身体活動にともなうリスクが大きくなる可能性がある．したがって，生活習慣病患者など
が積極的に身体活動を行う際には，より安全に配慮した指導が必要であることをふまえ，
保健指導の現場における具体的に対応について示した（図9-14）．なお，生活習慣病患者
などにおいては，3〜6メッツの運動を10メッツ・時/週行うことが望ましいとされてお
り，たとえば糖尿病，高血圧症，脂質異常症の治療ガイドラインにおいては，おおむね1
日30〜60分の中強度の有酸素性運動を週3日以上実施することが望ましいとされている．

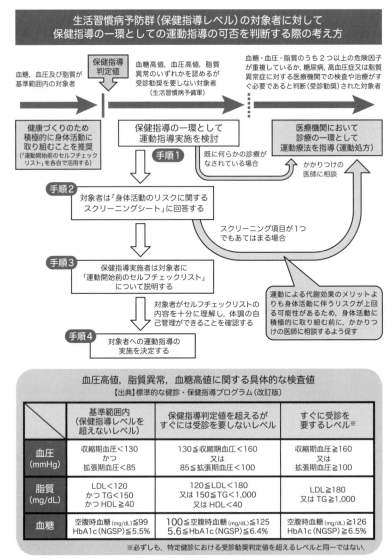

図9-14　生活習慣病リスク保有者に対する運動指導へのフローチャート
（厚生労働省．健康づくりのための身体活動指針2013．資料4-1を転載）

(5) 体力の目標

表9-4に体力の基準値を示した．生活習慣病等および生活機能低下のリスクの低減効果を高めるためには，身体活動量を増やすだけでなく，適切な運動習慣を確立させるなどして体力を向上させることが必要である．旧基準では，全身持久力を最大酸素摂取量（mL/kg/分）で提示していたが，この新基準では，身体活動の強度との関連が理解しやすいよう，メッツ値でも基準値が示されている．例えば，60～69歳男性で9.0メッツの強度の運動（例えば約8.4 km/時の速度のランニング）を3分間以上継続できるのであれば，少なくとも基準値である9メッツに相当する全身持久力があるといえる．また，旧基準では10歳毎の基準値を示していたが，新基準では参考となる文献数が不十分な年齢層があったため，基準値を示すのは10歳毎とはしなかった．体力指標のうち，現時点で十分な科学的根拠が示された指標は全身持久力のみであった．ただし，65歳以上における握力と歩行速度に関してのみ一部の疾患を対象に検討できたので，参照値（基準値でない）として示されている：握力（参照値）：男性38 kg重，女性23 kg重；歩行速度（参照値）：74 m/分．

表9-4　全身持久力（最大酸素摂取量）の基準

	18～39歳	40～59歳	60～69歳
男性	11メッツ（39 mL/kg/分）	10.0メッツ（35 mL/kg/分）	9.0メッツ（32 mL/kg/分）
女性	9.5メッツ（33 mL/kg/分）	8.5メッツ（30 mL/kg/分）	7.5メッツ（26 mL/kg/分）

表中の（　）内は最大酸素摂取量を示す．1メッツ＝3.5 mL/kg/分で換算．
（厚生労働省．健康づくりのための身体活動基準2013を転載）

3) 積極的な運動習慣を有する者に対する栄養

(1) 糖質摂取

グリコーゲンやグルコースは，運動時に率先して使用されるエネルギー源である．筋グリコーゲン含量が多いほど持久的運動の継続時間が長いことが分かっており，運動パフォーマンスに強く影響を及ぼす．したがって，運動トレーニング後は，筋グリコーゲンの再補充のために適切な糖質の摂取が必要となる．運動終了直後はできるだけ早いタイミングで栄養補給をすることが効率よく筋グリコーゲンを再補充する上で重要である．国際オリンピック委員会の「スポーツ栄養に関する公式見解」では運動と糖質摂取に関して以下のように示されている．

運動終了後の回復期間によって糖質を摂取のポイントが異なる：
・運動後にすばやく（4時間以内）筋グリコーゲンを回復するために：体重1 kgあたり約1～1.2 g/時間
・中～高強度の持久性運動後，回復期間が1日の場合：体重1 kgあたり7～12 g/日

・ハードで長時間（4〜6時間）の運動後，回復期間が1日の場合：体重1kgあたり10〜12 g/日または12 g/日以上
※上記は一般的な摂取の目安であり，選手個々の1日のエネルギー必要量，トレーニングでのエネルギー必要量などによって調整すべきである．

（樋口満編著：新版コンディショニングのスポーツ栄養学，市村出版，2007，p46を引用改変）

　選手個々人の体格やトレーニング内容によって補充すべき糖質量は異なるが，スポーツ選手であれば体重1kgあたり7 g/日以上は摂取する必要があると考えられている．必要十分な糖質と脂質の摂取は，たんぱく質の倹約効果も期待できるので，身体づくりにも重要である．

　さらに，糖質にはさまざまな種類があるので，目的に応じて摂取する糖の質を選択することも重要である．たとえば，運動後のすばやい回復にはブドウ糖などのグリセミックインデックスの高い食品がよいと思われるが，運動開始直前に同様に摂取した場合は，急激な血糖値の上昇がインスリンの分泌を刺激し逆に運動パフォーマンスを低下させてしまう可能性もある．運動中も同様にインスリン分泌の刺激は脂肪酸の分解を抑制するので，インスリンの刺激が緩やかな糖質（果糖など）の摂取が勧められる．グリセミックインデックスは調理法や食べあわせによっても影響を及ぼすのでその点の工夫も必要となる．

　また，クエン酸は解糖系の律速酵素であるホスホフルクトキナーゼ（PFK）の活性を抑制し，解糖を抑制するので，糖質とクエン酸を同時に摂取することによってグリコーゲンの合成をより速やかに導く（図9-15）．

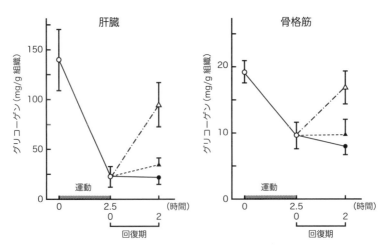

図9-15　クエン酸による運動後のグリコーゲン回復の促進

　水泳運動により疲労困憊に至った直後のラットにブドウ糖（▲），クエン酸（●），またはクエン酸＋ブドウ糖（△）を経口投与した際の肝臓とヒラメ筋のグリコーゲン濃度を測定した．クエン酸＋ブドウ糖の同時摂取は，それぞれの単体摂取に比べて肝臓とヒラメ筋の両方のグリコーゲンを有意に増大させた．

（Saito S et al. J Nutr Sci Vitaminol（Tokyo）29: 45-52，1983より転載し改変）

(2) たんぱく質摂取

トレーニングによる身体づくり重要な栄養素がたんぱく質である．体内で合成することのできない分枝アミノ酸（BCAA：バリン，ロイシン，イソロイシン）などの計9種の不可欠アミノ酸は，食物から摂取せねばならない．全てのたんぱく質は絶えず合成（同化）と分解（異化）を繰り返しており（図9-16），たとえば，運動中には筋たんぱくの異化作用が亢進し，分解された一部のアミノ酸はエネルギー源としても利用される．一方，運動後には筋たんぱくの同化作用が高まる．

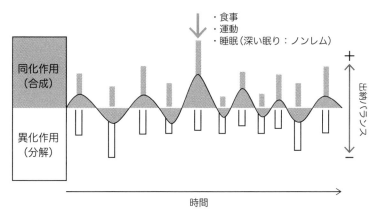

図9-16　筋たんぱく出納バランスのイメージ

　同化作用と異化作用は24時間絶えず繰り返されている．運動直後や食事，睡眠時には体たんぱく質の同化作用が促進する．骨格筋細胞の成長・肥大を促す成長因子として，インスリン様成長因子-1（IGF-1），線維芽細胞成長因子（FGF），トランスフォーミング成長因子-β（TGF-β），プロスタグランジンなどの関わりが知られている．

　健康づくりのための中等度程度の運動では，たんぱく質摂取量の増大を考慮する必要は少ないと考えられるが，高強度の運動を実施しているスポーツ競技者は，たんぱく質の必要量が増し，一般成人の必要量の1.5倍〜2倍程度が必要となるといわれている．ただし，たんぱく質の摂取過多には注意すべきであり，体重1kg当たり2g/日程度が上限と考えられており，それ以上の摂取は筋たんぱく同化の促進には関係せず，たんぱく質の酸化を増加させたり，体脂肪として蓄積されてしまう．国際スポーツ栄養学会の運動とたんぱく質摂取に関する提言によると，トレーニングや食事バランス，睡眠が適切な状態において，適切なタイミングでBCAAなどの不可欠アミノ酸を摂取することは，運動パフォーマンスやリカバリー（回復），免疫機能，除脂肪体重（骨格筋，骨，臓器）を維持増進させるものとし，体重1kgあたり1.4〜2.0g/日のたんぱく質を摂取することは，トレーニング効果を高め，肝臓などにおいても安全な所要量であるとされている．

(3) 水分・電解質補給

水分は体内において栄養分を運搬するとともに，とりわけ高温下においては，汗の蒸発

による熱の放散などにより体温調節に重要な働きをする.高体温は熱中症(10.3-2)を参照)を発生させるとともに,運動継続の制限因子であることがわかっており,運動中には適切な水分と塩分の摂取が必要である.

表9-5は,運動時の水分補給のポイントを示した.運動中の多量の発汗によって脱水が体重の2%以上になると,運動能力や体温調節機能が著しく損なわれる.そのため,発汗による運動中の体重減少が2%を超えないように適切に水分を補給する必要がある.ただし,水分補給の適量は運動の強さ,体の大きさ,気象条件によって大きく異なるため,一律に数値で示すことはできない.一方,体重減少量以上に水を飲みすぎてしまうことによる弊害(低ナトリウム血症=水中毒)にも注意が必要であり,決められた量の水を無理に補給し続けることは避けるべきである.そこで日本体育協会のスポーツ活動中の水分補給に関する指針では,「喉のかわき」に応じた自由な飲水が奨められている.それによって,過剰な摂取にもならず,2%以上の過度の脱水を防ぐことができる.

発汗時は水分のみならずNaなどのミネラル(電解質)も排出されるので,自発的脱水(10.3 2)を参照)を起こさないよう水分の補給には0.1~0.2%程度の食塩(40~80 mg/100 mL)とエネルギー補給の観点から4~8%程度の糖分(1時間あたり30~60 gの炭水化物)を含んだものが飲みやすさと吸収の面から適当であり,5~15℃に冷やしたものが理想的である.市販のスポーツドリンクを活用することもできるが,市販の「アイソトニック飲料」や「ハイポトニック飲料」はそれぞれ,異なる意図で商品化されている

表9-5 運動時の熱中症の予防のポイント

◎運動前の注意

・潜在的な疾患の有無を確認,睡眠状況の把握,怪我,故障の把握
・発熱,疲労,風邪,下痢,二日酔い,貧血,循環器疾患などの有無を把握
・WBGT(湿球黒球温度)による外的環境の評価と運動の停止・中止の判断
・環境条件に応じた運動・休息・水分ならびに塩分の補給の計画と準備

◎水分補給のポイント

○運動中の体重計測と「喉のかわき」に応じた自由な飲水のススメ
　運動による体重減少が2%を超えないように水分を補給する.運動前後に体重を計ることで失われた水分量を知ることができる.
　主観的な水分補給の目安は,「喉のかわき」に応じた自由な飲水である.それによって,過剰な摂取にもならず,2%以上の過度の脱水を防ぐことができる.
○"水"だけでなく"塩"も摂る
　自発的脱水の防止の為,水分の補給には0.1~0.2%程度の食塩(40~80 mg/100 mL)と4~8%程度の糖分を含んだものが飲み易さと呼吸およびエネルギー補給の面から適当である.また,水温は5~15℃に冷やしたものが理想的である
○水分補給タイミングと量の目安
　・運動の種類や継続時間によるが,原則として,運動前は直前(30分前くらい)に250~500 mLを摂取する
　・気温の高い運動中は,15~20分毎に1回に一口200 mL~250 mLの水分を1時間に2~4回に分けて補給する(60分毎に500~1000 mL)
　・発汗により失われた水分(体重減少量)の70~80%を回復することを目標に補給する
　・運動中は,深部温(直腸温,鼓膜温)を定期的に測定し,体温上昇の有無を確認し,水分補給や休憩の目安とすることも熱中症予防に有効である

公益財団法人日本体育協会「スポーツ活動中の熱中症予防ガイドブック平成25年度版改訂」2015年を参考に作成

ので，状況に応じて適切に活用したい.

　小腸の細胞膜を介した水分の吸収と補水の程度は，浸透圧によって決まる（低濃度の溶液が高濃度の溶液に流れ込む）. つまり，細胞内の体液に対して，摂取する水分の糖質や電解質の濃度が低いことが吸収の速度を高める. すなわち，「水のみ」のように極端に低い低張液（ハイポトニック：安静時の体液の浸透圧より低いもの）の場合，あまりにも急速に体内に吸収されてしまい，体液の浸透圧が異常に低い状態となり，水分を尿として排泄してしまうという現象が起きるのである（自発的脱水）. 一方，等張液（アイソトニック：安静時の体液の浸透圧とほぼ等しいもの）を摂取した場合には，小腸にて濃度調整を行い水分の浸透圧を少しだけ引き下げる作用が働き（受動輸送），適切なペースでスムースに吸収できる. したがって，安静時や運動後の回復の際には糖質も比較的多く含まれているという点で選択できるものである. 一方，あらかじめ体液濃度に対して最適な低浸透圧に調整された「ハイポトニック飲料」は，とくに運動時に発汗により体液の浸透圧が低下している時には，等張液は逆にハイパートニック（高張液）となってしまう為，程よい低張液の摂取が水分の吸収・保水に望ましいと考えられる.

4）スポーツ性貧血

　スポーツ性貧血とは，スポーツ活動が起因する赤血球あるいはヘモグロビンが異常に減少した状態をいう. とくに女性に多いが，発育期の男子高校生などにもみられることがあり，貧血は，酸素運搬低下を引き起こし，心肺持久性体力の低下を引誘するので，スポーツ競技者の場合，日常生活のみならず競技パフォーマンスにも影響する（図9-17）.

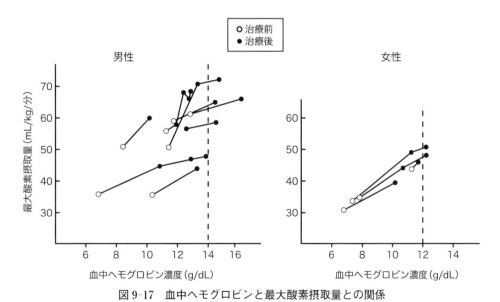

図9-17　血中ヘモグロビンと最大酸素摂取量との関係
　鉄欠乏性貧血のスポーツ選手12名を対象に鉄剤による治療前後について評価した. 治療によるヘモグロビン上昇に伴い全例で明らかな最大酸素摂取量の改善を認めた.
（川原貴. 昭和59年度日本体育協会スポーツ科学研究報告 No. 5: pp. 21-25 より転載し改変）

　スポーツ競技者の貧血として，鉄欠乏性貧血や希釈性貧血，溶血性貧血があげられる．希釈性貧血とは，持久的トレーニングに対する生理的適応として循環血漿量が増大することによる「みせかけ」の貧血であり，治療の必要もなく，また体力も低下することはない．また，溶血性貧血とは，運動中に足底部を頻回に撃ちつけることで赤血球が崩壊することで発生することが多い．しかし，これのみで重度の貧血に至るとは考えにくい．スポーツ競技者の貧血の多くの原因は，鉄の需要（汗，発育・成長など）や排泄（溶血，月経，出血など）の増大に伴う相対的な鉄摂取不足が原因である「鉄欠乏性貧血」である．生体内の鉄は，血色素（ヘモグロビン）鉄，貯蔵鉄，血清鉄，組織鉄として存在しており，鉄欠乏貧血の症状が発生した時には，既に貯蔵鉄と血清鉄が枯渇し，血色素鉄の減少が極めて進んでいる状態と考えられる．したがって，鉄欠乏性貧血の予防のためには，第一に日頃からの十分なバランスのよい食事摂取が基本となり，加えて，ヘモグロビンの材料となるたんぱく質，鉄，ビタミンC，およびビタミンB_6，B_{12}，葉酸を十分に摂取するよう心がけることが重要である．特に激しいトレーニングを行う時期においては注意したい．

5）食事内容と摂取のタイミング

　前述のとおり，運動トレーニングの前（エネルギーの補給と運動中の効率的利用を目的）か後（回復を目的）かによって最適な食事の内容や量が異なるので，それに応じて食材の選択や調理法を工夫することが望まれる．効率よくグリコーゲンやたんぱく質の体内合成作用を高めるためには，運動トレーニングと食事摂取のタイミングが重要であり，基本的にトレーニング後はただちに食事を摂取することが勧められる．たとえば，トレーニング直後に筋たんぱく合成速度は最も高まり，同化・異化のバランスは運動後しばらく経過した後と比較してトレーニング直後が高いため，運動後のできるだけ早いタイミングで

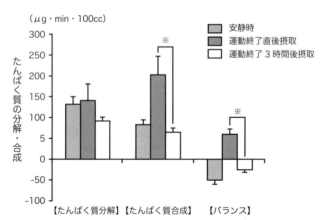

図9-18　運動後のたんぱく質の摂取タイミングが骨格筋のたんぱく質合成に及ぼす影響
　持久運動直後に被験者にたんぱく質と糖質を与えた場合と3時間後に与えた場合を比較すると，脚の筋たんぱく質の合成は直後の栄養素の補給で約3倍増大するのに対して，運動3時間後ではたんぱく質の合成が高くならない．
　　　　　　　　　　　　　　（朝山ほか：イラスト運動生理学，東京教学社，2011，p. 81 より転載）

たんぱく質を摂取することが重要となる（図9-18）．また，この際に糖質も同時に摂取することでインスリンによるたんぱく同化作用が加わり，より効率がよい．一方で，運動終了3時間後に同じ栄養素を摂取しても筋たんぱく質の合成は高まらない．また，試合期の食事として試合直前に筋グリコーゲン量を高める食事摂取方法もあるが（後述），ここでも練習量と食事内容の相互関係がキーとなる．

6) 筋グリコーゲンの再補充

　アスリートであれば誰しも試合の直前にはできるだけ多くの筋グリコーゲンを貯蔵しておきたいものである．骨格筋や肝臓のグリコーゲン合成がグリコーゲンが枯渇すると高まる性質を利用する「グリコーゲンローディング法」（図9-19）により，筋グリコーゲン含量を高めることができる．

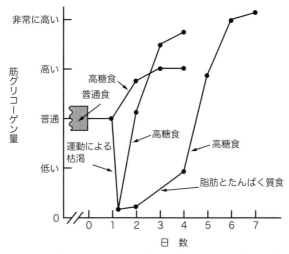

図9-19　グリコーゲンローディング（カーボロディング）

　試合の1週間前に運動トレーニングにより肝臓と筋肉のグリコーゲンを限りなく減少させた上で，そのあと3日間は糖質を含まない高脂質，高たんぱく質食を摂取し，その期間のグリコーゲン合成を抑制する．それに続く3日間で高糖質食を摂取することで，グリコーゲン合成を高める．
（橋本勲・進藤宗洋他著．「新エスカ21運動生理学」．同文書院：p.12より転載）

　古典的なグリコーゲンローディング法は，激しい練習によりグリコーゲンを枯渇させた後に糖質を含まない食事を摂取する過程が含まれ，対象者によっては負担が大きいことから，近年では試合の数日前からの練習量の低下（テーパリング）とともに糖質の摂取量を多くする方法が主流になってきている．具体的には，①試合1週間前から4日前にかけては練習量を落とし体調を整え，糖質エネルギー比率が50%程度となる食事を摂取する，②試合の3日前から当日までは糖質中心の食事にする（糖質をエネルギー比の70%程度）という手順をとることで，古典法とほぼ同量の筋グリコーゲンが貯蔵できるとの報告がある．

7）運動時の食事摂取基準の活用

　スポーツ競技者は，通常，トレーニング期には一般人に比べて運動トレーニングによるエネルギー消費の増加分の摂取量を増やす必要があることが多いが，スポーツ競技者の場合でも「日本人の食事摂取基準（2020 年版）」に基づき栄養必要量を調整することが基本となる．表 9-6 にスポーツ競技者の栄養素摂取の目標例を示した．

表 9-6　エネルギー別の栄養素の目標量例

栄養素（算定基礎）	4,500 kcal	3,500 kcal	2,500 kcal	1,600 kcal
たんぱく質（g） （エネルギー比率）	150 (13%)	130 (15%)	95 (15%)	80 (20%)
脂質（g） （エネルギー比率）	150 (30%)	105 (27%)	70 (25%)	45 (25%)
炭水化物（g） （エネルギー比率）	640 (57%)	500 (58%)	370 (60%)	220 (55%)
カルシウム（mg） （目安量を適用）	1,000～1,500	1,000～1,200	900～1,000	700～900
鉄（mg） （推奨量の 15～20% 増）	15～20	10～15	10～15	10～15
ビタミン A（μgRE）* （推奨量の 20% 増）	1,000	900	900	700
ビタミン B$_1$（mg） （0.6～0.8 mg/1,000 kcal）	2.7～3.6	2.1～2.8	1.5～2.0	1.0～1.3
ビタミン B$_2$（mg） （0.6～0.8 mg/1,000 kcal）	2.7～3.6	2.1～2.8	1.5～2.0	1.0～1.3
ビタミン C（mg）	100～200	100～200	100～200	100～200
食物繊維（g） （8～10 g/1,000 kcal）	36～45	28～35	20～25	13～16

＊RE：レチノール当量
（（財）日本体育協会スポーツ医・科学専門委員会監修．小林修平，樋口満編著．アスリートのための栄養・食事ガイド．p.19，第一出版，2007 年より転載）

　このように，スポーツ競技者といえども各栄養素構成比は，日本人の食事摂取基準のほぼ範囲内で推奨される．前述のとおり，たんぱく質の上限量は 2 g/kg 体重であるので摂取過多にならぬよう注意し，トレーニングの主なエネルギー源となる糖質をしっかりと確保するバランスのとれた内容が望ましい．持久性トレーニング時で 1.2～1.4 g/kg 体重，筋力トレーニング時で 1.7～1.8 g/kg 体重が望ましいといわれている．トレーニングによるエネルギー消費の増大で食事量も増すことを考慮すると，たんぱく質エネルギー比で 10～15% 程度の食事で十分にまかなえると考えられる．推定エネルギー必要量は，種目によっても異なり（図 9-20），身体活動レベル（Physical activity level: PAL）で 1.75～2.5 程度に分布する（表 9-7）．

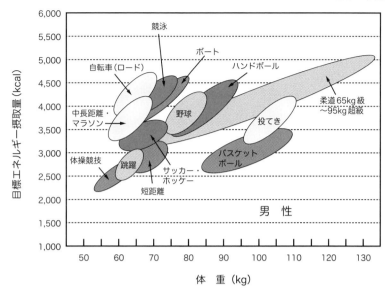

図 9-20　スポーツ選手の競技種目別目標エネルギー摂取量

　男子アスリートの目標値を示したものであり，女性はこれのこれの 7〜8 割程度となる．ただし，
実際には身体組成やトレーニング内容によって大きく変動することに留意し，各自に見合った目標量
を設定する必要がある．
((財)日本体育協会スポーツ医・科学専門委員会監修．小林修平，樋口満 編著．アスリートのための
栄養・食事ガイド．p.92，第一出版，2007 より転載し，改変)

表 9-7　種目系分類別 PAL

種目系分類別 PAL		
	期分け	
	オフトレーニング期	通常トレーニング期
種目カテゴリー		
持久系	1.75	2.50
瞬発系	1.75	2.00
球技系	1.75	2.00
その他	1.50	1.75

　国立スポーツ科学センターでは，除脂肪体重量（learn body mass：LBM）を用いて算出した基礎代謝量
（basal metabolic rate：BMR）に上表の PAL を乗じて，スポーツ選手の推定エネルギーの必要量を算
出する方法を提示している．

　　　BMR（kcal/日）= 28.5（kcal/kg LBM/日）×LBM（kg）

(小清水孝子，柳沢香絵，横田由香里：「スポーツ選手の栄養調査・サポート基準値策定及び評価に関す
るプロジェクト」報告．栄養学雑誌，2006；64（3）；206；および，小清水孝子，柳沢香絵，樋口満：
「スポーツ選手の推定エネルギー必要量」．トレーニング科学，2005；17；245-250 より)

　摂取エネルギー量の不足は除脂肪体重量の減少など，運動パフォーマンスの低下に影響するばかりでなく，競技者の健康を損ねることにもなる．したがって，過不足なくエネルギーを摂取するよう努力した上で各栄養素が充足するよう栄養バランスに留意することが重要である．運動にともなうエネルギー代謝をはじめ体内環境の変化により必要量が増大するビタミンB_1，B_6，B_{12}，葉酸，ビタミンC，鉄，カルシウムなどのビタミン・ミネラルを適切に確保することも大切である．食事量がかさまず高エネルギーを摂取するのにも効率がよい脂質は，多量のエネルギー摂取を要求されるトレーニング期のスポーツ選手においてメニュー構成に活用しやすい．ただし，これら栄養必要量は「運動を行っている集団」という一括りで判断することはできず，種目やトレーニング内容，競技水準などによって大きく異なることに注意したい．さらに，同一対象者でも練習がある日とない日では明らかにエネルギー消費量が異なるので，トレーニング期（休息期，鍛練期，試合期）を考慮した食事摂取が重要となる．したがって，スポーツ競技者に対する栄養マネジメントもまずは対象者毎に身体状態，身体活動量・トレーニング内容を把握し，必要量をアセスメントすることから開始することが望まれる．このように，スポーツ競技者の栄養支援を行う者は，食事のみならず，対象者の身体状況や毎日のトレーニング内容・特性を十分に把握することが効果的な支援を行う上で重要である．

8) ウェイトコントロールと運動・栄養

　一流スポーツ選手は，一般人と比べて体脂肪率が低く，とくに，陸上長距離や体操などの体重が軽いことがパフォーマンスの発揮と密接に関連する種目で顕著である．逆に，増量（ただし，除脂肪体重量の）することで発揮パフォーマンスの向上をねらいとする競技種目もある．いずれにせよ，多くのスポーツ種目において競技パフォーマンスの向上を目指す選手は，体脂肪量を減らす，あるいは骨格筋を主体とする除脂肪体重量を増やすことを日頃の運動トレーニングや食事摂取の中で努力することが多い．ただし，その際には，食事バランスを念頭に置き，身体活動量を考えた上で食事コントロールを行っていくことが重要である．たとえば，スポーツ選手の極端な低脂肪（総エネルギー摂取量の15%以下）は健康を害してしまう．試合直前のコンディショニングを目的として低脂肪食とするケースは考えられるが，日常の食事を極端な低脂肪にすることは問題であり，食事摂取基準の範囲内でコントロールするべきである．

　近年，アスリートにおいて身体活動量に対して，エネルギー摂取が不足した状態が続くこと（Relative Energy Deficiency in Sport：RED-S）は，健康と競技パフォーマンスに悪影響を及ぼすことが改めて強調されている．たとえば，利用可能エネルギー量（Energy availability：食事による摂取エネルギーから運動による消費エネルギーを引いた値であり，生命維持や日常活動に利用可能なエネルギー量）は，女性アスリートの視床下部性無月経ならびに骨粗鬆症リスクの上流に位置し，運動により高められたエネルギー消費量に

対して，食事によるエネルギー摂取量が不足した状態が続くと（明らかな摂食障害がなくとも），ホルモン分泌や骨代謝に異常をきたすことが指摘されている（Female Athlete Triad：女性アスリートの三主徴）．

　学童期から思春期の子どもたちにおいては，大きな減量や長期にわたるエネルギー摂取制限を勧めるべきではない．慢性的なエネルギー摂取不足は，骨格の成長をはじめ正常な身体の発育発達の阻害，月経不順やスポーツ傷害，さらには摂食障害を引き起こす原因となる．スポーツをしていることによって発育発達に支障をきたすことのないよう，しっかり食べて健全な発育発達を導くための食知識やスキルを養う教育を積極的に行うのに大切な時期であることに留意すべきであろう．

9）栄養補助食品の利用

　栄養補助食品（サプリメント）は，食事からの摂取が不十分と考えられる栄養素を補う目的のものと，競技パフォーマンス向上をサポートするもの（エルゴジェニックエイド）に分けられる．たとえば，前者はたんぱく質やビタミン，ミネラル，後者はクレアチンやコエンザイム Q，BCAA などさまざまなものが開発・市販されている．現在，アスリートのみならず，一般の成人スポーツ愛好家やジュニアスポーツ競技者までもがサプリメントを過多に服用しているケースが見られる．サプリメントは，食事から十分な量が摂取できない栄養素を補うために限って利用するのが基本である．第一には，十分かつ必要なバランスのよい食事をとることを念頭に置くべきである．たとえば，ジュニア選手に対しては，基本的にサプリメントは利用しないという考え方が望ましいと思われる．つまり，彼らには3食きちんととる習慣の形成が必要であり，その中でトレーニングやリカバリーに必要な量が不足する場合は間食で補う工夫をすることで必要十分栄養素が摂取できよう．

　サプリメントが有用となるケースとしては，減量のための食事制限を行っている（とくに急速減量をせざるをえない）時や反対に増量をしたい時はエネルギーや栄養素の密度の

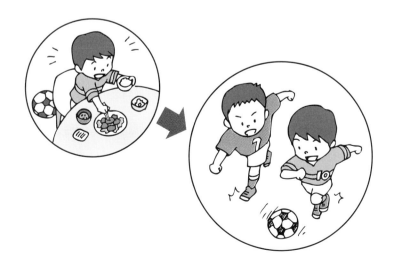

高いサプリメントを利用することで，少量で必要量を摂取するのに役立てることができよう．また，海外遠征などで必要な食品が手に入らず食事内容が偏ってしまうケースでも活用できよう．

　また，とくにエルゴジェニックエイドの中には，その身体への作用や効果に対する科学的根拠の乏しいにも関わらず市販されているものもあり，ドーピングとなる危険性も否定できない．したがって，その作用が科学的根拠に基づいているかどうかの正しい情報を確認することや，その特徴を把握すること，適正な利用の方法を理解することが必要である．繰り返しとなるが，スポーツ競技者などの身体活動水準が高い対象者においてもサプリメント以前に「食事が基本」である．スポーツ競技者をサポートする管理栄養士や栄養士は，選手にそれを理解させ行動に導くことも重要な仕事である．

練 習 問 題

以下の記述について，正しいものには○，誤っているものには×を付けなさい．

1. 一般人とトレーニングを積んだスポーツアスリートでは身体活動において動員できるエネルギー供給機構が異なる．
2. タイプⅠの筋線維は，ウォーキングのような軽度の運動の際に主体的に動員される．
3. 無酸素性運動とは，息を止めて行う運動を指し，水泳の潜水が代表的例の1つである．
4. 習慣的な有酸素性運動は，ミオグロビンやミトコンドリア，TCA回路系の酵素活性を減少させ，最大酸素摂取量を向上させる．
5. 習慣的な有酸素性運動により，骨格筋の糖輸送担体（GLUT4）の機能は向上する．
6. 習慣的な運動によりサルコペニアを亢進できる．
7. レジスタンストレーニングにおいて，等尺性運動は，運動中に拡張期血圧と収縮期血圧をともに上昇させる．
8. 「健康づくりのための身体活動基準2013」における65歳以上の高齢者の身体活動基準は，3メッツ以上の強度の身体活動を10メッツ・時/週行うことである．
9. 「健康づくりのための身体活動基準2013」において，体重50kgの人が3メッツの運動を1時間行った時に運動のみに消費されるエネルギーは，約100kcalである．
10. 「健康づくりのための身体活動基準2013」における64歳未満の成人の身体活動量の目標は，歩数にすると約6000歩/日である．
11. ハードなトレーニングを行うスポーツ選手は，BCAAなどの不可欠アミノ酸の必要量が増すので，体重1kgあたり約20g/日を目標にたんぱく質を含んだ食品を多く摂取する必要がある．
12. 暑熱環境における運動時の水分補給の際，飲料からの水分の吸収速度は，低張液より高張液で速い．
13. 暑熱環境における運動中は，体重減少量の約80%を回復するよう水分摂取を行う必要がある．
14. スポーツ選手に見られる貧血の多くは，希釈性貧血であり，持久性の体力の低下も見られる．
15. サプリメントは，スポーツアスリートにとって必要不可欠な栄養補給源であり，主体的に摂取することで運動パフォーマンスを劇的に向上できる．

第10章　環境と栄養

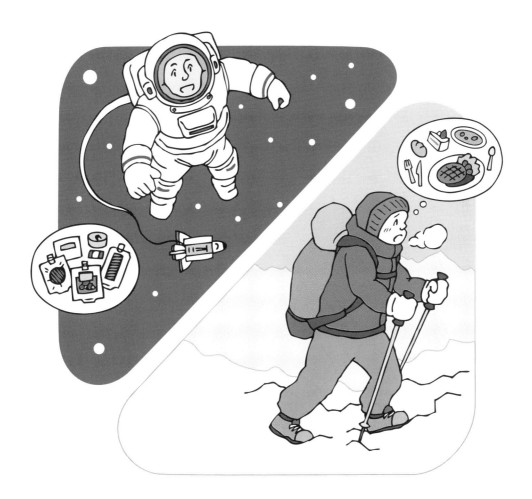

　　決まった時刻に食事をとることがすすめられています．なぜでしょう？　それは私たちの体には24時間単位の概日リズムがあって，その時刻になると消化酵素の分泌が上昇したり，ホルモンの分泌量が変化するからです．

　　今の社会，ストレスが無いことは考えられません．ある程度のストレスは必要と考えられますが，強いストレスがかかっている時，どのような栄養素が求められるのでしょうか．

　　さらに高温・低温，高圧・低圧時には体にどのようなことが生じていて，そのような時に求められる栄養素とは何なのでしょうか．さらに経験する人はほとんどいないと思いますが，宇宙では何を食べているのでしょうか．

　　この章では，生体リズムと栄養，ストレスと栄養，さらに特殊環境時の栄養について学びます．

10.1　生体リズムと栄養

1）生体リズムとは

　ヒトの生理機能には，1 日単位や 1 ヶ月単位，季節単位など一定の周期で変化する種々のリズムがある．そのうち生物時計（体内時計ともいう）により調節されるリズムを内因性リズムといい，気温などの外部環境因子とは関係なく認められる．生体リズムとは，この生物時計からの時刻情報に基づき発生する周期性のある現象をいう．私たちは地球の自転に合わせて生活しているので，生理機能も約 24 時間を 1 周期としてリズムを刻んでいる．それを概日リズム（サーカディアンリズム：circadian rhythm）という．図 10-1 は，ヒトの 1 日の体温およびメラトニンの変化を示している．体温は，起床後ゆるやかに上昇し，16 時〜20 時にかけて最も高くなり，就寝後に急激に低下し 4 時〜8 時にかけて最も低くなっている．逆にメラトニンは昼間に低く夜間に高いという明瞭なリズムを示すが，これも睡眠に関連して同様に規則的なリズムが毎日繰り返されている．

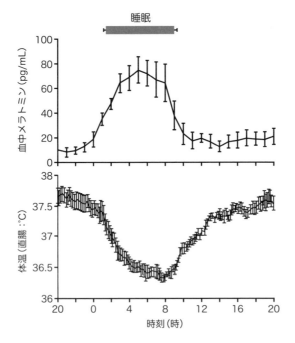

若年成人男性 1 名の例である．同一人物が 5 回繰り返し実験をした．このように体温もメラトミンも概日リズムを保っていることがわかる．プロットは平均値 ± 標準誤差を示す．

図 10-1　ヒトの体温とメラトニンの概日リズム

（Hashimoto S et al. Am J Physiol. 270: R1073–R1077, 1996 を転載し改変）

　生物時計は，脳の視交叉上核（suprachiasmatic nucleus：SCN）に存在し，睡眠・覚醒，体温やホルモン分泌，代謝，摂食など生命活動に重要な生理機能が概日リズムに支配されていることが知られている（図 10-2）．生物時計は，SCN に存在する神経細胞の塊の

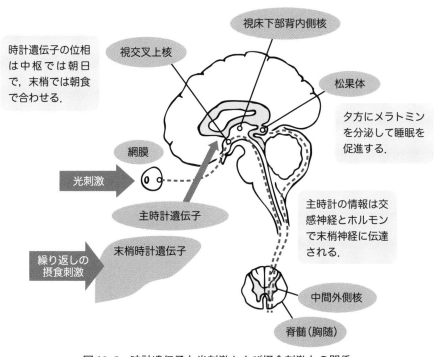

時計遺伝子の位相は中枢では朝日で，末梢では朝食で合わせる．

視床下部背内側核

視交叉上核

松果体

夕方にメラトミンを分泌して睡眠を促進する．

網膜

光刺激

主時計遺伝子

主時計の情報は交感神経とホルモンで末梢神経に伝達される．

繰り返しの摂食刺激

末梢時計遺伝子

中間外側核

脊髄（胸随）

図 10-2　時計遺伝子と光刺激および摂食刺激との関係
（香川靖雄編「時間栄養学」女子栄養大学出版，2010 年，p. 18 より転載し改変）

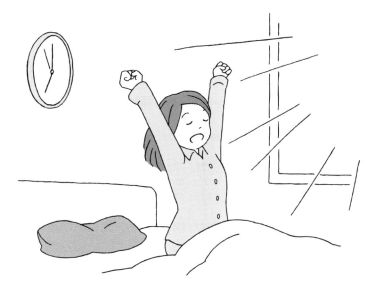

中の主（中枢）時計遺伝子がその役割を担っている．さらに，肝臓や心臓，皮膚など全身の多くの細胞中に末梢時計遺伝子があることもわかっており，これらの時計遺伝子は，自立的に約25時間周期のリズム（フリーラン周期）をつくって生理機能を変動させている．地球上では1日が24時間であるので，主時計遺伝子は，朝の光など明暗環境で位相（時計の針の位置）を修正することで，1日24時間の日周リズムに変えている（リズム同調）．また，食事を摂取するとそれがSCNと末梢時計遺伝子の両方へ刺激され，リズムを

調整し，SCN からの自律神経やホルモンを介して末梢組織に伝達される．つまり，これらの時計遺伝子から食事や睡眠，覚醒に関わるホルモン分泌の代謝がコントロールされている．なんらかの原因で，リズムの位相のずれが生じると（内的脱同調，体内非同調），体温やホルモン分泌の時間的秩序が乱れ，睡眠障害などを併発し，身体的不調が生じることがある．

2) 生体リズムと摂食

　消化器系では食事の刺激が末梢時計遺伝子に影響を及ぼすが，唾液や胃液の分泌リズムは，食事の時間や内容に影響を受けない内因性のものも含まれている．また，インスリン分泌や消化管ホルモンは食習慣の影響を強く受け，概日リズムがつくられていることが知られている．

　夜行性動物であるラットは，通常，暗期に食事をとって活動する．ラットに食事時刻を約8時間ずらして明期にとらせ，糖質，脂質，たんぱく質の代謝に関与している副腎皮質ホルモンの血中濃度を調べた（図 10-3）．摂食時刻をずらすと日を追って摂食時刻にあわせ副腎皮質ホルモンが分泌されるようになり，8～10日後に新しい摂食時刻に同調した概日リズムが形成されている．このように，副腎皮質ホルモンの概日リズム形成には光よりも摂食のタイミングが重要であることがわかってきている．また，8～10日後になると明期になる前から副腎皮質ホルモンの分泌が高まるようになっている．これは，規則正しい食生活が形成されると，食事時間を予測して前もってホルモンが分泌されるようになり，摂食と体内での代謝を適切に行うための準備をしていると推察される．

　このような摂食のタイミングが内分泌や自律神経の概日リズムに与える影響は，ヒトで

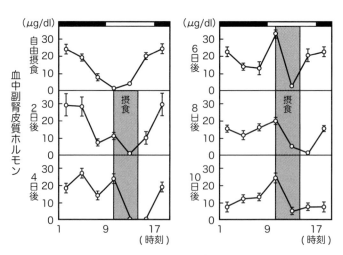

上部の黒色バーは暗期，白色バーは明期を示す．暗期に摂食するラットは，通常（自由摂食時）は暗期に副腎皮質ホルモンが高値である．食事を明期に摂食させるようにすると，日を追って摂食時刻に合わせて副腎皮質ホルモンが多く分泌されるようになる．

図 10-3　摂食時間を変えた時のラットの血中副腎皮質ホルモンのリズム形成

（香川靖雄編「時間栄養学」女子栄養大学出版，2010 年，p. 85 より転載）

も同様である．図 10-4 は，経腸栄養補給を昼間の 8 時間のみ，24 時間連続的して，または夜間の 8 時間のみ補給する 3 パターンの体温のリズムを示している．昼間のみの補給は，一般的な体温変化と同様であるが，夜間のみの補給では体温のピークは夜にずれこみ，さらに 1 日中連続で補給した場合にはリズムが消失した．このように，食事摂取のタイミングが自律神経に強く影響を及ぼしてしまうことがわかる．このような食事摂取パターンが生体内のさまざまな代謝に与える影響についての研究が近年注目されている．

　以上のように，内分泌や自律神経の概日リズムの形成や変動は，光や摂食に同調することから，朝日を浴びることや規則正しい食習慣（内容のみならず摂取タイミングも）は，中枢と末梢の時計遺伝子を調和させ，ヒトが日常生活下で日内リズムを保ち，健康でいる上で重要といえる．また，概日リズムを知ることは，海外旅行やスポーツ活動での海外遠征の際の時差対策にも役立てることができる．

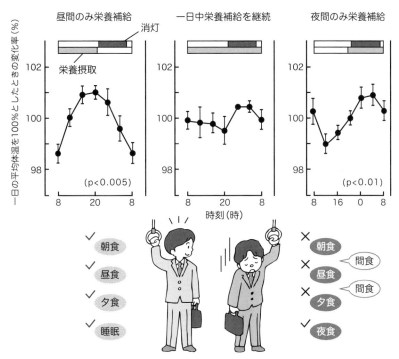

経腸栄養を受けている患者を対象とした研究である．栄養補給の刺激は末梢の時間時計遺伝子に作用し，体温の概日リズムに強く影響することが考えられる．プロットは平均値±標準誤差を示す．

図 10-4　栄養補給の時間が体温の概日リズムに与える影響

（Nishimura K et al. J Nutr Sci Vitaminol. 38: 117-125, 1992 より転載し改変）

10.2　ストレスと栄養ケア

1）恒常性の維持とストレッサー

　ヒトは，温度や気圧，光，また社会的の要因など外部環境からのさまざまな刺激（ストレッサー）を受け，日常生活を送っている（図 10-5）．身体あるいは精神へのある程度の

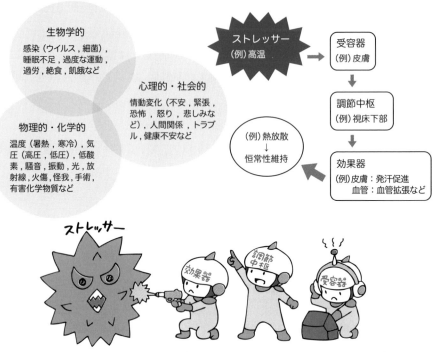

例えば，外部環境が異常に高温であることが皮膚の温受容器で感知され，求心性神経を介して視床下部の体温調節中枢にてその情報が統合される．そして，中枢からの体温を下げ恒温を維持するためのフィードバックにより，汗腺活動が引き起こされ，発汗や循環器系の反応により体熱の放散と冷却効果が起こる．

図 10-5　ストレッサーとネガティブフィードバック機構

ストレッサーは，人間の心身の成長に必要と考えられる．生体は，外部環境の変化に対して，内部環境を一定に維持する恒常性機構（ホメオスタシス）を備えているが，ひとたびストレッサーに適切な対応ができなくなると，内部環境に歪みが発生した状態（ストレス）に陥り，健康を損なってしまう．現代社会においては，とくに心理的・社会的ストレスが問題となっており，健康日本 21（第 2 次）では，国民が健やかな社会生活を営むために必要な機能の維持・向上に関して，メンタルヘルスに対する適切な措置といったストレス・マネジメントに関する目標が示されている．現代社会において，身体的にも精神的にもストレスに負けない適応力を身につけるために，適切な運動，栄養および睡眠（休養）習慣の形成が重要である．

　ホメオスタシスを維持するための基本は，生体のネガティブ（負の）フィードバック機構である（図 10-5）．主に，神経系と内分泌系が関わっており，末梢（受容器）にてストレッサーの程度を感知し，中枢にて刺激に応じ内部環境の恒常性維持の対応を処理し，自立神経系やホルモン，代謝変動などを介して効果器にて具体的な対応（ストレス反応・対処）をするよう指令を伝達する．

2）生体の適応性と自己防衛

　前項で説明したように，生体は，多様な外部環境の変化や刺激に対して，あらゆる生理

的機能を総動員して恒常性を維持するようなシステムとなっている．このような生体の外部環境に対する適応・順応の過程は，ストレスの種類や性質によらず類似しており，体の一部分でストレッサーに対するのでなく，全身反応により内部環境を維持するものである．カナダの生理学者ハンス・セリエは，このような生態適応反応を汎（全身）適応症候群（general adaptation syndrome：GAS）と呼んだ．GASは，時間経過にともない，警告反応期，抵抗期，疲憊期（消耗期）の3段階に分けられる（図10-6）．

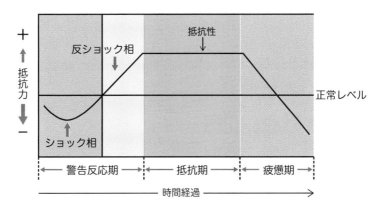

ストレスに対する生体の経時的応答を示す．ショック相ではストレスに対して無力であるが，その後の反ショック相でストレス抵抗性が惹起され，抵抗期に移行する．

図10-6　汎（全身）適応症候群

①　警告反応期

　ストレスを受けた際の初期反応であり，ショック相の後，これに対抗する反ショック相が出現する．ストレスを受けた生体はすぐには対応できず，抵抗力が低下し，体温や血圧，血糖値が低下し，筋緊張や神経活動なども抑制される．また，胃・十二指腸には潰瘍や出血が起こる（ショック相）．しかし，そのような状態から脱するための防御反応が見られ，体温，血圧，血糖値は上昇し，神経活動の亢進，血流量の増大や副腎皮質ホルモン，アドレナリンの分泌が亢進する（反ショック相）．また，細胞レベルでのストレス反応として，ストレスたんぱく質，あるいは高熱に特異的に応答し発現する熱ショックたんぱく質（heat shock protein）が誘導されることもある．

②　抵抗期

　生体防御反応はさらに増し，たんぱく質，グリコーゲン，脂質の分解が促進されるなどエネルギー代謝も亢進されることで，ストレッサーに対する抵抗性は高められ，生体を回復へと向かわせる．ただし，この時期の新たなストレッサーに対する抵抗性は低下する．

③　疲憊期

　しかし，さらに長期にわたって強いストレスが継続すると，生体の適応能力は限界を超え防御機構は減退し，最終的には警告反応期のショック相が再現し，極端なケースでは死をまねくこともある．

3）ストレスによる代謝の変動

　生体にストレッサーが加わったときの反応は，大脳辺縁系で統合し制御されている．中でも視床下部と扁桃体が重要な役割を担っている．図10-7に視床下部からの2つの刺激伝達経路の概略図を示した．

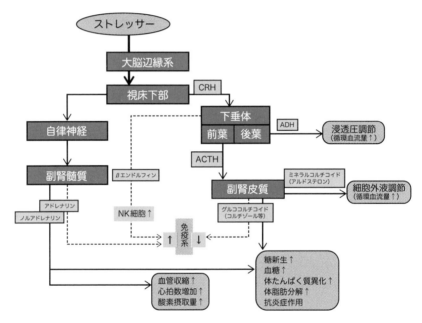

CRH：副腎皮質刺激ホルモン放出ホルモン，ACTH：副腎皮質刺激ホルモン，ADH：抗利尿ホルモン，NK細胞：ナチュラルキラー細胞

図 10-7　ストレス時に関与する主要な内分泌系，神経系および免疫系と代謝変動

　ストレスに対する生体防御の主要な役割を担う「視床下部—下垂体—副腎皮質系」は，視床下部より副腎皮質刺激ホルモン放出ホルモン（corticotropin-releasing hormone：CRH）を介して，ストレス応答ホルモンである副腎皮質ホルモン（adrenocorticotropic hormone：ACTH）を生成・分泌させる．さらに，ACTHの作用により副腎皮質からのグルココルチコイドの分泌が促進されると糖質，脂質，たんぱく質の異化が亢進する．なお，末梢血液中のグルココルチコイド量が高まると，視床下部と下垂体への負のフィードバック系が作用する．

　「視床下部—交感神経—副腎髄質系」もさまざまな刺激により賦活化され，エネルギー代謝を亢進させる．これらの経路は免疫系のコントロールにも関与しており，コルチゾールは胸腺を萎縮させるので，免疫系の働きを抑制する．一方，CRHによって下垂体前葉

から放出されたβエンドルフィンは，リンパ球の T 細胞を増幅，ナチュラルキラー細胞（natural killer cell：NK 細胞）の機能を高め，免疫系を増強させる．交感神経系を介し分泌されたアドレナリンも免疫系を増強させる．このように，前項で説明した汎適応症候群の各期・各相では，これらのホルモンなどのバランスによって免疫機能が変動していると考えられる．

　以上のようにストレスは，内分泌系，自律神経系，免疫系を介して，全身のあらゆる臓器に影響を及ぼすので，それにより発症する疾患も多様である（表 10-1）．

表 10-1　ストレスと疾患

消化器系	消化性潰瘍（胃潰瘍，十二指腸潰瘍，潰瘍性大腸炎）など
循環器系	高血圧，心筋梗塞，脳梗塞など
内分泌系	糖尿病，甲状腺機能亢進症など
免疫系	感染症，悪性腫瘍，自己免疫疾患やアレルギー疾患の憎悪など
精神・神経系	うつ，自律神経失調症，扁桃痛，メニエール症候群，不眠症など

4）ストレスと栄養

　前項で説明したように，ストレス状態となった生体では，内分泌系や交感神経系が活発に働き，糖，脂質，たんぱく質の異化作用の亢進などエネルギー代謝を増すことでストレスを防御する体制になる．したがって，ストレス時には生体のエネルギー需要は増大し，各栄養素が盛んに消費されるので各栄養素の適切な摂取が必要となる．

（1）糖質

　代謝亢進により，グルコースの消費が高まる．一方で，消化機能は低下するため，十分な供給が必要である．

（2）脂質

　増大したアドレナリンの作用で体脂肪（トリアシルグリセロール）が動員されることになり，グリセロールと脂肪酸への分解が高まる．グリセロールは，肝臓で糖新生に利用されたり，血中脂肪酸は骨格筋に取込まれ ATP を産生する．また，副腎皮質中のコレステロールは ACTH の原料として積極的に使われる．

（3）たんぱく質

　増加したグルココルチコイドにより骨格筋たんぱく質の分解作用が促進され（窒素出納は負に傾く），尿中窒素排泄量も高まる．糖原性アミノ酸は糖新生に使われ，分岐鎖アミノ酸は ATP 産生に利用される．したがって，ストレス抵抗時には，良質のたんぱく質を

十分に摂取することが必要となる.

(4) ビタミン・ミネラル

　両者ともに生体の代謝調節に重要な役割を担っているので, ストレス時には需要が増大する. とくに, ビタミン C は, 副腎皮質ホルモン (特にグルココルチコイド) の産生や脂質代謝に必須であるだけでなく, 抗酸化作用や免疫賦活化作用にも関与するなどストレス時において要求量が高まるので, 十分な摂取が必要不可欠である. ビタミン B 群 (B$_1$, B$_2$, B$_6$, B$_{12}$, パントテン酸, ナイアシンなど) は, 糖代謝や神経伝達物質の合成に関与している. ビタミン E や A (β カロテン) も抗酸化作用を有するので, ストレスにより低下した免疫機能回復のためにも十分な供給が必要である. また, 増加するグルココルチコイドおよびノルアドレナリンにより, それぞれカルシウムとマグネシウムの尿中排泄量が増加すること, これらのミネラルには自律神経の興奮抑制作用があることからストレス時の補給が重要である.

10.3　特殊環境と栄養ケア

1) 特殊環境下の代謝変化

　生体は, あらゆる外部環境の変化に対して内部環境のホメオスタシスを維持できるように内分泌系や自律神経系といった精巧な調節機構を駆使している (10.2 (1) および図 10-5 を参照). たとえば, 視床下部で気温が高温であることが判断されると汗腺活動が引き起こされ, 発汗や循環器系の反応により体熱の放散と冷却効果が起こる. さらに, 末梢血管は拡張し, 血液温は体外に放散されやすくなる. 高温状態のまま気温の変化がなく, それが長期間にわたる場合, 生体は, 暑熱馴化 (順化) により当該高温環境に対する体温調節能力が向上し, 発汗が遅くなり水分や電解質の消失が抑制される. 逆に気温が低温の際には, 骨格筋の収縮により熱を発生させ体温を上昇させるための「ふるえ」が生じる (ふるえ熱産生). また, 立毛現象によって外気と皮膚の間に体毛の層を形成することで熱放散を防ぐ. さらに, 甲状腺機能を亢進させ, ホルモン分泌によるさまざまな代謝反応を増加し熱を発生させるような適応が起こる. 甲状腺ホルモンの分泌亢進は, 基礎代謝量を増加させると考えられる. また, 褐色脂肪組織 (brown adipose tissue：BAT) における「非ふるえ熱産生」もまた代謝性の熱産生の 1 つである.

2) 熱中症と水分・電解質補給

(1) 熱中症の発症要因

　近年, 個人の体温調節能力の低下, さらには地球温暖化やヒートアイランド現象が加わり, 熱中症が増えている. 熱中症とは, 暑熱環境で体内の水分とナトリウムなどのバラン

スが崩れたり，体温調節機能が破綻した場合に発生する障害の総称のことであり，熱失神，熱けいれん，熱疲労，熱射病などの症状が現れる．場合によっては死に至る危険性があり，その重症度によって現場での応急処置で対応できるⅠ度，病院への搬送を必要とするⅡ度，病院にて集中治療の必要性がある重症のⅢ度の3段階に分類されている．熱中症の症状とそれぞれの対処法を表10-2に示す．

表10-2 熱中症の症状と重症度の分類

	分類	症状	対処
低　重症度　高	Ⅰ度	a) 熱失神 　めまい，失神などの症候．皮膚血管の拡張により血圧が低下し，脳血流が減少して発生する．顔面蒼白となって，脈は速く・弱くなる． b) 熱けいれん 　足，腕，腹部の筋肉に痛みをともなったけいれん（こむら返り）が起こる．大量の発汗に伴うナトリウムなどの欠乏や誤った水分摂取（水のみの補給で，血液のナトリウム濃度が低下）により生じる	a) 涼しい場所に運び，衣服をゆるめて寝かせ（足を高くするのもよい），水分を補給する． b) 生理食塩水（0.9%）など濃い目の食塩水を補給する．
	Ⅱ度	c) 熱疲労（熱ひはい） 　頭痛，脱力感，倦怠感，吐き気などの症候．脱水による症状．	c) 涼しい場所に運び，衣服をゆるめて安静にする．スポーツドリンクなどで水分と食塩を補給する．ただし，吐き気やおう吐などで水分補給ができない場合には病院に運び，点滴などの医療処置が必要．
	Ⅲ度	d) 熱射病 　体温の異常な上昇により中枢機能に異常をきたした状態．意識障害（反応が鈍い，言動がおかしい，意識がない），けいれん，手足の運動障害が生じる．死亡率が高い．肝機能異常，腎機能障害，血液凝固障害．	d) 直ちに救急車を要請するとともに，涼しい場所に運び，衣服をゆるめて寝かせ，速やかに冷却処置を開始する．冷却は，気化熱による熱放散を促進させるために，全身に水をかけたり，濡れタオルを当てて扇ぐ方法が効率がよい．また，頸部，腋下（脇の下），鼠径部（大腿部の付け根）などの大きい血管を水や氷で直接冷やす方法も効果的である．

厚生労働省労働基準局安全衛生部，職場における熱中症予防対策マニュアル，2011年；公益財団法人日本体育協会．スポーツ活動中の熱中症予防ガイドブック，2006年；環境省環境保健部環境安全課，熱中症省環境保健マニュアル，2014年を参考に作成

　最近では，日常生活下の室内や就寝中に熱中症が発生するケースが報告されており，高齢者や乳幼児ではとくに注意が必要である．また，学校管理下における熱中症死亡事故は，体育・スポーツ活動中に多い．

　熱中症が発症しやすい環境としては，高温・多湿，無風や日差しの強さやアスファルトなど地面からの輻射熱の強い場所がある戸外があげられる（図10-8）．したがって，それほど高くない気温においても湿度が高い場合には，熱中症発生の危険性が増す．熱中症の予防のための環境指標としては，気温，湿度，気流，輻射熱を総合的に評価した湿球黒球温度（wet-bulb globe temperature：WBGT）が用いられる．WBGTは，労働環境におけ

る作業者の熱中症予防においても規格化されており労働安全衛生上の重要な指標である．また，スポーツ活動に適した環境か否かの判断指標としても用いられている（図10-9）．一方，体外への熱放散の経路としては，蒸発，伝導，放射（輻射），対流があげられるが（図10-8），暑熱環境下では汗の蒸発と皮膚血流量増加による外気への熱伝導向上による

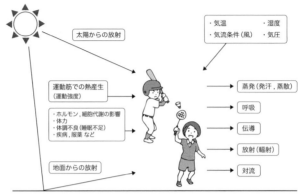

生体の深部体温は，熱産生量と熱放散量のバランスで決定し，「身体活動による発生熱−蒸発による熱放散±（放散＋対流＋熱交換）」と考えることができる．蒸発とは，水分が蒸発する際の気化熱を利用した温度調節のことをいう．伝導は，温度差のある物質と物質の間や，固体内で発生する熱移動のこと．放射（輻射）は，物質から発せられた熱エネルギーが電磁波の形で空間を通過し，別の物質に届いて再び熱エネルギーに変わる現象のことをいう．熱は高温部から低温部へ流れる．また，対流とは，温度差や気流によって，気体や液体のような流体が移動することである．

図10-8　熱中症の発症の環境・熱産生要因と熱放散経路

（公益財団法人日本体育協会「スポーツ活動中の熱中症予防ガイドブック平成25年度版改訂」2015年を参考に作成）

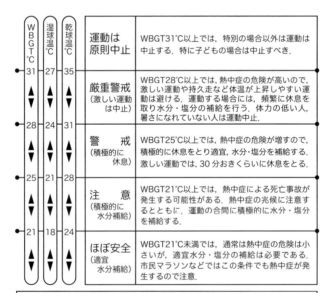

図10-9　熱中症予防の運動指針

（公益財団法人日本体育協会「スポーツ活動中の熱中症予防ガイドブック平成25年度版改訂」2015年より改変）

熱放散が体温調節反応として最も重要となる．暑熱環境下で体温の恒常性を維持する上で水分補給が最も重要とされる所以（ゆえん）である．

(2) 熱中症予防のための水分補給

暑熱環境下においては，血流量の増加と発汗による熱放散が重要な熱放散手段となるので，水分と電解質（ナトリウムなど）の適切な補給が必要となる．高温環境下では，口渇感などの自覚症状よりも脱水状態が進行している場合が多いので，口渇感の有無にかかわらず，積極的な水分補給が必要である．運動などで多量の水分とナトリウムを失った際に水だけを補給すると，血液の浸透圧を維持するための主要な電解質である血中ナトリウム濃度の低下を防止するために飲水行動が停止したり，過剰な水分が尿として排泄されたりして脱水状態が進行することになる．これを自発的脱水と呼ぶ．したがって，塩を含む水を摂取するようにする．水分補給のポイントを表9-5（9.2-4）を参照）に記す．

3）高温・低温環境と栄養
(1) 高温環境と栄養補給

高温（暑熱）環境下では，水分出納バランスを保持するために生体は体液量やミネラル組成の変化に応じて適応しようとする．たとえば，生体より水分が失われ体液量が減少すると，脳下垂体からの抗利尿ホルモン（バソプレッシン：ADH）の分泌を促進し，腎臓における水分再吸収を促進させる．また，血中アルドステロンが上昇し，腎臓におけるナトリウムの再吸収を促し，ナトリウムの貯留と体液量の増加に作用する．また，前項で説明したとおり，高温環境下の最も有効な熱放散手段は発汗であるので，適切な水分とナトリウムの摂取が重要となる．加えて，エネルギー代謝も亢進するので，ビタミンB群やビタミンC，Eの摂取も必要となる．食事摂取においては，食欲が低下することがあるが，体温調節中枢における神経伝達物質やホルモンの需要量が増すので，そのもととなるアミノ酸や必須脂肪酸を適切に供給する必要がある．

(2) 低温環境と栄養補給

低温環境下では，10.3（1）で説明したとおり「ふるえ熱産生」や「非ふるえ熱産生」により生体の熱産生が亢進する．一方，皮膚血管を収縮することにより熱放散を防ぎ体温を維持しようとする適応が起こる．これらの代謝調節の際には，グルコースの取り込みや脂肪分解の亢進，およびたんぱく質代謝の亢進も起こる．したがって，これら栄養素の十分な補給とともに，ビタミンB群やビタミンCの十分な摂取も必要である．高たんぱく質は，食事誘発性体熱産生を高めるので寒冷時の体温調節に有利ともいわれている．

4) 高圧・低圧環境と栄養

(1) 高圧環境における生理と栄養

　高圧環境に曝露される代表例は，スキューバダイビングや潜水作業時である．水中では，ウェットスーツなどを着用しない場合には体熱放散量の増大が起こる．したがって，熱損失を補填するために良質なたんぱく質やビタミン類を考慮しエネルギーをまかなう必要はあろう．ただし，高圧になるほどガス密度が増すことで気道抵抗が運動の制御因子となることなどがあるが，環境温度が適温であれば，高圧そのものはエネルギー代謝にほとんど影響しないといわれている．したがって，何か特別な栄養摂取を考慮する必要はないと考えられる．

(2) 低圧環境における生理と栄養

　低圧環境に曝露される代表例は，登山や高地（高度3000 mを超えるような）での滞在時である．低圧環境は，低酸素環境（外環境空気の酸素分圧が低い）でもある．したがって，生体の動脈血のヘモグロビンと結合する酸素の量（酸素飽和度）も低下するので，組織や細胞への酸素供給は不足し，エネルギー代謝の低下が起こるので，それを代償する生体反応を示す．まず，呼吸運動を促進させ肺換気量が増加する．これは，血中の酸素分圧の低下と二酸化炭素分圧の増加が化学受容器によって感知され（9.1（2）を参照），呼吸中枢に伝達されることで起こる．安静時の心拍数は増加し，心拍出量を増加させ組織への酸素供給量を高める．また，酸素解離曲線が右へ移動し（二酸化炭素分圧の増加や2-3-ジホスホグリセリン酸（DPG）の働き）ヘモグロビンが組織で酸素を放しやすくなり，酸素を多く供給できるようになる（図10-10）．

　このような低酸素の環境が長期化（2〜4週間以上）すると高地馴（順）化が見られる．すなわち，腎臓からのエリスロポエチン分泌が亢進し，これが骨髄に作用し，赤血球数を増加させ，ヘマトクリット値とヘモグロビン濃度がそれぞれ増加する（図10-11）．このような低酸素状態における赤血球数およびヘモグロビン濃度の増加は，活動筋への酸素運搬能力を向上させる．このような高地馴化を応用した高地トレーニング合宿（高度2000〜2300 m程度が一般的）は，現在，多くのトップアスリートが重要な試合前に取り入れている．低地（平地）における競技パフォーマンスの効果に関する科学的エビデンスは十分でないものの，当該環境での心肺機能に対するトレーニングとの相乗効果として，全身持久性体力の増大による有酸素性パフォーマンスの向上が期待される．

　低圧環境下では，一般的に脱水と食欲低下，それにともなう体重減少が起こる．高地では，平地より水蒸気量が少なく乾燥している場合が多く発汗による水分喪失も多いこと，肺換気量の増大による水分損失が多くなるので，平地よりも多めの水分とミネラルの補給が必要である（高地登山者は1日最低3〜4 Lの水分摂取が必要）．また，前述のとおり低圧環境ではエネルギー代謝が低下するので，これを代償するようにエネルギーを確保する

ため副腎・交感神経系リパーゼ活性が上がり，体脂肪の分解が促進されるので，水分やビタミンB群の補給が必要となる．さらに，造血に必要なたんぱく質や鉄の需要が増大するので両者の摂取も重要である．高地は低温環境でもあり，基礎代謝が増加する場合もあるので，その増加分を補うエネルギー摂取も必要となるが，食欲が減退しているので，少量でも栄養価の高い食事が望ましい．

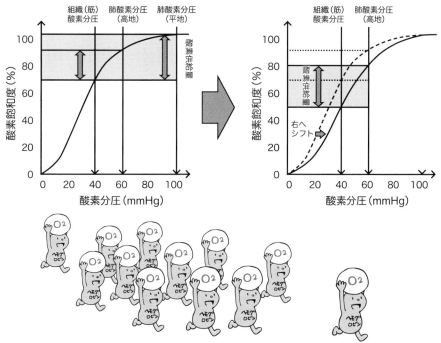

ヘモグロビンの酸素飽和度は，酸素分圧が低くなると下がり，酸素を効率的に運べなくなる．解離曲線が右にシフトし，組織に酸素を多く供給できるように働く．

図 10-10　ヘモグロビンの酸素解離曲線と Bohr 効果

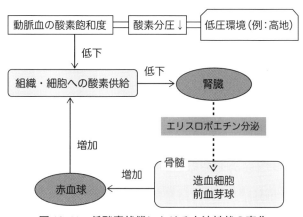

図 10-11　低酸素状態における血液性状の変化

5) 無重力環境（宇宙空間）と栄養

地球上では常に重力がかかっているが（万有引力），地球を周回している国際宇宙ステーション（ISS）などの内部は地球の重力と遠心力が釣り合っており，それらの合力がゼロないしそれに近い状態になっている．したがって，このような状態では重力がないわけではないので，「無重量状態（または微小重力）」というのが正確である．無重力環境下では，骨，筋，体液バランスなど身体全体が影響を受ける．また，ISS は 90 分で地球を 1 周するため 1 日に 16 回昼と夜が訪れる日照リズムは，生体リズムを変調させる．その中でも特に，骨格筋たんぱく質代謝と骨代謝の変化は重要課題とされている．ヒトの身体は，重力に対して一定の姿勢を保持できるよう強固な骨格や抗重力筋（背筋や下腿三頭筋，腸腰筋）を有しているが，無重力環境下ではこれらの骨や骨格筋にかかる負荷がほとんどなくなり，骨量・筋量の低下をきたす．つまり，骨からのカルシウム溶出により尿中カルシウム濃度が増加し，尿路結節の危険は高まり，骨折したり激痛を感じたりする可能性が高まる．したがって，宇宙飛行士は，ISS 滞在中に 1 日約 2 時間の運動トレーニングが課せられ，十分なエネルギー量と栄養素を含んだ食事を摂取していてもなお，地球に帰還直後には筋量・骨量ともに減少している．骨格筋量の減少（廃用性筋萎縮）は，特に抗重力筋において大きく，宇宙での 1 日あたりの筋萎縮変化は，寝たきりの 2 日分，高齢者の半年分に相当し，長期宇宙滞在で 10〜20%（最大で 30%）も低下するといわれている．

表 10-3 に無重力環境における骨量減少の程度を示した．大腿骨頚部の骨密度は 6 ヶ月の宇宙滞在で約 9% 減少し，これは骨粗鬆症の約 10 倍の速さの骨量減少に相当する．さらに，この時のカルシウムバランスは 250 mg/日失われる．

表 10-3 宇宙飛行による部位別骨量減少率

部位	骨量減少率（%/月） （平均値）±（誤差）
大腿骨転子部	1.56 ± 0.99
腰椎	1.06 ± 0.63
上肢	0.04 ± 0.88

大腿骨頭部の骨密度は 1 か月あたり 1.5% 減少するので，6 か月間の宇宙滞在で 9% 減少し，骨粗鬆症の約 10 倍の速さで減少する．骨量の回復には，3〜4 年も要する．
（独立行政法人宇宙航空研究開発機構，宇宙医学に学ぶ健康長寿．2011 年より転載）

体液バランスに関しては，地球上で足方向に貯留する傾向にあった長軸方向の静水圧差が無重力環境では消失し，血液は頭部に移動する．また，赤血球成分の減少が指摘されている．さらに，宇宙空間での強力な放射線被爆の影響についても配慮する必要がある．

以上のように，宇宙という過酷な環境下で重要ミッションを遂行する宇宙飛行士において「食事」は心身の健康の保持に重要である．まず，無重量環境における身体への栄養を

考慮し，十分なカルシウムや鉄分をはじめその他の微量栄養素もまんべんなく摂取する必要があろう．また，おいしさとバラエティに富む食事（現在の食事メニューは 16 日間のローテーション）による精神的ストレスの低減，気分のリフレッシュ効果や身体パフォーマンスの維持・向上を図るといった役割が期待されている．独立行政法人宇宙航空研究開発機構（JAXA）のホームページには，宇宙食（表 10-4）についての解説が掲載されている．

表 10-4　宇宙食の種類

種類	概要	例
加水食品	フリーズドライ製法やスプレードライ製法などで作られ，水やお湯を加えることで戻して食べる食品．プラスチックの容器に封入されている．	スープやご飯類，スクランブルエッグ，シュリンプカクテルお茶，ジュースなどの粉末飲料
温度安定化食品	レトルト食品や缶詰などの食品．開封してそのまま食べられるほか，宇宙ステーションでは調理設備にある専用のオーブンで温めて食べることもできる．	チキン，ハムなどの肉料理．ツナやイワシなどの魚料理．果物，プリンなど
自然形態食品・半乾燥食品	そのまま食べられる加工食品	ナッツやクッキー，キャンデーなどのお菓子類．ドライフルーツやビーフジャーキーなど
調味料	食品に味付けをするための調味料．地上で粉末状の塩とこしょうは，宇宙の微小重力環境で飛び散らないよう液体になっている．	塩，こしょう，ケチャップ，マスタード，マヨネーズ，チリソース，タバスコ，宇宙日本食の野菜ソースなど
生鮮食品	賞味期間が限られているため，傷まないように早めに食べる．	オレンジ，リンゴ，グレープフルーツなどの新鮮な果物．キュウリ，プチトマト，玉ねぎなどの生野菜．パン，トルティーヤなど
放射線照射食品	放射線照射により殺菌を行った，賞味期間を長くすることを目的とした食品．	ビーフステーキなど

独立行政法人宇宙航空研究開発機構ホームページ（http://www.jaxa.jp/:http://iss.jaxa.jp/spacefood/about/japanese）を引用改変

　宇宙滞在中の宇宙飛行士のエネルギー消費量は，地上と同程度か少し上回る程度であるが，摂取量は，国際宇宙ステーション栄養摂取基準より 30～40% 低いことが報告されており，宇宙飛行士の食事についてはまだ解決すべき課題がある．無重量そのものが栄養状態にどのように影響を与えるか，また飛行中の各栄養素の必要量に関する研究，さらにはそれに応じた宇宙食の開発が急務である．

●国際宇宙ステーションでの推奨エネルギー摂取量（独立行政法人宇宙開発機構ホームページ（http://www.jaxa.jp/）より転載）

- ・男性：18〜30歳　$1.7×(15.3×体重(kg)+679)$（kcal）
- 　　　　30〜60歳　$1.7×(11.6×体重(kg)+879)$（kcal）
- ・女性：18〜30歳　$1.6×(14.7×体重(kg)+496)$（kcal）
- 　　　　30〜60歳　$1.6×(8.7×体重(kg)+829)$（kcal）

ただし，船外活動を行う場合は，500kcalを余分に摂取する

練 習 問 題

以下の記述について，正しいものには○，誤っているものには×を付けなさい．

1. 生物時計は，明暗や食事摂取などの外部環境と関係なしに自律神経や内分泌系をコントロールし，概日リズムを形成している．
2. ストレス反応は，その種類や性質によらず警告反応期，抵抗期，疲憊期の順に進行する．
3. 生体のストレス反応における警告反応期のショック相では，血圧，体温，血糖値の低下が見られる．
4. ストレスに抵抗している時には，たんぱく質の摂取を増やし，一方で糖質の摂取を抑制する必要がある．
5. ストレスに抵抗している時には，副腎皮質中のコレステロール含量が増加する．
6. やけど，手術などのストレス状態では，尿中窒素排泄量は増加する．
7. 高温環境下において脱水が生じるとバソプレッシンとアルドステロンの分泌は亢進する．
8. 熱中症の際には，細胞外へ水分が移行しており，尿量は減少する．
9. 低温環境では，アドレナリンの分泌が増加する．
10. 低圧環境下における身体の初期適応として肺胞内の酸素分圧は増加する．
11. 低圧環境下では，脱水状態になりやすく，食欲も低下する．
12. 高地馴化で酸素解離曲線が左へシフトすることをボーア効果という．
13. 気圧の低い高地に長期間滞在する場合には，鉄の摂取を抑制する必要がある．
14. 無重力環境では，体液は下肢に移動する．
15. 無重力環境では，尿中カルシウム濃度が増加する．

付　表

― 目　次 ―

付表 1 参照体位と基礎代謝量

付表 1−1 参照体位（参照身長，参照体重）[1]

性 別	男 性		女 性[2]	
年齢等	参照身長（cm）	参照体重（kg）	参照身長（cm）	参照体重（kg）
0〜 5 （月）	61.5	6.3	60.1	5.9
6〜11 （月）	71.6	8.8	70.2	8.1
6〜 8 （月）	69.8	8.4	68.3	7.8
9〜11 （月）	73.2	9.1	71.9	8.4
1〜 2 （歳）	85.8	11.5	84.6	11.0
3〜 5 （歳）	103.6	16.5	103.2	16.1
6〜 7 （歳）	119.5	22.2	118.3	21.9
8〜 9 （歳）	130.4	28.0	130.4	27.4
10〜11 （歳）	142.0	35.6	144.0	36.3
12〜14 （歳）	160.5	49.0	155.1	47.5
15〜17 （歳）	170.1	59.7	157.7	51.9
18〜29 （歳）	171.0	64.5	158.0	50.3
30〜49 （歳）	171.0	68.1	158.0	53.0
50〜64 （歳）	169.0	68.0	155.8	53.8
65〜74 （歳）	165.2	65.0	152.0	52.1
75 以上 （歳）	160.8	59.6	148.0	48.8

1 0〜17歳は，日本小児内分泌学会・日本成長学会合同標準値委員会による小児の体格評価に用いる身長，体重の標準値をもとに，年齢区分に応じて，当該月齢および年齢区分の中央時点における中央値を引用した．ただし，公表数値が年齢区分と合致しない場合は，同様の方法で算出した値を用いた．18歳以上は，平成28年国民健康・栄養調査における当該の性及び年齢区分における身長・体重の中央値を用いた．
2 妊婦，授乳婦を除く．

（日本人の食事摂取基準（2020年版））

付表 1−2 参照体重における基礎代謝量

性 別	男 性			女 性		
年 齢（歳）	基礎代謝基準値（kcal/kg体重/日）	参照体重（kg）	基礎代謝量（kcal/日）	基礎代謝基準値（kcal/kg体重/日）	参照体重（kg）	基礎代謝量（kcal/日）
1〜 2	61.0	11.5	700	59.7	11.0	660
3〜 5	54.8	16.5	900	52.2	16.1	840
6〜 7	44.3	22.2	980	41.9	21.9	920
8〜 9	40.8	28.0	1,140	38.3	27.4	1,050
10〜11	37.4	35.6	1,330	34.8	36.3	1,260
12〜14	31.0	49.0	1,520	29.6	47.5	1,410
15〜17	27.0	59.7	1,610	25.3	51.9	1,310
18〜29	23.7	64.5	1,530	22.1	50.3	1,110
30〜49	22.5	68.1	1,530	21.9	53.0	1,160
50〜64	21.8	68.0	1,480	20.7	53.8	1,110
65〜74	21.6	65.0	1,400	20.7	52.1	1,080
75 以上	21.5	59.6	1,280	20.7	48.8	1,010

（日本人の食事摂取基準（2020年版））

付表 1-3 目標とする BMI の範囲（18 歳以上）[1,2]

年齢（歳）	目標とする BMI（kg/m^2）
18〜49	18.5〜24.9
50〜64	20.0〜24.9
65〜74[3]	21.5〜24.9
75 以上[3]	21.5〜24.9

1 男女共通．あくまでも参考として使用すべきである．
2 観察疫学研究において報告された総死亡率が最も低かった BMI を
  基に，疾患別の発症率と BMI の関連，死因と BMI との関連，喫煙
  や疾患の合併による BMI や死亡リスクへの影響，日本人の BMI の
  実態に配慮し，総合的に判断し目標とする範囲を設定．
3 高齢者では，フレイルの予防および生活習慣病の発症予防の両者に
  配慮する必要があることも踏まえ，当面目標とする BMI の範囲を
  21.5〜24.9 kg/m^2 とした．

（日本人の食事摂取基準（2020 年版））

付表 2　エネルギー

付表 2-1　（参考）推定エネルギー必要量（kcal/日）

性　別	男　性			女　性		
身体活動レベル[1]	I	II	III	I	II	III
0～ 5（月）	―	550	―	―	500	―
6～ 8（月）	―	650	―	―	600	―
9～11（月）	―	700	―	―	650	―
1～ 2（歳）	―	950	―	―	900	―
3～ 5（歳）	―	1,300	―	―	1,250	―
6～ 7（歳）	1,350	1,550	1,750	1,250	1,450	1,650
8～ 9（歳）	1,600	1,850	2,100	1,500	1,700	1,900
10～11（歳）	1,950	2,250	2,500	1,850	2,100	2,350
12～14（歳）	2,300	2,600	2,900	2,150	2,400	2,700
15～17（歳）	2,500	2,800	3,150	2,050	2,300	2,550
18～29（歳）	2,300	2,650	3,050	1,700	2,000	2,300
30～49（歳）	2,300	2,700	3,050	1,750	2,050	2,350
50～64（歳）	2,200	2,600	2,950	1,650	1,950	2,250
65～74（歳）	2,050	2,400	2,750	1,550	1,850	2,100
75 以上（歳）[2]	1,800	2,100	―	1,400	1,650	―
妊婦（付加量）[3] 初期				+50	+50	+50
中期				+250	+250	+250
後期				+450	+450	+450
授乳婦（付加量）				+350	+350	+350

1　身体活動レベルは，低い，ふつう，高いの3つのレベルとして，それぞれI，II，IIIで示した．
2　レベルIIは自立している者，レベルIは自宅にいてほとんど外出しない者に相当する．レベル Iは高齢者施設で自立に近い状態で過ごしている者にも適用できる値である．
3　妊婦個々の体格や妊娠中の体重増加量および胎児の発育状況の評価を行うことが必要である．
注1：活用に当たっては，食事摂取状況のアセスメント，体重およびBMIの把握を行い，エネル ギーの過不足は，体重の変化またはBMIを用いて評価すること．
注2：身体活動レベルIの場合，少ないエネルギー消費量に見合った少ないエネルギー摂取量を維 持することになるため，健康の保持・増進の観点からは，身体活動量を増加させる必要がある こと．

（日本人の食事摂取基準（2020年版））

付表 2-2　身体活動レベル別にみた活動内容と活動時間の代表例

身体活動レベル[1]	低い（I） **1.50** （1.40〜1.60）	ふつう（II） **1.75** （1.60〜1.90）	高い（III） **2.00** （1.90〜2.20）
日常生活の内容[2]	生活の大部分が座位で，静的な活動が中心の場合	座位中心の仕事だが，職場内での移動や立位での作業・接客等，通勤・買い物での歩行，家事，軽いスポーツ，のいずれかを含む場合	移動や立位の多い仕事への従事者，あるいは，スポーツ等余暇における活発な運動習慣をもっている場合
中程度の強度（3.0〜5.9メッツ）の身体活動の1日当たりの合計時間（時間/日）[3]	1.65	2.06	2.53
仕事での1日当たりの合計歩行時間（時間/日）[3]	0.25	0.54	1.00

1　代表値．（　）内はおよその範囲．
2　Black, *et al.*, Ishikawa-Takata, *et al.* を参考に，身体活動レベル（PAL）に及ぼす仕事時間中の労作の影響が大きいことを考慮して作成．
3　Ishikawa-Takata, *et al.* による．

（日本人の食事摂取基準（2020年版））

付表 2-3　　年齢階級別にみた身体活動レベルの群分け（男女共通）

身体活動レベル	I（低い）	II（ふつう）	III（高い）
1〜 2（歳）	—	1.35	—
3〜 5（歳）	—	1.45	—
6〜 7（歳）	1.35	1.55	1.75
8〜 9（歳）	1.40	1.60	1.80
10〜11（歳）	1.45	1.65	1.85
12〜14（歳）	1.50	1.70	1.90
15〜17（歳）	1.55	1.75	1.95
18〜29（歳）	1.50	1.75	2.00
30〜49（歳）	1.50	1.75	2.00
50〜64（歳）	1.50	1.75	2.00
65〜74（歳）	1.45	1.70	1.95
75以上（歳）	1.40	1.65	—

（日本人の食事摂取基準（2020年版））

付表 2-4　成長に伴う組織増加分のエネルギー（エネルギー蓄積量）

性　別	男　児				女　児			
	(A) 参照体重	(B) 体重増加量	組織増加分		(A) 参照体重	(B) 体重増加量	組織増加分	
年齢等			(C) エネルギー密度	(D) エネルギー蓄積量			(C) エネルギー密度	(D) エネルギー蓄積量
	(kg)	(kg/年)	(kcal/g)	(kcal/日)	(kg)	(kg/年)	(kcal/g)	(kcal/日)
0〜 5 （月）	6.3	9.4	4.4	115	5.9	8.4	5.0	115
6〜 8 （月）	8.4	4.2	1.5	15	7.8	3.7	1.8	20
9〜11 （月）	9.1	2.5	2.7	20	8.4	2.4	2.3	15
1〜 2 （歳）	11.5	2.1	3.5	20	11.0	2.2	2.4	15
3〜 5 （歳）	16.5	2.1	1.5	10	16.1	2.2	2.0	10
6〜 7 （歳）	22.2	2.6	2.1	15	21.9	2.5	2.8	20
8〜 9 （歳）	28.0	3.4	2.5	25	27.4	3.6	3.2	30
10〜11 （歳）	35.6	4.6	3.0	40	36.3	4.5	2.6	30
12〜14 （歳）	49.0	4.5	1.5	20	47.5	3.0	3.0	25
15〜17 （歳）	59.7	2.0	1.9	10	51.9	0.6	4.7	10

体重増加量(B)は，比例配分的な考え方により，参照体重(A)から以下のようにして計算した．
例：9〜11 か月の女児における体重増加量(kg/年)

$$X = [(9〜11 か月(10.5 か月時)の参照体重) - (6〜8 か月(7.5 か月時)の参照体重)]/[0.875(歳)$$
$$- 0.625(歳)] + [(1〜2 歳の参照体重) - (9〜11 か月の参照体重)] /[2(歳) - 0.875(歳)]$$

体重増加量 $= X/2$
$$= [(8.4 - 7.8)/0.25 + (11.0 - 8.4)/1.125]/2$$
$$≒ 2.4$$

組織増加分のエネルギー密度(C)は，アメリカ・カナダの食事摂取基準より計算．
組織増加分のエネルギー蓄積量(D)は，体重増加量(B)と組織増加分のエネルギー密度(C)の積として求めた．
例：9〜11 か月の女児における組織増加分のエネルギー(kcal/日)
$$= [(2.4(kg/年) × 1,000/365 日)] × 2.3(kcal/g)$$
$$= 14.8$$
$$≒ 15$$

（日本人の食事摂取基準（2020 年版））

付表 3　たんぱく質

付表 3-1　たんぱく質の食事摂取基準
（推定平均必要量，推奨量，目安量：g/日，目標量：% エネルギー）

性　別	男　性				女　性			
年齢等	推定 平均 必要量	推奨量	目安量	目標量[1]	推定 平均 必要量	推奨量	目安量	目標量[1]
0〜 5 （月）	—	—	10	—	—	—	10	—
6〜 8 （月）	—	—	15	—	—	—	15	—
9〜11 （月）	—	—	25	—	—	—	25	—
1〜 2 （歳）	15	20	—	13〜20	15	20	—	13〜20
3〜 5 （歳）	20	25	—	13〜20	20	25	—	13〜20
6〜 7 （歳）	25	30	—	13〜20	25	30	—	13〜20
8〜 9 （歳）	35	40	—	13〜20	30	40	—	13〜20
10〜11 （歳）	40	45	—	13〜20	40	50	—	13〜20
12〜14 （歳）	50	60	—	13〜20	45	55	—	13〜20
15〜17 （歳）	50	65	—	13〜20	45	55	—	13〜20
18〜29 （歳）	50	65	—	13〜20	40	50	—	13〜20
30〜49 （歳）	50	65	—	13〜20	40	50	—	13〜20
50〜64 （歳）	50	65	—	14〜20	40	50	—	14〜20
65〜74 （歳）[2]	50	60	—	15〜20	40	50	—	15〜20
75 以上 （歳）[2]	50	60	—	15〜20	40	50	—	15〜20
妊婦（付加量）　初期					+0	+0	—	—[3]
中期					+5	+5	—	—[3]
後期					+20	+25	—	—[4]
授乳婦（付加量）					+15	+20	—	—[4]

1　範囲に関しては，おおむねの値を示したものであり，弾力的に運用すること．
2　65 歳以上の高齢者について，フレイル予防を目的とした量を定めることは難しいが，身長・体重が参照体位に比べて小さい者や，特に 75 歳以上であって加齢に伴い身体活動量が大きく低下した者など，必要エネルギー摂取量が低い者では，下限が推奨量を下回る場合があり得る．この場合でも，下限が推奨量以上とすることが望ましい．
3　妊娠（初期・中期）の目標量は，13〜20% エネルギーとした．
4　妊娠（後期）および授乳婦の目標量は，15〜20% エネルギーとした．

（日本人の食事摂取基準（2020 年版））

付表 3-2　小児において成長に伴い蓄積されるたんぱく質蓄積量（要因加算法）

年齢区分（歳）	男児					女児				
	(A)参照体重(kg)	(B)体重増加量(kg/年)	(C)体たんぱく質(%)	(D)*たんぱく質蓄積量(g/kg体重/日)	(E)蓄積効率(%)	(A)参照体重(kg)	(B)体重増加量(kg/年)	(C)体たんぱく質(%)	(D)*たんぱく質蓄積量(g/kg体重/日)	(E)蓄積効率(%)
1～ 2	11.5	2.1	13.2	0.064		11.0	2.2	13.0	0.070	
3～ 5	16.5	2.1	14.7	0.050		16.1	2.1	14.1	0.051	
6～ 7	22.2	2.7	15.5	0.051		21.9	2.5	14.1	0.045	
8～ 9	28.0	3.2	14.5	0.046	40	27.4	3.4	13.7	0.046	40
10～11	35.6	4.7	13.9	0.050		36.3	5.1	14.6	0.057	
12～14	49.0	5.1	13.9	0.039		47.5	3.0	14.8	0.026	
15～17	59.7	2.0	15.0	0.014		51.9	0.7	11.9	0.004	

＊　（たんぱく質蓄積量：D）＝〔(B)×1,000/365〕×〔(C)/100〕/(A).

（日本人の食事摂取基準（2020 年版））

付表 4　脂　質

付表 4-1　脂質の食事摂取基準（% エネルギー）

性　別	男　性		女　性	
年齢等	目安量	目標量[1]	目安量	目標量[1]
0～ 5 （月）	50	—	50	—
6～11 （月）	40	—	40	—
1～ 2 （歳）	—	20～30	—	20～30
3～ 5 （歳）	—	20～30	—	20～30
6～ 7 （歳）	—	20～30	—	20～30
8～ 9 （歳）	—	20～30	—	20～30
10～11 （歳）	—	20～30	—	20～30
12～14 （歳）	—	20～30	—	20～30
15～17 （歳）	—	20～30	—	20～30
18～29 （歳）	—	20～30	—	20～30
30～49 （歳）	—	20～30	—	20～30
50～64 （歳）	—	20～30	—	20～30
65～74 （歳）	—	20～30	—	20～30
75 以上 （歳）	—	20～30	—	20～30
妊　婦			—	20～30
授乳婦			—	20～30

1　範囲に関しては，おおむねの値を示したものである.

（日本人の食事摂取基準（2020 年版））

付表 4 - 2　飽和脂肪酸の食事摂取基準（% エネルギー）[1,2]

性　別	男　性	女　性
年齢等	目標量	目標量
0〜 5（月）	—	—
6〜11（月）	—	—
1〜 2（歳）	—	—
3〜 5（歳）	10 以下	10 以下
6〜 7（歳）	10 以下	10 以下
8〜 9（歳）	10 以下	10 以下
10〜11（歳）	10 以下	10 以下
12〜14（歳）	10 以下	10 以下
15〜17（歳）	8 以下	8 以下
18〜29（歳）	7 以下	7 以下
30〜49（歳）	7 以下	7 以下
50〜64（歳）	7 以下	7 以下
65〜74（歳）	7 以下	7 以下
75 以上（歳）	7 以下	7 以下
妊　婦		7 以下
授乳婦		7 以下

1　飽和脂肪酸と同じく，脂質異常症および循環器疾患に関与する栄養素としてコレステロールがある．コレステロールに目標量は設定しないが，これは許容される摂取量に上限が存在しないことを保証するものではない．また，脂質異常症の重症化予防の目的からは，200 mg/日未満に留めることが望ましい．

2　飽和脂肪酸と同じく，冠動脈疾患に関与する栄養素としてトランス脂肪酸がある．日本人の大多数は，トランス脂肪酸に関する世界保健機関（WHO）の目標（1% エネルギー未満）を下回っており，トランス脂肪酸の摂取による健康への影響は，飽和脂肪酸の摂取によるものと比べて小さいと考えられる．ただし，脂質に偏った食事をしている者では，留意する必要がある．トランス脂肪酸は人体にとって不可欠な栄養素ではなく，健康の保持・増進を図る上で積極的な摂取は勧められないことから，その摂取量は 1% エネルギー未満に留めることが望ましく，1% エネルギー未満でもできるだけ低く留めることが望ましい．

（日本人の食事摂取基準（2020 年版））

付表 4 - 3　n-6 系脂肪酸の食事摂取基準（g/日）

性　別	男　性	女　性
年齢等	目安量	目安量
0～ 5（月）	4	4
6～11（月）	4	4
1～ 2（歳）	4	4
3～ 5（歳）	6	6
6～ 7（歳）	8	7
8～ 9（歳）	8	7
10～11（歳）	10	8
12～14（歳）	11	9
15～17（歳）	13	9
18～29（歳）	11	8
30～49（歳）	10	8
50～64（歳）	10	8
65～74（歳）	9	8
75 以上（歳）	8	7
妊　婦		9
授乳婦		10

（日本人の食事摂取基準（2020 年版））

付表 4 - 4　n-3 系脂肪酸の食事摂取基準（g/日）

性　別	男　性	女　性
年齢等	目安量	目安量
0～ 5（月）	0.9	0.9
6～11（月）	0.8	0.8
1～ 2（歳）	0.7	0.8
3～ 5（歳）	1.1	1.0
6～ 7（歳）	1.5	1.3
8～ 9（歳）	1.5	1.3
10～11（歳）	1.6	1.6
12～14（歳）	1.9	1.6
15～17（歳）	2.1	1.6
18～29（歳）	2.0	1.6
30～49（歳）	2.0	1.6
50～64（歳）	2.2	1.9
65～74（歳）	2.2	2.0
75 以上（歳）	2.1	1.8
妊　婦		1.6
授乳婦		1.8

（日本人の食事摂取基準（2020 年版））

付表 5　炭水化物

付表 5‑1　炭水化物の食事摂取基準（% エネルギー）

性　別	男　性	女　性
年齢等	目標量[1,2]	目標量[1,2]
0〜 5（月）	—	—
6〜11（月）	—	—
1〜 2（歳）	50〜65	50〜65
3〜 5（歳）	50〜65	50〜65
6〜 7（歳）	50〜65	50〜65
8〜 9（歳）	50〜65	50〜65
10〜11（歳）	50〜65	50〜65
12〜14（歳）	50〜65	50〜65
15〜17（歳）	50〜65	50〜65
18〜29（歳）	50〜65	50〜65
30〜49（歳）	50〜65	50〜65
50〜64（歳）	50〜65	50〜65
65〜74（歳）	50〜65	50〜65
75 以上（歳）	50〜65	50〜65
妊　婦		50〜65
授乳婦		50〜65

1　範囲に関しては，おおむねの値を示したものである．
2　アルコールを含む．ただし，アルコールの摂取を勧めるものではない．
（日本人の食事摂取基準（2020 年版））

付表 5‑2　食物繊維の食事摂取基準（g/日）

性　別	男　性	女　性
年齢等	目標量	目標量
0〜 5（月）	—	—
6〜11（月）	—	—
1〜 2（歳）	—	—
3〜 5（歳）	8 以上	8 以上
6〜 7（歳）	10 以上	10 以上
8〜 9（歳）	11 以上	11 以上
10〜11（歳）	13 以上	13 以上
12〜14（歳）	17 以上	17 以上
15〜17（歳）	19 以上	18 以上
18〜29（歳）	21 以上	18 以上
30〜49（歳）	21 以上	18 以上
50〜64（歳）	21 以上	18 以上
65〜74（歳）	20 以上	17 以上
75 以上（歳）	20 以上	17 以上
妊　婦		18 以上
授乳婦		18 以上

（日本人の食事摂取基準（2020 年版））

付表 6　エネルギー産生栄養素バランス（% エネルギー）

性別	男性				女性			
	目標量[1,2]				目標量[1,2]			
年齢等	たんぱく質[3]	脂質[4]		炭水化物[5,6]	たんぱく質[3]	脂質[4]		炭水化物[5,6]
		脂質	飽和脂肪酸			脂質	飽和脂肪酸	
0〜11（月）	—	—	—	—	—	—	—	—
1〜 2（歳）	13〜20	20〜30	—	50〜65	13〜20	20〜30	—	50〜65
3〜 5（歳）	13〜20	20〜30	10 以下	50〜65	13〜20	20〜30	10 以下	50〜65
6〜 7（歳）	13〜20	20〜30	10 以下	50〜65	13〜20	20〜30	10 以下	50〜65
8〜 9（歳）	13〜20	20〜30	10 以下	50〜65	13〜20	20〜30	10 以下	50〜65
10〜11（歳）	13〜20	20〜30	10 以下	50〜65	13〜20	20〜30	10 以下	50〜65
12〜14（歳）	13〜20	20〜30	10 以下	50〜65	13〜20	20〜30	10 以下	50〜65
15〜17（歳）	13〜20	20〜30	8 以下	50〜65	13〜20	20〜30	8 以下	50〜65
18〜29（歳）	13〜20	20〜30	7 以下	50〜65	13〜20	20〜30	7 以下	50〜65
30〜49（歳）	13〜20	20〜30	7 以下	50〜65	13〜20	20〜30	7 以下	50〜65
50〜64（歳）	14〜20	20〜30	7 以下	50〜65	14〜20	20〜30	7 以下	50〜65
65〜74（歳）	15〜20	20〜30	7 以下	50〜65	15〜20	20〜30	7 以下	50〜65
75 以上（歳）	15〜20	20〜30	7 以下	50〜65	15〜20	20〜30	7 以下	50〜65
妊婦 初期 中期 後期					13〜20 13〜20 15〜20	20〜30	7 以下	50〜65
授乳婦					15〜20	20〜30	7 以下	50〜65

1　必要なエネルギー量を確保した上でのバランスとすること．
2　範囲に関しては，おおむねの値を示したものであり，弾力的に運用すること．
3　65 歳以上の高齢者について，フレイル予防を目的とした量を定めることは難しいが，身長・体重が参照体位に比べて小さい者や，特に 75 歳以上であって加齢に伴い身体活動量が大きく低下した者など，必要エネルギー摂取量が低い者では，下限が推奨量を下回る場合があり得る．この場合でも，下限は推奨量以上とすることが望ましい．
4　脂質については，その構成成分である飽和脂肪酸など，質への配慮を十分に行う必要がある．
5　アルコールを含む．ただし，アルコールの摂取を勧めるものではない．
6　食物繊維の目標量を十分に注意すること．

（日本人の食事摂取基準（2020 年版））

付表 7　脂溶性ビタミン

付表 7-1　ビタミン A の食事摂取基準 (μgRAE/日)[1]

性　別	男　性				女　性			
年齢等	推定平均必要量[2]	推奨量[2]	目安量[3]	耐容上限量[3]	推定平均必要量[2]	推奨量[2]	目安量[3]	耐容上限量[3]
0〜 5（月）	—	—	300	600	—	—	300	600
6〜11（月）	—	—	400	600	—	—	400	600
1〜 2（歳）	300	400	—	600	250	350	—	600
3〜 5（歳）	350	450	—	700	350	500	—	850
6〜 7（歳）	300	400	—	950	300	400	—	1,200
8〜 9（歳）	350	500	—	1,200	350	500	—	1,500
10〜11（歳）	450	600	—	1,500	400	600	—	1,900
12〜14（歳）	550	800	—	2,100	500	700	—	2,500
15〜17（歳）	650	900	—	2,500	500	650	—	2,800
18〜29（歳）	600	850	—	2,700	450	650	—	2,700
30〜49（歳）	650	900	—	2,700	500	700	—	2,700
50〜64（歳）	650	900	—	2,700	500	700	—	2,700
65〜74（歳）	600	850	—	2,700	500	700	—	2,700
75 以上（歳）	550	800	—	2,700	450	650	—	2,700
妊婦（付加量）　初期					+0	+0	—	—
中期					+0	+0	—	—
後期					+60	+80	—	—
授乳婦（付加量）					+300	+450	—	—

1　レチノール活性当量（μgRAE）
　　＝レチノール（μg）＋β-カロテン（μg）×1/12＋α-カロテン（μg）×1/24
　　　＋β-クリプトキサンチン（μg）×1/24＋その他のプロビタミン A カロテノイド（μg）×1/24
2　プロビタミン A カロテノイドを含む.
3　プロビタミン A カロテノイドを含まない.　　　　　　　　　（日本人の食事摂取基準（2020 年版））

付表 7-2　ビタミン D の食事摂取基準 (μg/日)[1]

性　別	男　性		女　性	
年齢等	目安量	耐容上限量	目安量	耐容上限量
0〜 5（月）	5.0	25	5.0	25
6〜11（月）	5.0	25	5.0	25
1〜 2（歳）	3.0	20	3.5	20
3〜 5（歳）	3.5	30	4.0	30
6〜 7（歳）	4.5	30	5.0	30
8〜 9（歳）	5.0	40	6.0	40
10〜11（歳）	6.5	60	8.0	60
12〜14（歳）	8.0	80	9.5	80
15〜17（歳）	9.0	90	8.5	90
18〜29（歳）	8.5	100	8.5	100
30〜49（歳）	8.5	100	8.5	100
50〜64（歳）	8.5	100	8.5	100
65〜74（歳）	8.5	100	8.5	100
75 以上（歳）	8.5	100	8.5	100
妊　婦			8.5	—
授乳婦			8.5	—

1　日照により皮膚でビタミン D が産生されることを踏まえ，フレイル予防を図る者はもとより，
　　全年齢区分を通じて，日常生活において可能な範囲内での適度な日光浴を心がけるとともに，
　　ビタミン D の摂取については，日照時間を考慮に入れることが重要である.
　　　　　　　　　　　　　　　　　　　　　　　　　　　　　（日本人の食事摂取基準（2020 年版））

付表 7 - 3　ビタミンE の食事摂取基準（mg/日）[1]

性　別	男　性		女　性	
年齢等	目安量	耐容上限量	目安量	耐容上限量
0～ 5（月）	3.0	—	3.0	—
6～11（月）	4.0	—	4.0	—
1～ 2（歳）	3.0	150	3.0	150
3～ 5（歳）	4.0	200	4.0	200
6～ 7（歳）	5.0	300	5.0	300
8～ 9（歳）	5.0	350	5.0	350
10～11（歳）	5.5	450	5.5	450
12～14（歳）	6.5	650	6.0	600
15～17（歳）	7.0	750	5.5	650
18～29（歳）	6.0	850	5.0	650
30～49（歳）	6.0	900	5.5	700
50～64（歳）	7.0	850	6.0	700
65～74（歳）	7.0	850	6.5	650
75 以上（歳）	6.5	750	6.5	650
妊　婦			6.5	—
授乳婦			7.0	—

1　α-トコフェロールについて算定した．α-トコフェロール以外のビタミンE は含んでいない．
（日本人の食事摂取基準（2020 年版））

付表 7 - 4　ビタミンK の食事摂取基準（μg/日）

性　別	男　性	女　性
年齢等	目安量	目安量
0～ 5（月）	4	4
6～11（月）	7	7
1～ 2（歳）	50	60
3～ 5（歳）	60	70
6～ 7（歳）	80	90
8～ 9（歳）	90	110
10～11（歳）	110	140
12～14（歳）	140	170
15～17（歳）	160	150
18～29（歳）	150	150
30～49（歳）	150	150
50～64（歳）	150	150
65～74（歳）	150	150
75 以上（歳）	150	150
妊　婦		150
授乳婦		150

（日本人の食事摂取基準（2020 年版））

付表 8　水溶性ビタミンの食事摂取基準

付表 8‑1　ビタミン B_1 の食事摂取基準（mg/日）[1,2]

性　別	男　性			女　性		
年齢等	推定平均 必要量	推奨量	目安量	推定平均 必要量	推奨量	目安量
0～ 5（月）	—	—	0.1	—	—	0.1
6～11（月）	—	—	0.2	—	—	0.2
1～ 2（歳）	0.4	0.5	—	0.4	0.5	—
3～ 5（歳）	0.6	0.7	—	0.6	0.7	—
6～ 7（歳）	0.7	0.8	—	0.7	0.8	—
8～ 9（歳）	0.8	1.0	—	0.8	0.9	—
10～11（歳）	1.0	1.2	—	0.9	1.1	—
12～14（歳）	1.2	1.4	—	1.1	1.3	—
15～17（歳）	1.3	1.5	—	1.0	1.2	—
18～29（歳）	1.2	1.4	—	0.9	1.1	—
30～49（歳）	1.2	1.4	—	0.9	1.1	—
50～64（歳）	1.1	1.3	—	0.9	1.1	—
65～74（歳）	1.1	1.3	—	0.9	1.1	—
75 以上（歳）	1.0	1.2	—	0.8	0.9	—
妊　婦（付加量）				＋0.2	＋0.2	—
授乳婦（付加量）				＋0.2	＋0.2	—

1　チアミン塩化物塩酸塩（分子量＝337.3）の重量として示した．
2　身体活動レベル II の推定エネルギー必要量を用いて算定した．
特記事項：推定平均必要量は，ビタミン B_1 の欠乏症である脚気を予防するに足る最小必要量からではなく，尿中にビタミン B_1 の排泄量が増大し始める摂取量（体内飽和量）から算定．
（日本人の食事摂取基準（2020 年版））

付表 8‑2　ビタミン B_2 の食事摂取基準（mg/日）[1]

性　別	男　性			女　性		
年齢等	推定平均 必要量	推奨量	目安量	推定平均 必要量	推奨量	目安量
0～ 5（月）	—	—	0.3	—	—	0.3
6～11（月）	—	—	0.4	—	—	0.4
1～ 2（歳）	0.5	0.6	—	0.5	0.5	—
3～ 5（歳）	0.7	0.8	—	0.6	0.8	—
6～ 7（歳）	0.8	0.9	—	0.7	0.9	—
8～ 9（歳）	0.9	1.1	—	0.9	1.0	—
10～11（歳）	1.1	1.4	—	1.0	1.3	—
12～14（歳）	1.3	1.6	—	1.2	1.4	—
15～17（歳）	1.4	1.7	—	1.2	1.4	—
18～29（歳）	1.3	1.6	—	1.0	1.2	—
30～49（歳）	1.3	1.6	—	1.0	1.2	—
50～64（歳）	1.2	1.5	—	1.0	1.2	—
65～74（歳）	1.2	1.5	—	1.0	1.2	—
75 以上（歳）	1.1	1.3	—	0.9	1.0	—
妊　婦（付加量）				＋0.2	＋0.3	—
授乳婦（付加量）				＋0.5	＋0.6	—

1　身体活動レベル II の推定エネルギー必要量を用いて算定した．
特記事項：推定平均必要量は，ビタミン B_2 の欠乏症である口唇炎，口角炎，舌炎などの皮膚炎を予防するに足る最小量からではなく，尿中にビタミン B_2 の排泄量が増大し始める摂取量（体内飽和量）から算定．
（日本人の食事摂取基準（2020 年版））

付表 8-3　ナイアシンの食事摂取基準（mgNE/日）[1,2]

性　別	男　性				女　性			
年齢等	推定平均必要量	推奨量	目安量	耐容上限量[3]	推定平均必要量	推奨量	目安量	耐容上限量[3]
0～ 5（月）[4]	—	—	2		—	—	2	
6～11（月）	—	—	3	—	—	—	3	—
1～ 2（歳）	5	6	—	60（15）	4	5	—	60（15）
3～ 5（歳）	6	8	—	80（20）	6	7	—	80（20）
6～ 7（歳）	7	9	—	100（30）	7	8	—	100（30）
8～ 9（歳）	9	11	—	150（35）	8	10	—	150（35）
10～11（歳）	11	13	—	200（45）	10	10	—	150（45）
12～14（歳）	12	15	—	250（60）	12	14	—	250（60）
15～17（歳）	14	17	—	300（70）	11	13	—	250（65）
18～29（歳）	13	15	—	300（80）	9	11	—	250（65）
30～49（歳）	13	15	—	350（85）	10	12	—	250（65）
50～64（歳）	12	14	—	350（85）	9	11	—	250（65）
65～74（歳）	12	14	—	300（80）	9	11	—	250（65）
75 以上（歳）	11	13	—	300（75）	9	10	—	250（60）
妊　婦（付加量）					+0	+0	—	—
授乳婦（付加量）					+3	+3	—	—

1　ナイアシン当量（NE）＝ナイアシン＋1/60 トリプトファンで示した.
2　身体活動レベル II の推定エネルギー必要量を用いて算定した.
3　ニコチンアミドの重量（mg/日），（　）内はニコチン酸の重量（mg/日）.
4　単位は mg/日.

（日本人の食事摂取基準（2020 年版））

付表 8-4　ビタミン B6 の食事摂取基準（mg/日）[1]

性　別	男　性				女　性			
年齢等	推定平均必要量	推奨量	目安量	耐容上限量[2]	推定平均必要量	推奨量	目安量	耐容上限量[2]
0～ 5（月）	—	—	0.2	—	—	—	0.2	—
6～11（月）	—	—	0.3	—	—	—	0.3	—
1～ 2（歳）	0.4	0.5	—	10	0.4	0.5	—	10
3～ 5（歳）	0.5	0.6	—	15	0.5	0.6	—	15
6～ 7（歳）	0.7	0.8	—	20	0.6	0.7	—	20
8～ 9（歳）	0.8	0.9	—	25	0.8	0.9	—	25
10～11（歳）	1.0	1.1	—	30	1.0	1.1	—	30
12～14（歳）	1.2	1.4	—	40	1.0	1.3	—	40
15～17（歳）	1.2	1.5	—	50	1.0	1.3	—	45
18～29（歳）	1.1	1.4	—	55	1.0	1.1	—	45
30～49（歳）	1.1	1.4	—	60	1.0	1.1	—	45
50～64（歳）	1.1	1.4	—	55	1.0	1.1	—	45
65～74（歳）	1.1	1.4	—	50	1.0	1.1	—	40
75 以上（歳）	1.1	1.4	—	50	1.0	1.1	—	40
妊　婦（付加量）					+0.2	+0.2	—	—
授乳婦（付加量）					+0.3	+0.3	—	—

1　たんぱく質の推奨量を用いて算定した（妊婦・授乳婦の付加量は除く）.
2　ピリドキシン（分子量＝169.2）の重量として示した.

（日本人の食事摂取基準（2020 年版））

付表 8-5　ビタミン B_{12} の食事摂取基準 $(\mu g/日)^1$

性　別	男　性			女　性		
年齢等	推定平均必要量	推奨量	目安量	推定平均必要量	推奨量	目安量
0～ 5（月）	—	—	0.4	—	—	0.4
6～11（月）	—	—	0.5	—	—	0.5
1～ 2（歳）	0.8	0.9	—	0.8	0.9	—
3～ 5（歳）	0.9	1.1	—	0.9	1.1	—
6～ 7（歳）	1.1	1.3	—	1.1	1.3	—
8～ 9（歳）	1.3	1.6	—	1.3	1.6	—
10～11（歳）	1.6	1.9	—	1.6	1.9	—
12～14（歳）	2.0	2.4	—	2.0	2.4	—
15～17（歳）	2.0	2.4	—	2.0	2.4	—
18～29（歳）	2.0	2.4	—	2.0	2.4	—
30～49（歳）	2.0	2.4	—	2.0	2.4	—
50～64（歳）	2.0	2.4	—	2.0	2.4	—
65～74（歳）	2.0	2.4	—	2.0	2.4	—
75 以上（歳）	2.0	2.4	—	2.0	2.4	—
妊　婦（付加量）				+0.3	+0.4	—
授乳婦（付加量）				+0.7	+0.8	—

1　シアノコバラミン（分子量＝1,355.37）の重量として示した.

（日本人の食事摂取基準（2020 年版））

付表 8-6　葉酸の食事摂取基準 $(\mu g/日)^1$

性　別	男　性				女　性			
年齢等	推定平均必要量	推奨量	目安量	耐容上限量[2]	推定平均必要量	推奨量	目安量	耐容上限量[2]
0～ 5（月）	—	—	40	—	—	—	40	—
6～11（月）	—	—	60	—	—	—	60	—
1～ 2（歳）	80	90	—	200	90	90	—	200
3～ 5（歳）	90	110	—	300	90	110	—	300
6～ 7（歳）	110	140	—	400	110	140	—	400
8～ 9（歳）	130	160	—	500	130	160	—	500
10～11（歳）	160	190	—	700	160	190	—	700
12～14（歳）	200	240	—	900	200	240	—	900
15～17（歳）	220	240	—	900	200	240	—	900
18～29（歳）	200	240	—	900	200	240	—	900
30～49（歳）	200	240	—	1,000	200	240	—	1,000
50～64（歳）	200	240	—	1,000	200	240	—	1,000
65～74（歳）	200	240	—	900	200	240	—	900
75 以上（歳）	200	240	—	900	200	240	—	900
妊婦（付加量）[3,4]					+200	+240	—	—
授乳婦（付加量）					+80	+100	—	—

1　プテロイルモノグルタミン酸（分子量＝441.40）の重量として示した.
2　通常の食品以外の食品に含まれる葉酸（狭義の葉酸）に適用する.
3　妊娠を計画している女性，妊娠の可能性がある女性および妊娠初期の妊婦は，胎児の神経管閉鎖障
　　害のリスク低減のために，通常の食品以外の食品に含まれる葉酸（狭義の葉酸）を 400 μg/日摂取す
　　ることが望まれる.
4　付加量は，中期および後期にのみ設定した.

（日本人の食事摂取基準（2020 年版））

付表 8-7　パントテン酸の食事摂取基準（mg/日）

性　別	男　性	女　性
年齢等	目安量	目安量
0～ 5 （月）	4	4
6～11 （月）	5	5
1～ 2 （歳）	3	4
3～ 5 （歳）	4	4
6～ 7 （歳）	5	5
8～ 9 （歳）	6	5
10～11 （歳）	6	6
12～14 （歳）	7	6
15～17 （歳）	7	6
18～29 （歳）	5	5
30～49 （歳）	5	5
50～64 （歳）	6	5
65～74 （歳）	6	5
75 以上 （歳）	6	5
妊　婦		5
授乳婦		6

（日本人の食事摂取基準（2020 年版））

付表 8-8　ビオチンの食事摂取基準（μg/日）

性　別	男　性	女　性
年齢等	目安量	目安量
0～ 5 （月）	4	4
6～11 （月）	5	5
1～ 2 （歳）	20	20
3～ 5 （歳）	20	20
6～ 7 （歳）	30	30
8～ 9 （歳）	30	30
10～11 （歳）	40	40
12～14 （歳）	50	50
15～17 （歳）	50	50
18～29 （歳）	50	50
30～49 （歳）	50	50
50～64 （歳）	50	50
65～74 （歳）	50	50
75 以上 （歳）	50	50
妊　婦		50
授乳婦		50

（日本人の食事摂取基準（2020 年版））

付表 8-9　ビタミン C の食事摂取基準（mg/日）[1]

性　別	男　性			女　性		
年齢等	推定平均必要量	推奨量	目安量	推定平均必要量	推奨量	目安量
0～ 5 （月）	—	—	40	—	—	40
6～11 （月）	—	—	40	—	—	40
1～ 2 （歳）	35	40	—	35	40	—
3～ 5 （歳）	40	50	—	40	50	—
6～ 7 （歳）	50	60	—	50	60	—
8～ 9 （歳）	60	70	—	60	70	—
10～11 （歳）	70	85	—	70	85	—
12～14 （歳）	85	100	—	85	100	—
15～17 （歳）	85	100	—	85	100	—
18～29 （歳）	85	100	—	85	100	—
30～49 （歳）	85	100	—	85	100	—
50～64 （歳）	85	100	—	85	100	—
65～74 （歳）	80	100	—	80	100	—
75 以上 （歳）	80	100	—	80	100	—
妊　婦 （付加量）				＋10	＋10	—
授乳婦 （付加量）				＋40	＋45	—

1　L-アスコルビン酸（分子量＝176.12）の重量で示した.
　特記事項：推定平均必要量は，ビタミン C の欠乏症である壊血病を予防するに足る最小量からではなく，心臓血管系の疾病予防効果および抗酸化作用の観点から算定.

（日本人の食事摂取基準（2020 年版））

付表 9 多量ミネラル

付表 9-1 ナトリウムの食事摂取基準（mg/日,（ ）は食塩相当量［g/日］）[1]

性　別	男　性			女　性		
年齢等	推定平均 必要量	目安量	目標量	推定平均 必要量	目安量	目標量
0～ 5（月）	—	100（0.3）	—	—	100（0.3）	—
6～11（月）	—	600（1.5）	—	—	600（1.5）	—
1～ 2（歳）	—	—	（3.0 未満）	—	—	（3.0 未満）
3～ 5（歳）	—	—	（3.5 未満）	—	—	（3.5 未満）
6～ 7（歳）	—	—	（4.5 未満）	—	—	（4.5 未満）
8～ 9（歳）	—	—	（5.0 未満）	—	—	（5.0 未満）
10～11（歳）	—	—	（6.0 未満）	—	—	（6.0 未満）
12～14（歳）	—	—	（7.0 未満）	—	—	（6.5 未満）
15～17（歳）	—	—	（7.5 未満）	—	—	（6.5 未満）
18～29（歳）	600（1.5）	—	（7.5 未満）	600（1.5）	—	（6.5 未満）
30～49（歳）	600（1.5）	—	（7.5 未満）	600（1.5）	—	（6.5 未満）
50～64（歳）	600（1.5）	—	（7.5 未満）	600（1.5）	—	（6.5 未満）
65～74（歳）	600（1.5）	—	（7.5 未満）	600（1.5）	—	（6.5 未満）
75 以上（歳）	600（1.5）	—	（7.5 未満）	600（1.5）	—	（6.5 未満）
妊　婦				600（1.5）	—	（6.5 未満）
授乳婦				600（1.5）	—	（6.5 未満）

1 高血圧および慢性腎臓病（CKD）の重症化予防のための食塩相当量の量は，男女とも 6.0 g/日未満
とした.

（日本人の食事摂取基準（2020 年版））

付表 9-2 カリウムの食事摂取基準（mg/日）

性　別	男　性		女　性	
年齢等	目安量	目標量	目安量	目標量
0～ 5（月）	400	—	400	—
6～11（月）	700	—	700	—
1～ 2（歳）	900	—	900	—
3～ 5（歳）	1,000	1,400 以上	1,000	1,400 以上
6～ 7（歳）	1,300	1,800 以上	1,200	1,800 以上
8～ 9（歳）	1,500	2,000 以上	1,500	2,000 以上
10～11（歳）	1,800	2,200 以上	1,800	2,000 以上
12～14（歳）	2,300	2,400 以上	1,900	2,400 以上
15～17（歳）	2,700	3,000 以上	2,000	2,600 以上
18～29（歳）	2,500	3,000 以上	2,000	2,600 以上
30～49（歳）	2,500	3,000 以上	2,000	2,600 以上
50～64（歳）	2,500	3,000 以上	2,000	2,600 以上
65～74（歳）	2,500	3,000 以上	2,000	2,600 以上
75 以上（歳）	2,500	3,000 以上	2,000	2,600 以上
妊　婦			2,000	2,600 以上
授乳婦			2,200	2,600 以上

（日本人の食事摂取基準（2020 年版））

付表 9‑3　カルシウムの食事摂取基準（mg/日）

性　別	男　性				女　性			
年齢等	推定平均必要量	推奨量	目安量	耐容上限量	推定平均必要量	推奨量	目安量	耐容上限量
0〜 5 （月）	—	—	200		—	—	200	
6〜11 （月）	—	—	250		—	—	250	
1〜 2 （歳）	350	450	—	—	350	400	—	—
3〜 5 （歳）	500	600	—	—	450	550	—	—
6〜 7 （歳）	500	600	—	—	450	550	—	—
8〜 9 （歳）	550	650	—	—	600	750	—	—
10〜11 （歳）	600	700	—	—	600	750	—	—
12〜14 （歳）	850	1,000	—	—	700	800	—	—
15〜17 （歳）	650	800	—	—	550	650	—	—
18〜29 （歳）	650	800	—	2,500	550	650	—	2,500
30〜49 （歳）	600	750	—	2,500	550	650	—	2,500
50〜64 （歳）	600	750	—	2,500	550	650	—	2,500
65〜74 （歳）	600	750	—	2,500	550	650	—	2,500
75 以上 （歳）	600	700	—	2,500	500	600	—	2,500
妊　婦					＋0	＋0	—	—
授乳婦					＋0	＋0	—	—

（日本人の食事摂取基準（2020 年版））

付表 9‑4　マグネシウムの食事摂取基準（mg/日）

性　別	男　性				女　性			
年齢等	推定平均必要量	推奨量	目安量	耐容上限量[1]	推定平均必要量	推奨量	目安量	耐容上限量[1]
0〜 5 （月）	—	—	20	—	—	—	20	—
6〜11 （月）	—	—	60	—	—	—	60	—
1〜 2 （歳）	60	70	—	—	60	70	—	—
3〜 5 （歳）	80	100	—	—	80	100	—	—
6〜 7 （歳）	110	130	—	—	110	130	—	—
8〜 9 （歳）	140	170	—	—	140	160	—	—
10〜11 （歳）	180	210	—	—	180	220	—	—
12〜14 （歳）	250	290	—	—	240	290	—	—
15〜17 （歳）	300	360	—	—	260	310	—	—
18〜29 （歳）	280	340	—	—	230	270	—	—
30〜49 （歳）	310	370	—	—	240	290	—	—
50〜64 （歳）	310	370	—	—	240	290	—	—
65〜74 （歳）	290	350	—	—	230	280	—	—
75 以上 （歳）	270	320	—	—	220	260	—	—
妊　婦 （付加量）					＋30	＋40	—	—
授乳婦 （付加量）					＋0	＋0	—	—

1　通常の食品以外からの摂取量の耐容上限量は，成人の場合 350 mg/日，小児では 5 mg/kg 体重/日とした．それ以外の通常の食品からの摂取の場合，耐容上限量は設定しない．

（日本人の食事摂取基準（2020 年版））

付表 9-5　リンの食事摂取基準 （mg/日）

性　別	男　性		女　性	
年齢等	目安量	耐容上限量	目安量	耐容上限量
0～ 5 （月）	120	—	120	—
6～11 （月）	260	—	260	—
1～ 2 （歳）	500	—	500	—
3～ 5 （歳）	700	—	700	—
6～ 7 （歳）	900	—	800	—
8～ 9 （歳）	1,000	—	1,000	—
10～11 （歳）	1,100	—	1,000	—
12～14 （歳）	1,200	—	1,000	—
15～17 （歳）	1,200	—	900	—
18～29 （歳）	1,000	3,000	800	3,000
30～49 （歳）	1,000	3,000	800	3,000
50～64 （歳）	1,000	3,000	800	3,000
65～74 （歳）	1,000	3,000	800	3,000
75 以上 （歳）	1,000	3,000	800	3,000
妊　婦			800	—
授乳婦			800	—

（日本人の食事摂取基準 （2020 年版））

付表 10　微量ミネラル

付表 10- 1　鉄の食事摂取基準（mg/日）

性　別	男　性				女　性					
					月経なし		月経あり			
年齢等	推定平均必要量	推奨量	目安量	耐容上限量	推定平均必要量	推奨量	推定平均必要量	推奨量	目安量	耐容上限量
0～ 5 （月）	—	—	0.5	—	—	—	—	—	0.5	—
6～11 （月）	3.5	5.0	—	—	3.5	4.5	—	—	—	—
1～ 2 （歳）	3.0	4.5	—	25	3.0	4.5	—	—	—	20
3～ 5 （歳）	4.0	5.5	—	25	4.0	5.5	—	—	—	25
6～ 7 （歳）	5.0	5.5	—	30	4.5	5.5	—	—	—	30
8～ 9 （歳）	6.0	7.0	—	35	6.0	7.5	—	—	—	35
10～11 （歳）	7.0	8.5	—	35	7.0	8.5	10.0	12.0	—	35
12～14 （歳）	8.0	10.0	—	40	7.0	8.5	10.0	12.0	—	40
15～17 （歳）	8.0	10.0	—	50	5.5	7.0	8.5	10.5	—	40
18～29 （歳）	6.5	7.5	—	50	5.5	6.5	8.5	10.5	—	40
30～49 （歳）	6.5	7.5	—	50	5.5	6.5	9.0	10.5	—	40
50～64 （歳）	6.5	7.5	—	50	5.5	6.5	9.0	11.0	—	40
65～74 （歳）	6.0	7.5	—	50	5.0	6.0	—	—	—	40
75 以上 （歳）	6.0	7.0	—	50	5.0	6.0	—	—	—	40
妊婦（付加量）　初期					+2.0	+2.5	—	—	—	—
中期・後期					+8.0	+9.5	—	—	—	—
授乳婦（付加量）					+2.0	+2.5	—	—	—	—

（日本人の食事摂取基準（2020 年版））

付表 10- 2　亜鉛の食事摂取基準（mg/日）

性　別	男　性				女　性			
年齢等	推定平均必要量	推奨量	目安量	耐容上限量	推定平均必要量	推奨量	目安量	耐容上限量
0～ 5 （月）	—	—	2	—	—	—	2	—
6～11 （月）	—	—	3	—	—	—	3	—
1～ 2 （歳）	3	3	—	—	2	3	—	—
3～ 5 （歳）	3	4	—	—	3	3	—	—
6～ 7 （歳）	4	5	—	—	3	4	—	—
8～ 9 （歳）	5	6	—	—	4	5	—	—
10～11 （歳）	6	7	—	—	5	6	—	—
12～14 （歳）	9	10	—	—	7	8	—	—
15～17 （歳）	10	12	—	—	7	8	—	—
18～29 （歳）	9	11	—	40	7	8	—	35
30～49 （歳）	9	11	—	45	7	8	—	35
50～64 （歳）	9	11	—	45	7	8	—	35
65～74 （歳）	9	11	—	40	7	8	—	35
75 以上 （歳）	9	10	—	40	6	8	—	30
妊　婦（付加量）					+1	+2	—	—
授乳婦（付加量）					+3	+4	—	—

（日本人の食事摂取基準（2020 年版））

付表 10- 3　銅の食事摂取基準（mg/日）

性　別	男　性				女　性			
年齢等	推定平均必要量	推奨量	目安量	耐容上限量	推定平均必要量	推奨量	目安量	耐容上限量
0〜 5（月）	—	—	0.3	—	—	—	0.3	—
6〜11（月）	—	—	0.3	—	—	—	0.3	—
1〜 2（歳）	0.3	0.3	—	—	0.2	0.3	—	—
3〜 5（歳）	0.3	0.4	—	—	0.3	0.3	—	—
6〜 7（歳）	0.4	0.4	—	—	0.4	0.4	—	—
8〜 9（歳）	0.4	0.5	—	—	0.4	0.5	—	—
10〜11（歳）	0.5	0.6	—	—	0.5	0.6	—	—
12〜14（歳）	0.7	0.8	—	—	0.6	0.8	—	—
15〜17（歳）	0.8	0.9	—	—	0.6	0.7	—	—
18〜29（歳）	0.7	0.9	—	7	0.6	0.7	—	7
30〜49（歳）	0.7	0.9	—	7	0.6	0.7	—	7
50〜64（歳）	0.7	0.9	—	7	0.6	0.7	—	7
65〜74（歳）	0.7	0.9	—	7	0.6	0.7	—	7
75 以上（歳）	0.7	0.8	—	7	0.6	0.7	—	7
妊　婦（付加量）					+0.1	+0.1	—	—
授乳婦（付加量）					+0.5	+0.6	—	—

（日本人の食事摂取基準（2020 年版））

付表 10- 4　マンガンの食事摂取基準（mg/日）

性　別	男　性		女　性	
年齢等	目安量	耐容上限量	目安量	耐容上限量
0〜 5（月）	0.01	—	0.01	—
6〜11（月）	0.5	—	0.5	—
1〜 2（歳）	1.5	—	1.5	—
3〜 5（歳）	1.5	—	1.5	—
6〜 7（歳）	2.0	—	2.0	—
8〜 9（歳）	2.5	—	2.5	—
10〜11（歳）	3.0	—	3.0	—
12〜14（歳）	4.0	—	4.0	—
15〜17（歳）	4.5	—	3.5	—
18〜29（歳）	4.0	11	3.5	11
30〜49（歳）	4.0	11	3.5	11
50〜64（歳）	4.0	11	3.5	11
65〜74（歳）	4.0	11	3.5	11
75 以上（歳）	4.0	11	3.5	11
妊　婦			3.5	—
授乳婦			3.5	—

（日本人の食事摂取基準（2020 年版））

付表 10- 5　ヨウ素の食事摂取基準（μg/日）

性　別	男　性				女　性			
年齢等	推定平均必要量	推奨量	目安量	耐容上限量	推定平均必要量	推奨量	目安量	耐容上限量
0～ 5（月）	—	—	100	250	—	—	100	250
6～11（月）	—	—	130	250	—	—	130	250
1～ 2（歳）	35	50	—	300	35	50	—	300
3～ 5（歳）	45	60	—	400	45	60	—	400
6～ 7（歳）	55	75	—	550	55	75	—	550
8～ 9（歳）	65	90	—	700	65	90	—	700
10～11（歳）	80	110	—	900	80	110	—	900
12～14（歳）	95	140	—	2,000	95	140	—	2,000
15～17（歳）	100	140	—	3,000	100	140	—	3,000
18～29（歳）	95	130	—	3,000	95	130	—	3,000
30～49（歳）	95	130	—	3,000	95	130	—	3,000
50～64（歳）	95	130	—	3,000	95	130	—	3,000
65～74（歳）	95	130	—	3,000	95	130	—	3,000
75 以上（歳）	95	130	—	3,000	95	130	—	3,000
妊　婦（付加量）					＋75	＋110	—	—[1]
授乳婦（付加量）					＋100	＋140	—	—[1]

1　妊婦および授乳婦の耐容上限量は，2,000μg/日とした．

（日本人の食事摂取基準（2020 年版））

付表 10- 6　セレンの食事摂取基準（μg/日）

性　別	男　性				女　性			
年齢等	推定平均必要量	推奨量	目安量	耐容上限量	推定平均必要量	推奨量	目安量	耐容上限量
0～ 5（月）	—	—	15	—	—	—	15	—
6～11（月）	—	—	15	—	—	—	15	—
1～ 2（歳）	10	10	—	100	10	10	—	100
3～ 5（歳）	10	15	—	100	10	10	—	100
6～ 7（歳）	15	15	—	150	15	15	—	150
8～ 9（歳）	15	20	—	200	15	20	—	200
10～11（歳）	20	25	—	250	20	25	—	250
12～14（歳）	25	30	—	350	25	30	—	300
15～17（歳）	30	35	—	400	20	25	—	350
18～29（歳）	25	30	—	450	20	25	—	350
30～49（歳）	25	30	—	450	20	25	—	350
50～64（歳）	25	30	—	450	20	25	—	350
65～74（歳）	25	30	—	450	20	25	—	350
75 以上（歳）	25	30	—	400	20	25	—	350
妊　婦（付加量）					＋5	＋5	—	—
授乳婦（付加量）					＋15	＋20	—	—

（日本人の食事摂取基準（2020 年版））

付表 10- 7　　クロムの食事摂取基準(μg/日)

性　別	男　性		女　性	
年齢等	目安量	耐容上限量	目安量	耐容上限量
0～ 5 （月）	0.8	—	0.8	—
6～11 （月）	1.0	—	1.0	—
1～ 2 （歳）	—	—	—	—
3～ 5 （歳）	—	—	—	—
6～ 7 （歳）	—	—	—	—
8～ 9 （歳）	—	—	—	—
10～11 （歳）	—	—	—	—
12～14 （歳）	—	—	—	—
15～17 （歳）	—	—	—	—
18～29 （歳）	10	500	10	500
30～49 （歳）	10	500	10	500
50～64 （歳）	10	500	10	500
65～74 （歳）	10	500	10	500
75 以上 （歳）	10	500	10	500
妊　婦			10	—
授乳婦			10	—

（日本人の食事摂取基準（2020 年版））

付表 10- 8　　モリブデンの食事摂取基準(μg/日)

性　別	男　性				女　性			
年齢等	推定平均必要量	推奨量	目安量	耐容上限量	推定平均必要量	推奨量	目安量	耐容上限量
0～ 5 （月）	—	—	2	—	—	—	2	—
6～11 （月）	—	—	5	—	—	—	5	—
1～ 2 （歳）	10	10	—	—	10	10	—	—
3～ 5 （歳）	10	10	—	—	10	10	—	—
6～ 7 （歳）	10	15	—	—	10	15	—	—
8～ 9 （歳）	15	20	—	—	15	15	—	—
10～11 （歳）	15	20	—	—	15	20	—	—
12～14 （歳）	20	25	—	—	20	25	—	—
15～17 （歳）	25	30	—	—	20	25	—	—
18～29 （歳）	20	30	—	600	20	25	—	500
30～49 （歳）	25	30	—	600	20	25	—	500
50～64 （歳）	25	30	—	600	20	25	—	500
65～74 （歳）	20	30	—	600	20	25	—	500
75 以上 （歳）	20	25	—	600	20	25	—	500
妊　婦 （付加量）					+0	+0	—	—
授乳婦 （付加量）					+3	+3	—	—

（日本人の食事摂取基準（2020 年版））

付表 11　各栄養素の母乳中濃度および離乳食からの摂取量

栄養素		母乳中濃度			離乳食からの摂取量	
		0〜5 か月	6〜8 か月	9〜11 か月	6〜8 か月	9〜11 か月
たんぱく質		12.6 g/L	10.6 g/L	9.2 g/L	6.1 g/日	17.9 g/日
脂　質	脂質	35.6 g/L[1]	—	—	—	—
	脂肪エネルギー比率	48.5%	—	—	—	—
	n-6 系脂肪酸	5.16 g/L	—	—	—	—
	n-3 系脂肪酸	1.16 g/L	—	—	—	—
炭水化物	炭水化物	—	—	—	—	—
	食物繊維	—	—	—	—	—
ビタミン	脂溶性 ビタミン A	411 μgRAE/L	—	—	—	—
	ビタミン D	$\left(\begin{array}{c}3.0\,\mu g/L \\ 0.6\,\mu g/L\end{array}\right)^{2}$	—	—	—	—
	ビタミン E	3.5〜4.0 mg/L	—	—	—	—
	ビタミン K	5.17 μg/L	—	—	—	—
	水溶性 ビタミン B$_1$	0.13 mg/L	—	—	—	—
	ビタミン B$_2$	0.40 mg/L	—	—	—	—
	ナイアシン	2.0 mg/L	—	—	—	—
	ビタミン B$_6$	0.25 mg/L	—	—	—	—
	ビタミン B$_{12}$	0.45 μg/L	—	—	—	—
	葉酸	54 μg/L	—	—	—	—
	パントテン酸	5.0 mg/L	—	—	—	—
	ビオチン	5 μg/L	—	—	—	—
	ビタミン C	50 mg/L	—	—	—	—
ミネラル	多量 ナトリウム	135 mg/L	135 mg/L		487 mg/日	
	カリウム	470 mg/L	470 mg/L		492 mg/日	
	カルシウム	250 mg/L	250 mg/L		128 mg/日	
	マグネシウム	27 mg/L	27 mg/L		46 mg/日	
	リン	150 mg/L	150 mg/L		183 mg/日	
	微量 鉄	0.35 mg/L	—	—	—	—
	亜鉛	2.01 mg/L	—	—	—	—
	銅	0.35 mg/L	—	—	—	—
	マンガン	11 μg/L	—	—	—	—
	ヨウ素	(189 μg/L)[2]	—	—	—	—
	セレン	17 μg/L	—	—	—	—
	クロム	1.00 μg/L	—	—	—	—
	モリブデン	3.0 μg/L	—	—	—	—

1　採用された母乳中濃度（3.5 g/100 g）より，比重 1.017 で算出.
2　母乳中濃度の（　　）内の数値については，目安量の算定には用いていない.

（日本人の食事摂取基準（2020 年版））

付表 12　乳児用調整粉乳の安全な調乳，保存及び取扱いに関するガイドライン（抜粋）

1　哺乳・調乳器具の洗浄と滅菌の仕方

1．哺乳・調乳器具の洗浄と滅菌を行う前：必ず手を石鹸と清浄な水で十分に洗う．医療環境では，専用の手洗い用シンクを準備することが望ましい．

2．洗浄：哺乳・調乳器具（コップ，哺乳ビン，乳首，スプーンなど）は，熱い石鹸水中で十分に洗う．哺乳ビンを使用した場合は，清潔なビン用ブラシ，乳首用ブラシを使用し，ビンの内側と外側，乳首をこすり，残った粉ミルクを全て確実に除去する．

3．哺乳・調乳器具を洗浄した後：安全な水で十分にすすぐ．

4．滅菌：市販の滅菌器を使用する際は，メーカーの取扱い説明書に従って行う．哺乳及び調乳器具は，以下の方法で煮沸消毒することもできる．
　①　大型の容器に水を満たし，洗浄した哺乳・調乳器具を完全に水中に浸す（中に空気の泡がないことを確認する）．
　②　容器にふたをし，沸騰させる（沸騰して湯が無くならないように注意する）．
　③　哺乳・調乳器具が必要となるまで容器にふたをしておく．

5．滅菌器や容器から哺乳・調乳器具を取り出す前：必ず石鹸と清浄な水で手指を十分に洗浄する．滅菌済みの哺乳・調乳器具の取扱う際には，滅菌したピンセットやトングを使用することが望ましい．

6．再汚染を防ぐためには：哺乳・調乳器具を使用の直前に取り出すことが最良である．滅菌器から取り出された器具をすぐに使用しない場合は，カバーをかけて清潔な場所に保管すべきである．哺乳ビンは，完全に組み立てておけば，滅菌したビンの内側や乳首の内側と外側の汚染を防ぐことができる．

2　乳児用調整粉乳を使用した粉ミルクの調乳

1．粉ミルク：授乳するたびに調乳し，すぐに授乳するのが望ましい．

2．多くの乳児のために調乳を行う必要がある場合：理想的には，1人ずつ別々のコップや哺乳ビンで調乳することが望ましい．

3．粉ミルクを大型の容器で調乳し，個々のコップ・哺乳瓶に分注する場合：以下の要件に注意する．
　①　大型でふたのあいた容器に入っているほど汚染されやすい．
　②　大量の粉ミルクは冷めるのに時間がかかり，有害細菌が増殖する可能性が残る．

3　粉ミルクの調乳の最も安全な方法

1．消毒：粉ミルクを調乳するところの表面を清掃し消毒する．

2．手洗い：石けんと清浄な水で手指を洗い，清潔な布か使い捨てのナプキンを用いて水分を拭き取る．

3．水の沸騰：十分な量の安全な水を沸騰させる．自動湯沸かし器（電気ポット）を使用している場合は，スイッチが切れるまで待つ．その他の場合は，湯が完全に沸騰していることを確認する．

　注）ボトル入りの水も無菌ではないので，使用前に沸騰しなければならない．電子レンジは，加熱が不均衡で，一部に熱い部分（「ホット・スポット」）ができ，乳児の口に火傷を負わせる可能性があるので，乳児用調整粉乳の調乳には絶対に使用してはいけない．

4．注ぐ：火傷に気をつけて，70℃以上にまで冷却した適量の沸騰させた水を，清潔で滅菌済みのコップあるいは哺乳ビンに注ぐ．湯の温度は滅菌した温度計を使用して測るべきである．
　・大型の容器で大量に調乳する場合：容器を洗浄し滅菌しておく．容器の大きさは最大でも 1 L 以下で，食品用の材料で作られ，かつ高温の液体に使用できるものを使用する．

5．粉乳を加える：表示された量の乳児用調整粉乳を正確に量って加える．指定された量よりも多く，あるいは少なく加えることで，乳児が病気になることもあり得る．
　①　哺乳ビンを使用する場合：清潔で滅菌済みの哺乳ビンの各部品を，メーカーの取扱い説明書に従って組み立てる．熱湯による火傷に注意しながら，中身が完全に混ざるまで容器をゆっくり振とうまたは回転させる．
　②コップを使用する場合：熱湯による火傷に注意しながら，清潔で滅菌済みのスプーンを使用して攪拌して，完全に混ぜ合わせる．
　③大型の容器で大量に調乳する場合：清潔で滅菌済みのスプーンを使用して，均等に混ぜる．火傷しないように注意

しながら，直ちに個々の哺乳用コップあるいは哺乳ビンに分注する．

6．冷却：水道の流水の下に置くか，冷水または氷水の入った容器に静置することにより，授乳に適した温度まで短時間で冷却する．冷却水の水面レベルについては，哺乳カップであればカップの上端よりも下，哺乳ビンならばビンの蓋よりも下にくるようにする．

7．必要な情報の表示：哺乳用コップあるいは哺乳ビンの外側を清潔な布または使い捨ての布で拭き，粉ミルクの種類，乳児の名前あるいは識別番号，調乳した日付と時刻，調乳した職員の名前など，必要な情報を表示する．

8．温度の確認：非常に高温の湯が調乳に使用されるため，乳児の口に火傷を負わさないよう，授乳する前に授乳温度を確認することが不可欠である．必要に応じて，上記6に示した方法で，冷却し続けること．

9．廃棄：調乳後2時間以内に消費されなかった粉ミルクは，全て廃棄すること．

④ 時間をおいてからの使用のための事前調乳

乳児用調整粉乳は調乳後，すぐに授乳することが最善である．事前に準備・保存することが必要になる場合は，以下の方法に従う（冷蔵が不可能ならば準備・保存は行わない）．

1．調乳：前述の調乳方法に従って行う．哺乳用コップを使用する場合，洗浄し滅菌した容量1L以下のふた付きビンか容器の中で調乳する．調乳後は，ふた付の容器で冷蔵し，必要に応じてコップに分注することもできる．

2．保存：冷却した粉ミルクは，専用の冷蔵庫に保存する．冷蔵庫の温度は，5℃以下に設定し，毎日モニターする．

3．保存上の注意：調乳した粉ミルクは，冷蔵庫で24時間まで保存できる．大きな容器に入った調乳後の粉ミルクは適切に冷却されないことがあり，有害細菌の増殖を招く可能性がある．したがって，大きな容器での冷却，保存はすすめられない．

⑤ 保存した粉ミルクの再加温

1．取り出し：保存した粉ミルクは，必要とされる直前にのみ冷蔵庫から取り出す．

2．再加温：15分を超える再加温をしない．

3．加温：粉ミルクが均一に加温されるよう，蓋付きの広口ビン又は容器を定期的に振とうする．

注）電子レンジは，加温が不均衡で，一部に熱い部分ができ，乳児の口に火傷を負わせる可能性があるので，温め直しには絶対に使用してはいけない．

4．温度：乳児の口元の火傷を防止すべく，授乳温度を確認する．

5．廃棄：2時間以内に飲まなかった再加温した粉ミルクは，全て廃棄する．

⑥ 調乳した粉ミルクの運搬

調乳後2時間以内に授乳されない場合は，運搬まで冷蔵し，冷蔵状態（低温）で運搬し，目的地で温め直すべきである．最も安全性の高い方法の概略を以下に示す．

1．調乳後2時間以内に授乳される場合：① 前述した方法で調乳し，② 直ちに運搬して使用する．

2．調乳後2時間以内に授乳されない場合：① 前述の調乳・冷蔵保存し，② 運搬前に低温状態であることを確認し，③ 運搬する直前にのみ冷蔵庫から取り出し，④ 低温状態の粉ミルクを運搬（運搬に30分以上かかる場合は，冷蔵状態での運搬あるいはクールバッグの使用が望ましい）した上で，⑤ 目的地において前述の方法で温め直すか，あるいは⑥ 低温または冷蔵状態で運搬された粉ミルクは，目的地で冷蔵庫にもどし，調乳後24時間以内に使用することも可能である．温めた粉ミルクや残った粉ミルクは，冷蔵庫には戻さず，2時間以内に使用されない場合は廃棄する．

⑦ 保存及び授乳時間

1．廃棄：授乳されなかった粉ミルクは全て調乳後2時間以内に廃棄する（冷蔵状態のものは除く）．

2．保存：調乳後の粉ミルクは冷蔵庫（5℃以下）で24時間まで保存できる．

3．廃棄2：残った粉ミルクは全て廃棄する．

4．授乳可能時間：継続授乳あるいはボーラス投与（鼻腔栄養又は経管栄養）による授乳は，室温で2時間以内とすることが望ましい．

5．加熱：継続授乳あるいはボーラス投与による授乳中は粉ミルクを温めてはいけない．

資料）WHO/FAO 共同作成（2007）

付表 13 日本人の新身体計測基準値 (平均値)

年 齢	男 性			女 性		
	AC (cm)	TSF (mm)	AMC (cm)	AC (cm)	TSF (mm)	AMC (cm)
18〜24 歳	26.96	10.98	23.51	24.87	15.39	20.04
25〜29 歳	27.75	12.51	23.82	24.46	14.75	19.82
30〜34 歳	28.65	13.83	24.36	24.75	14.50	20.21
35〜39 歳	28.20	12.77	24.19	25.30	16.14	20.27
40〜44 歳	27.98	11.74	24.30	26.41	16.73	21.21
45〜49 歳	27.76	11.68	24.09	26.02	16.59	20.77
50〜54 歳	27.59	12.04	23.78	25.69	15.46	20.85
55〜59 歳	26.89	10.04	23.74	25.99	16.76	20.83
60〜64 歳	26.38	10.06	23.20	25.75	15.79	20.89
65〜69 歳	27.28	10.64	23.94	26.40	19.70	20.14
70〜74 歳	26.70	10.75	23.34	25.27	17.08	20.24
75〜79 歳	25.82	10.21	22.64	24.61	14.43	20.09
80〜84 歳	24.96	10.31	21.72	23.87	12.98	19.84
85 歳〜	23.90	9.44	20.93	22.88	11.69	19.21

AC：上腕周囲長，TSF：上腕三頭筋部皮下脂肪厚，AMC：上腕筋囲

付表 14　メッツ値

付表 14-1　生活活動時のメッツ表

メッツ	3メッツ以上の生活活動の例
3.0	普通歩行（平地，67 m/分，犬を連れて），電動アシスト付き自転車に乗る，家財道具の片付け，子どもの世話（立位），台所の手伝い，大工仕事，梱包，ギター演奏（立位）
3.3	カーペット掃き，フロア掃き，掃除機，電気関係の仕事：配線工事，身体の動きを伴うスポーツ観戦
3.5	歩行（平地，75〜85 m/分，ほどほどの速さ，散歩など），楽に自転車に乗る（8.9 km/時），階段を下りる，軽い荷物運び，車の荷物の積み下ろし，荷づくり，モップがけ，床磨き，風呂掃除，庭の草むしり，子どもと遊ぶ（歩く/走る，中強度），車椅子を押す，釣り（全般），スクーター（原付）・オートバイの運転
4.0	自転車に乗る（≒16 km/時未満，通勤），階段を上る（ゆっくり），動物と遊ぶ（歩く/走る，中強度），高齢者や障がい者の介護（身支度，風呂，ベッドの乗り降り），屋根の雪下ろし
4.3	やや速歩（平地，やや速めに＝93 m/分），苗木の植栽，農作業（家畜に餌を与える）
4.5	耕作，家の修繕
5.0	かなり速歩（平地，速く＝107 m/分），動物と遊ぶ（歩く/走る，活発に）
5.5	シャベルで土や泥をすくう
5.8	子どもと遊ぶ（歩く/走る，活発に），家具・家財道具の移動・運搬
6.0	スコップで雪かきをする
7.8	農作業（干し草をまとめる，納屋の掃除）
8.0	運搬（重い荷物）
8.3	荷物を上の階へ運ぶ
8.8	階段を上る（速く）

メッツ	3メッツ未満の生活活動の例
1.8	立位（会話，電話，読書），皿洗い
2.0	ゆっくりした歩行（平地，非常に遅い＝53 m/分未満，散歩または家の中），料理や食材の準備（立位，座位），洗濯，子どもを抱えながら立つ，洗車・ワックスがけ
2.2	子どもと遊ぶ（座位，軽度）
2.3	ガーデニング（コンテナを使用する），動物の世話，ピアノの演奏
2.5	植物への水やり，子どもの世話，仕立て作業
2.8	ゆっくりした歩行（平地，遅い＝53 m/分），子ども・動物と遊ぶ（立位，軽度）

【出典】厚生労働科学研究費補助金（循環器疾患・糖尿病等生活習慣病対策総合研究事業）
「健康づくりのための運動基準 2006 改定のためのシステマティックレビュー」（研究代表者：宮地元彦）

付表 14-2　運動時のメッツ表

メッツ	3 メッツ以上の運動の例
3.0	ボウリング，バレーボール，社交ダンス（ワルツ，サンバ，タンゴ），ピラティス，太極拳
3.5	自転車エルゴメーター（30〜50 ワット），自体重を使った軽い筋力トレーニング（軽・中等度），体操（家で，軽・中等度），ゴルフ（手引きカートを使って），カヌー
3.8	全身を使ったテレビゲーム（スポーツ・ダンス）
4.0	卓球，パワーヨガ，ラジオ体操第 1
4.3	やや速歩（平地，やや速めに＝93 m/分），ゴルフ（クラブを担いで運ぶ）
4.5	テニス（ダブルス）*，水中歩行（中等度），ラジオ体操第 2
4.8	水泳（ゆっくりとした背泳）
5.0	かなり速歩（平地，速く＝107 m/分），野球，ソフトボール，サーフィン，バレエ（モダン，ジャズ）
5.3	水泳（ゆっくりとした平泳ぎ），スキー，アクアビクス
5.5	バドミントン
6.0	ゆっくりとしたジョギング，ウェイトトレーニング（高強度，パワーリフティング，ボディビル），バスケットボール，水泳（のんびり泳ぐ）
6.5	山を登る（0〜4.1 kg の荷物を持って）
6.8	自転車エルゴメーター（90〜100 ワット）
7.0	ジョギング，サッカー，スキー，スケート，ハンドボール*
7.3	エアロビクス，テニス（シングルス）*，山を登る（約 4.5〜9.0 kg の荷物を持って）
8.0	サイクリング（約 20 km/時）
8.3	ランニング（134 m/分），水泳（クロール，ふつうの速さ，46 m/分未満），ラグビー*
9.0	ランニング（139 m/分）
9.8	ランニング（161 m/分）
10.0	水泳（クロール，速い，69 m/分）
10.3	武道・武術（柔道，柔術，空手，キックボクシング，テコンドー）
11.0	ランニング（188 m/分），自転車エルゴメーター（161〜200 ワット）

メッツ	3 メッツ未満の運動の例
2.3	ストレッチング，全身を使ったテレビゲーム（バランス運動，ヨガ）
2.5	ヨガ，ビリヤード
2.8	座って行うラジオ体操

＊試合の場合
【出典】厚生労働科学研究費補助金（循環器疾患・糖尿病等生活習慣病対策総合研究事業）
　　　「健康づくりのための運動基準 2006 改定のためのシステマティックレビュー」（研究代表者：宮地元彦）

索　引

略語一覧表

略　号	英　名	名　称
% HRmax	% heart rate max	% 最大心拍数
AC	arm circumference	上腕周囲長
ACTH	adrenocorticotropic hormone	副腎皮質刺激ホルモン
ADL	activities of daily living	日常生活動作
AI	adequate intake	目安量
ALB	albumin	アルブミン
AMA	arm muscle area	上腕筋面積
AMC	arm muscle circumference	上腕筋囲
ATP	adenosine triphosphate	アデノシン三リン酸
BAT	brown adipose tissue	褐色脂肪組織
BCAA	branched chain amino acid	分岐鎖アミノ酸
BI	barthel index	バーセルインデックス BI 機能的評価
BMI	body mass index	体格指数
CHI	creatinine high index	クレアチニン身長係数
CP	creatine phosphate	クレアチンリン酸
CRH	corticotrophin-releasing hormone	副腎皮質刺激ホルモン放出ホルモン
CT	computed tomography	
DEXA	dual-energy X-ray absorptiometry	二重エネルギー X 線吸収測定法
DG	tentative dietary goal for preventing life-style related diseases	目標摂取量
DHA	docosahexaenoic acid	ドコサヘキサエン酸
DLW 法	doubly labeled water method	二重標識水法
DRI	dietary reference intake	食事摂取基準
EAR	estimated average requirement	推定平均必要量
EER	estimated energy requirement	推定エネルギー必要量
EPA	eicosapentaenoic acid	エイコサペンタエン酸
FIM	functional independence measure	機能的自立度評価表
FSH	follicle stimulating hormone	卵胞刺激ホルモン
GAS	general adaptation syndrome	汎適応症候群
GDM	gestational diabetes mellitus	妊娠糖尿病
GFR	glolmerular filtration rate	糸球体濾過率
GLUT	glucose transporter	糖輸送体
HDL	high density protein	高比重リポたんぱく質
HRR	heart rate reserve	心拍予備能
IADL	instrumental activities of daily living	手段的日常生活動作
IUGR	intrauterine growth restriction	子宮内胎児発育遅延
LDL	low density lipoprotein	低比重リポたんぱく質
LH	lutenizing hormone	黄体形成ホルモン
METs	metabolic equivalents	メッツ
MNA	mini nutritional assessment	
MRI	magnetic resonance imaging	磁気共鳴イメージング
NSI	nutrition screening initiative	栄養状態のスクリーニング
OD	orthostatic dydregulation	起立性調節障害
ODMP	overt diabetes in pregnancy	妊娠時に診断された糖尿病
PA	prealbumin	プレアルブミン
PAL	physical activity level	身体活動レベル
PDCA	Plan Do Check Act	PDCA サイクル
PEM	protein energy malnutrition	たんぱく質・エネルギー低栄養状態
PIH	pregnancy induced hypertension	妊娠高血圧症候群
PLP	pyridoxal phosphate	ピリドキサールリン酸
QOL	quality of life	生活の質
RBP	retinol-binding protein	レチノール結合たんぱく質
RDA	recommended dietary allowance	推奨量
RE	retionol equivalents	レチノール当量
RPE	rate of perceived exertion	主観的強度
RTP	rapid turnover protein	急速代謝回転たんぱく質
SCN	suprachiasmatic nucleus	視交叉上核
SGA	subjective global assessment	主観的包括的評価表
Tf	transferrin	トランスフェリン
TP	total protein	総たんぱく質
TSF	triceps skinfold thickness	上腕三頭筋皮下脂肪厚
TTR	transthyretin	トランスサイレチン
UF	uncertain factor	不確実性因子
UL	tolerable upper intake level	耐容上限量
VO$_2$max	maximum oxygen uptake	最大酸素摂取量
WBGT	wet-bulb globe temperature	湿球黒球温度

イラスト 応用栄養学 —— 第 3 版 ——

ISBN 978-4-8082-6072-9

2014 年 5 月 31 日 初版発行	著者代表 ⓒ 藤 木 理 代
2015 年 4 月 1 日 2 版発行	発 行 者 鳥 飼 正 樹
2020 年 4 月 1 日 3 版発行	印 刷 株式会社 三 秀 舎
2024 年 4 月 1 日 5 刷発行	製 本

発行所 株式会社 東京教学社

郵 便 番 号 112-0002
住 所 東京都文京区小石川 3-10-5
電 話 03 (3868) 2405
F A X 03 (3868) 0673
http://www.tokyokyogakusha.com